# Die Tibeter-Medizin

# *Die Tibeter-Medizin*

Herausgegeben von Dr. Barry Clark

Die Geheimnisse der Heilkunst
aus den Hochtälern des Himalaja

Aus dem Englischen von
Thomas Dunkenberger

O. W. Barth

Meiner Frau, Phuntsok Dekyi,
für ihren außerordentlichen Mut

Die Originalausgabe erschien 1995 unter dem Titel
«The Quintessence Tantras of Tibetan Medicine»
bei Snow Lion Publications, Inc., P.O. Box 6483,
Ithaca, NY 14851, USA.

Erste Auflage 1997

# *Inhalt*

# Vorwort

Ich bin sehr erfreut über dieses Buch, einer Zusammenstellung der Quintessenz-Tantras durch Barry Clark. Der Autor absolvierte unter der Führung mehrerer hochangesehener tibetischer Ärzte ein über zehnjähriges Studium sowohl der theoretischen als auch der praktischen Aspekte der tibetischen Medizin. In diesem Buch unterbreitet er eine klare und genaue Übersetzung des Wurzel-Tantras und des Tantras der Erklärung, zweier Werke von solch fundamentaler Bedeutung in der tibetischen Medizin, daß diese von den Medizinstudenten in der Regel auswendig gelernt werden.

Die tibetische Medizin ist ein ganzheitliches medizinisches System, das dem tibetischen Volk seit vielen Jahrhunderten gute Dienste leistet und das, meiner Ansicht nach, auch für die gesamte Menschheit von großem Nutzen sein kann. Hierbei stoßen wir auf das Problem der Vermittlung, denn wie alle anderen wissenschaftlichen Systeme auch, muß die tibetische Medizin sowohl in ihren eigenen Begrifflichkeiten als auch im Rahmen objektivierbarer Forschung verstanden werden. Barry Clark leistet auf diesem Gebiet einen großen Beitrag. Auf sehr sorgfältige Art und Weise drückt er tibetische medizinische Fachbegriffe in einer wissenschaftlich korrekten und für den westlichen Leser verständlichen Sprache aus. Ich bin davon überzeugt, daß seine Arbeit von überaus großem Wert für die ernsthaft die tibetische Medizin Studierenden ist sowie auch anderen Lesern eine Gelegenheit bietet, einen weiteren wertvollen Aspekt des kulturellen Erbes Tibets wertschätzen zu lernen.

*Gelong Tenzin Gyatso,*
*der XIV. Dalai Lama*

# Einleitung

Unsere Welt verlangt geradezu nach Heilmitteln für weltweit verbreitetes Unwohlsein und Gebrechen, da diese die Form schwerer, oft unheilbarer Krankheiten annehmen können.

Den im alten tibetischen Medizinsystem genutzten Heilmitteln und Behandlungsmethoden wurden jahrhundertelang keine Beachtung geschenkt. Es ist aber von großer Bedeutung, sie nicht weiterhin außer acht zu lassen. Die Gründe hierfür liegen sowohl in ihrer Verbreitung und einfacheren Verfügbarkeit in der heutigen Zeit als auch im Auftreten neuer, unheilbarer Symptomkomplexe. All dies verlangt danach, in allen gültigen Quellen, auch in den ältesten unter ihnen, nach Heilmitteln zu suchen. In der Bemühung, zumindest die Türen zu revolutionären, natürlichen Heilmitteln für die geistigen und körperlichen Krankheiten der Menschheit zu öffnen, habe ich zwei medizinische Tantras übersetzt und dieses Buch geschrieben.

Die erste Erwähnung der tibetischen Medizin findet sich in einem aus dem achten Jahrhundert n. Chr. stammenden Text des indischen Adepten Acharya Padmasambhava. Dieses Werk beschreibt, wie die Tibeter das göttliche Wesen Nja-tri Tsän-po (nya.tri tsan-po) entdecken und, in der Annahme, es sei aus einem himmlischen Reich zur Erde herabgestiegen, dazu einladen, ihr König zu werden. Um seine Bedenken auszuräumen, versichern sie ihm, die Mittel zur Überwindung zahlreicher Hindernisse und Leiden zu besitzen, unter anderem auch Arzneien zur Heilung von Krankheiten.

Anderen Quellen zufolge existiert das uns heute bekannte tibetische Medizinsystem bereits seit dem unvorstellbar langen Zeitraum von fünfzig Äonen. Dies würde bedeuten, daß eine medizinische Tradition der Heilung der Ungleichgewichte bzw. der Krankheiten der drei Humores existiert, seitdem es im Universum menschliches Leben mit den drei Humores bzw. der dreifach eingeteilten Körperenergie gibt.

Nach der allgemein akzeptierten historischen Darstellung der «Tibetischen Medizin» handelt es sich um ein historisches Medizinsystem, welches von einer Verkörperung des historischen Buddha gelehrt wurde. Während der Zeit des Königs Asoka wurde es in dessen ausgedehntem Königreich in einem der Allgemeinheit zugänglichen Netzwerk von Wohlfahrts-Apotheken umfassend praktiziert, bevor es zusammen mit den spirituellen Lehrreden des Buddhas nach Tibet kam und dort Verbreitung fand.

Die vier medizinischen Tantras gelangten mit der Übermittlung der buddhistischen Lehre nach Tibet, zu einem Zeitpunkt, als sich diese auf dem indischen Subkontinent im Niedergang befand. Sie wurden von dem indischen Pandit Chandrananda und dem tibetischen Übersetzer Vairochana im achten Jahrhundert n. Chr. übersetzt und verbreitet. Um ihren Fortbestand zu gewährleisten, wurden die Tantras als ein «Text-Schatz» in einem Pfeiler des Samje-Klosters versteckt. Später wurden sie zu geeigneter Zeit enthüllt und damit in ihrer Vollständigkeit verbreitet.

Obwohl es Hinweise auf eine einfachere Form von medizinischer Tradition gibt und auf den aus dem alten Tibet stammenden «Acht Zweigen» basiert, erwarb sich das Land dennoch erst mit dem Auftreten der Lehren des Buddha ein höher entwickeltes, tiefgründiges und umfangreiches medizinisches System. In der heutigen Zeit, also mehr als eintausend Jahre später, ist dieses hochentwickelte Medizinsystem, welches über die Jahrhunderte hindurch in einer bemerkenswert ursprünglichen Reinheit erhalten blieb, eines der größten Geschenke, das die tibetische Kultur der Welt anzubieten hat. Tatsächlich wurde dieses Medizinsystem Tausende von Jahren «getestet und überprüft», und schon alleine die Tatsache, daß es der Zeit standgehalten hat, spricht für seine Wirksamkeit. Manche mögen auch sagen, daß es ein ausreichendes Zeugnis für den Wert der tibetischen Medizin sei, von einer unfehlbaren, erleuchteten Quelle abzustammen. Aber während der letzten drei Jahrzehnte, in denen die tibetische Medizin ihre Wurzeln «im Exil» gebildet hat, konnten einige tausend Menschen auf der ganzen Welt bei einem breiten Spektrum sowohl körperlicher als auch mentaler Leiden bemerkenswerte Erleichterung und Heilung erfahren.

Ein weiteres positives Merkmal dieses Systems ist das weite Spektrum der nicht-chemischen Arzneimittel, welche aus natürlichen Substanzen pflanzlicher und mineralischer Herkunft vermischt werden und die in ihrer therapeutischen Wirksamkeit in fast allen Fällen frei von Nebenwirkungen sind.

Der Gesamtlehrplan des medizinischen Studiums umfaßt vier traditionelle esoterische Werke bzw. «Tantras», in denen alle Aspekte des Systems detailliert beschrieben sind. Die hier vorliegende Arbeit enthält die ersten zwei Werke, das «Wurzel-Tantra» und das «Tantra der Erklärungen». Besonders beeindruckend und aufschlußreich ist das dritte Werk, das «Tantra der mündlichen Überlieferung». In umfassenden zweiundneunzig Kapiteln vermittelt es ausführliche Erklärungen der Ursachen, Bedingungen, Klassifikationen, Diagnoseformen, Symptome und Behandlungen eines breiten Spektrums von Symptomkomplexen bzw. Krankheiten. Das vierte Tantra, «Abschließendes Tantra» genannt, vervollständigt die detaillierte Präsentation des gesamten medizinischen Systems und enthält zwei umfassende Kapitel über die Prinzipien der Puls- und Urindiagnose. Daran schließt eine lange Abfolge von Kapiteln an, die verschiedene Arten der medizinischen Vermischungen sowie zahlreiche Methoden zur Beruhigung, zur reinigenden Entleerung und auch zusätzliche Therapien behandeln. Der gewaltige Umfang und die Komplexität des Tantras der mündlichen Überlieferung und des Abschließenden Tantras sind der Grund dafür, daß bis heute noch keine Übersetzung vorliegt.

Traditionellerweise begann die lange, gründliche und strenge

Ausbildung eines tibetischen Arztes im Alter von etwas über zehn Jahren. Die Ausbildung beinhaltete sowohl das Auswendiglernen aller einhundertsechsundfünfzig Kapitel der vier Tantras als auch das Erlernen der Fähigkeit, mit verbundenen Augen Dutzende, wenn nicht Hunderte verschiedener Heilpflanzen alleine aufgrund ihres Geschmacks zu identifizieren. Nach einer mindestens sechs- bis siebenjährigen theoretischen Ausbildung, gefolgt von zwei Jahren des Lernens unter Anleitung eines praxiserfahrenen Arztes, wurde man zu einem «erwachsenen» Arzt. Für viele Aspiranten stellte sich der Weg, tibetischer Arzt zu werden, als beschwerlich und voller Hindernisse heraus. Auch ich erinnere mich an kräftezehrende Zeiten von langer Dauer in den frühen Jahren meines Studiums, und ich habe noch einen langen Weg vor mir, die inspirierenden diagnostischen Fähigkeiten meiner Lehrer zu erreichen, welche für viele Patienten geradezu an Hellsichtigkeit grenzen.

Selbst eine eher oberflächliche Untersuchung der Prinzipien und Praxis tibetischer Heilkunst offenbart ein medizinisches System, das in vielen Belangen einzigartig ist und sich deutlich von anderen Systemen, auch dem Ayurveda, unterscheidet. Trotzdem bestehen zwischen der tibetischen Medizin und dem Ayurveda einige erwähnenswerte Übereinstimmungen. Zum Beispiel gibt es bei beiden ein gemeinsames *tridosa*-System der drei Humores bzw. der drei Unterteilungen der körperlichen Energien. [In Anlehnung an die dem westlichen Leser geläufige Humoralpathologie des Galen, also der altgriechischen Lehre über die Körpersäfte, wird der englische Begriff «humors» hier mit Humores (Körpersäfte) übersetzt. Der Leser sollte sich jedoch immer vor Augen halten, daß die «Körpersäfte» zwar auch in einer stofflichen Form, z. B. als Atem, Gallenflüssigkeit oder Magenschleim vorkommen, dies insgesamt aber eine nur unzureichende Bezeichnung darstellt und es sich ebenso um zugrunde liegende Wirkprinzipien bzw. subtile Energien handelt. Deswegen wird hier der Begriff der Körperenergien bzw. der körperlichen Energien bevorzugt und auch größtenteils in der vorliegenden Übersetzung verwendet.] Die außerordentlich detaillierten Darstellungen der Entwicklung des Fötus und der Urindiagnose sind allerdings nur der tibetischen Medizin zu eigen. Ein wichtiger Aspekt der tibetischen Heilkunst besteht darin, daß selbst der sogenannte gesunde menschliche Organismus keineswegs als gesund betrachtet werden kann.

Die drei Humores, Wind (im System der Humoralpathologie das Pneuma), Galle und Schleim (im System der Humoralpathologie das Phlegma), haben ihre Wurzeln in Anhaftung, Haß und Verblendung. Deshalb werden sie als kontaminierte, also unreine Faktoren angesehen, die als Zielscheibe bzw. «magnetische» Basis wirken und hierdurch Leiden anziehen und aufnehmen (das tibetische Originalwort für Humores, Nje-pa (nyes.pa), bedeutet wörtlich «Fehler» bzw. «Schaden»). Somit sind die gestörten bzw. die aus ihrem Gleichgewicht geratenen Humores eher als das eigentliche Wesen von Krankheit und nicht als ihre Ursache zu sehen. Die Gegenstände der Verletzung bzw. die Ziele, die getroffen werden, sind die einzelnen Unterteilungen der Humores, die körperlichen Bestandteile und die Ausscheidungen. Die eigentlichen Ursachen des Auftretens von Krankheit können jahreszeitlich bedingte Faktoren, Geister, Ernährungsfaktoren oder Verhaltensweisen sein. Die Krankheit selbst kann hingegen in folgender Reihenfolge in den Körper eintreten: durch die Haut, das Fleisch, die Kanäle, Knochen, Voll- und Hohlorgane. Schlußendlich agieren die einzelnen Organe und die körperlichen Bestandteile sowohl als Verlaufspfade der Entstehung als auch als spezifische Lokalisation der Krankheit. Zusätzlich zu diesen Aspekten werden im Text bestimmte natürliche Perioden des Ansteigens von Krankheit bezüglich der jahreszeitlichen Veränderungen etc. genannt sowie eine Anzahl tödlicher Syndrome und Ungleichgewichte aufgrund von Reaktionen angegeben. Die fundamentalste Unterteilung der Krankheiten erfolgt in «heiß» und «kalt», womit einerseits in Blut- und Galle-Krankheiten und auf der anderen Seite in Wind- und Schleim-Krankheiten unterschieden wird. Die einzigen Zustände, die sowohl heiß als auch kalt sein können, sind Krankheiten aufgrund von Parasiten (Erregern) und Erkrankungen des lymphatischen Systems.

Die alten und tiefgründigen diagnostischen Verfahren der tibetischen Medizin waren lange Zeit eine Quelle des Erstaunens für Patienten aus der ganzen Welt. Während einer Privataudienz, die mir Seine Heiligkeit, der Dalai Lama, vor Jahren gewährte, kommentierte er diesbezüglich, daß es einem geschickten tibetischen Arzt durch die Pulsdiagnose möglich sei, bestimmte Merkmale im Zustand eines Patienten festzustellen, welche gesamte Laboratorien mit allen modernen Mitteln niemals finden könnten.

In der Tat erinnern die Fähigkeiten eines erfahrenen tibetischen Arztes, die Symptome und die medizinische Geschichte eines Patienten alleine durch Tasten zu erkunden, stark an außersinnliche Wahrnehmung. Außer der Diagnose durch Inansichtnahme, bei welcher die Zunge betrachtet wird, werden in den ersten beiden Kapiteln des Abschließenden Tantras detailliert die Prinzipien der Puls- und Urindiagnose beschrieben. Die Anwendung dieser beiden Verfahren in Kombination mit der eigentlichen Befragung des Patienten ermöglichen es dem Arzt, sich ein Gesamtbild über den Zustand des Patienten zu machen. Auf dieser Basis wird dann die Behandlung in einer traditionell abgestuften Art und Weise verschrieben, bei der Ernährungs- und Verhaltensweisen mit formeller Medikation verbunden werden.

Um das Jahr 300 n. Chr. vermerkte ein Indienreisender aus Griechenland in seinen Aufzeichnungen, daß die Ärzte jener Zeit verschiedenartigste Lebensmittel zur Behandlung von Krankheiten verwendeten. Dies gleicht der Art und Weise, in der Ärzte heutzutage Medikamente verschreiben. Bei extremen Fällen, in denen selbst die verschiedenen Arten der medizinischen Vermischungen in Form von Pillen, Pulvern, Abkochungen, Konzentraten, Extrakten, Ölen etc. sich als inadäquat zur Heilung der Krankheit erweisen, werden die entsprechenden, sehr kraftvollen, zusätzlichen Therapien wie Aderlaß, Moxibustion, Umschläge, Massage etc. angewendet.

Bezüglich des Wissens über Drogen pflanzlichen und mineralischen Ursprungs und deren Anwendung kann man wirklich von einer absoluten Eigenständigkeit der tibetischen Medizin sprechen. Heutzutage werden nur noch sehr wenige Tierprodukte verwendet, obwohl sehr viele hiervon in den traditionellen Texten dokumentiert sind. Abgesehen von einer Pharmacopoeia von gut über zweitausend Vermischungen beinhaltet das Medizinsystem eine Materia Medica über einige tausend Edelstein-, Mineralien- und Pflanzenarzneien. Vor der Invasion der chinesischen Kommunisten in den fünfziger Jahren waren in Tibet Tausende medizinischer Texte vorhanden. Die Mehrzahl dieser Texte ist in den letzten vierzig Jahren verlorengegangen. Einige historische und modernere Texte, welche Eigenschaften und Anwendungen der tibetischen Materia Medica im Detail erklären, verbleiben dennoch. Unzweifelhaft der größte unter den noch vorhandenen Texten dieser Art ist *«Das Kristall-Gestirn»* mit seinem Selbstkommentar *«Der Kristall-Rosenkranz»*. Beide Texte wurden von dem großen tibetischen Gelehrten Dilmar Gesche Tenzin Phuntsok um 1737 verfaßt. Diese und andere vergleichbare Texte dokumentieren Tausende von Edelstein-, Mineralien- und Tierarzneien bezüglich der sechs Geschmacksrichtungen, der acht natürlichen Wirkkräfte, der drei Nach-Verdauungs-«Geschmacksrichtungen» und der siebzehn Sekundärqualitäten sowie deren Anwendung.

Die eigentliche Vermischung der tibetischen Arzneien ist wahrscheinlich der fortgeschrittenste und geheimste Aspekt des gesamten Systems. Tibetische Ärzte waren und sind, sowohl durch Tradition als auch durch Notwendigkeit bedingt, immer auch eigene Pharmakologen. Um auch nur ein einziges Medikament vermischen zu können, hat er oder sie über die Geschmacksrichtungen, natürlichen Wirkkräfte, Nach-Verdauungs-Faktoren, Sekundärqualitäten und Verwendung eines jeden einzelnen von Dutzenden verschiedener Inhaltsstoffe Kenntnis zu besitzen. Zusätzlich muß der Arzt kunstfertig in der Zubereitung der relevanten Anteile einer jeden Pflanze sein, und er bzw. sie muß in der Verwendung der richtigen Menge der einzelnen Inhaltsstoffe, welche sich auf die traditionellen tibetischen Gewichte und Maßeinheiten beziehen, Erfahrung besitzen. Ohne eine sorgfältige Ausbildung in allen obengenannten Aspekten ist es für einen Außenstehenden praktisch unmöglich, eine authentische tibetische Arznei herzustellen.

Ich habe es oft als seltsam empfunden, wenn Außenstehende die medizinischen Eigenschaften, die den Pflanzen und Kräutern in ihrer natürlichen Form zugeschrieben werden, als Aberglaube oder «Hokuspokus» abtun. Da eine große Anzahl der allopathischen Drogen synthetisierte Produkte aus Pflanzen enthalten, ist es doch in einer absurden Weise unlogisch, Pflanzen in ihrem rohen Stadium die medizinische Anwendung abzusprechen. Eine solche intellektuelle Arroganz kann wohl kaum durch den Mangel an Bewußtheit gegenüber einem alten, historischen Wissen entschuldigt werden.

Eine Aufzeichnung aus den Zeiten des Buddha selbst illustriert in besonderer Weise den weitreichenden und holistischen Blickwinkel dieses alten buddhistischen Medizinsystems. In Hinblick auf verschiedene Versionen dieses Textes ist der Meister-Arzt in dieser Geschichte entweder der Buddha selbst oder sein Leibarzt Jivaka.

An einem Tag bat der Meister seine Schüler, hinauf aufs Land zu ziehen und alles, was sie nicht für Medizin hielten, zurückzubringen. Innerhalb einiger Stunden kehrten die meisten von ihnen mit ein paar vermeintlich nutzlosen Pflanzen oder mineralischen Substanzen zurück. Am Ende des Tages waren alle Schüler, außer einem, mit irgend etwas zurückgekehrt, das für sie scheinbar keinen medizinischen Wert besaß. Aber erst nach mehreren Tagen erschien der letzte der Schüler staubbedeckt, erschöpft – und mit leeren Händen. Ehrfürchtig erklärte er dem Meister: «Ich schaute überall in der Ferne, aber ich konnte nichts entdekken, was nicht Medizin wäre.» Der Meister beglückwünschte und lobte ihn herzlichst dafür, der einzige Schüler zu sein, der den medizinischen Wert aller Substanzen erkannt habe.

Zur heutigen Zeit haben wir ein wesentlich größeres Spektrum an natürlichen und synthetischen Substanzen zur Verfügung, jedoch das wahre Wissen um ihren medizinischen Wert ist nicht vorhanden.

Die unzweifelhaft kraftvollsten medizinischen Substanzen in der tibetischen Heilkunde sind Edelsteine und Metalle, deren vollständigste Darstellung man im *Kristall-Rosenkranz* findet. Edelsteinen wie etwa dem Diamanten, Aquamarin, Saphir, Rubin und dem Smaragd werden sowohl Schutzkräfte gegenüber Geistern zugeschrieben als auch die Fähigkeit, alle Krankheiten zu kurieren, wenn man sie in Arzneien vermischt. Sowohl ihre zahlreichen Unterarten als auch der Wert, der ihnen – gemessen an den gesamten Ressourcen verschiedener Provinzen, Länder und sogar Weltsystemen – verliehen wird, sind in diesem Text detailliert beschrieben. Da sie immer seltener werden und gemessen an der Inflationsrate über die letzten hundertfünfzig Jahre müßte ihr Wert heutzutage unschätzbar sein. Für jene, die sich lange darüber gewundert und danach gesucht haben, identifiziert und beschreibt der *»Kristall-Rosenkranz«*-Text sogar das edle «Wunscherfüllende Juwel». Es ist von grundsätzlich gelber Farbe und hat ein Muster von sieben geformten Augen in fünf unterschiedlichen Farben. Zwei Möglichkeiten, die Echtheit dieses Edelsteins zu prüfen, werden ebenfalls erläutert. Wird er in einige Lagen Stoff eingehüllt und spricht man ein Gebet der Wahrheit, so wird der Stein, ohne den Stoff zu beschädigen, an der Oberfläche erscheinen. Zudem wird man selbst bei strahlendem Sonnenschein den Schein eines jeden einzelnen Sternes sehen, wenn man durch diesen Edelstein zum Himmel sieht. Sein Originalwert wird mit dem Wert des gesamten Reichtums der Welt gleichgesetzt.

Sogar einer Reihe hochgeschätzter Pflanzensubstanzen wird himmlischer Ursprung zugesprochen. Die Berichte über Myrobalan chebula, Safran, Sandelholz etc. deuten an, daß einige dieser Substanzen durch Götter, Dakinis, Weise und spirituell erwachte Wesen zum zukünftigen Wohle der Menschheit aus fernen oder himmlischen Bereichen in bestimmte Länder der Erde verpflanzt wurden.

Bis zu dem Zeitpunkt, an dem dieses Buch gedruckt werden wird, hoffe ich die meisten, wenn nicht alle in der Materia Medica und auch in anderen Kapiteln des Erklärungs-Tantras beschriebenen Substanzen korrekt identifiziert zu haben. In den letzten dreizehn Jahren habe ich in einer großen Anzahl medizinischer und botanischer Werke aus dem Tibetischen, Sanskrit, Englischen, dem Hindi, Chinesischen, Französischen, Russischen und dem Mongolischen nachgeschlagen. Die in einigen dieser Bücher gegebenen Angaben sind manchmal suspekt, und es war leider nicht möglich, hinreichende Exkursionen zu unternehmen, um alle aufgelisteten Substanzen zu sammeln und zu identifizieren. Dennoch habe ich im Laufe der Jahre viele Gelehrte, Ärzte, Botaniker und Zoologen in Indien, Tibet, Nepal, Hongkong und England konsultiert. Zum Zwecke der vorliegenden Untersuchung war ich in Museen, Universitäten, Herbarien und botanischen Gärten und habe Gruppen tibetischer Ärzte, deren Studenten und Botaniker auf Pflanzenexpeditionen begleitet, die uns in Tibet und dem Himalaja manchmal in Höhen bis über fünftausend Meter führten. Bedauerlicherweise wurde ich, wenn der Regen zu heftig oder der Schnee zu tief war, gezwungen, ein paar Steine und alpine Kräuter unidentifiziert zu belassen. Außerdem gilt es noch einige gepreßte Pflanzenmuster, Fotografien und Dias zu identifizieren.

Während manche besonderen Heilpflanzen in der Zwischenzeit selten geworden und vom Aussterben bedroht sind, oder die Identität anderer ungeklärt bleibt, sind doch viele Kräuter und rohe Drogen mit bemerkenswerten Eigenschaften erhältlich. Einige, wie zum Beispiel der rundgelappte Sonnentau, die Wurzeln der Angelica, Polygonatum und die Salep-Orchidee, haben außerordentlich stärkende und verjüngende Wirkkräfte. Die Wurzel der letztgenannten war im London des achtzehnten Jahrhunderts als Tonikum sehr populär. Die obengenannten Substanzen sowie bestimmte Blüten und verschiedene Arten mineralischer

Exsudate und des Kalzit-Exsudats sind seit langem bei der Zubereitung der «Essenz-Extraktions»-Vermischungen bekannt. Neben ihren belebenden Qualitäten erlauben sie es den Meditierenden und Yogis, ohne die Einnahme von grober Nahrung zu leben, und ermöglichen es ihnen, mit erhöhter geistiger Klarheit, Schärfe und Geschmeidigkeit spirituelle Übungen zu praktizieren.

Während das tibetische Medizinsystem im exakt wörtlichen Sinne allopathisch ist und damit die Heilung durch Mittel des «anderen» zu erreichen versucht, z. B. indem die der Krankheit entgegenwirkende Natur verstärkt wird, so beinhaltet sie zusätzlich die «Doktrin der Signaturen», wie sie von Paracelsus dargelegt wurde. Dieses Prinzip wird in der ganzen Welt seit langem anhand von Früchten, Wurzeln, Samen etc. veranschaulicht, welche die Form eines bestimmten Körperorgans und eine therapeutische Wirkung auf dasselbe Organ ausüben. Andere medizinische Substanzen wirken nach dem gleichen Prinzip, wobei ein anderer Faktor, z. B. die Farbe, mit der Art der Krankheit, die sie kurieren, übereinstimmt. Als hervorragendes Beispiel für dieses Prinzip können die drei Scho-scha-(zho.sha-)Früchte aufgeführt werden, die in ihren Formen der Niere, der Milz und dem Herzen gleichen und auch dementsprechend benannt sind. Diese drei Früchte sind der obigen Reihenfolge entsprechend als Canavalia gladiata, Entada scandens und Spondias axillans identifiziert und werden in der Behandlung von Krankheiten dieser Organe angewendet. So wird zum Beispiel die gelbe Rindenmittelschicht (Cambium) der Indischen Berberitze zur Behandlung von Galle-Erkrankungen verwendet. In diesem Fall ist auch der bittere Geschmack der Pflanze für die Wirksamkeit in der Behandlung solcher Erkrankungen mit ausschlaggebend. Werden die Geschmacksrichtungen, Wirkkräfte etc. anderer Substanzen diesem Prinzip gemäß in einer gleichen Art und Weise verwendet, so unterstützen sie die «Doktrin der Signaturen» in ihrer therapeutischen Wirksamkeit bzw. übertreffen sie hierdurch sogar.

Sowohl die Vermischung tibetischer Arzneien als auch das

Sammeln der hierfür benötigten Substanzen wird entsprechend der genauen Richtlinien, die im «Kristall-Rosenkranz», dem Abschließenden Tantra sowie in anderen tantrischen Texten dargelegt sind, mit größter Sorgfalt durchgeführt. Kräuter sollten diesen Texten gemäß aus fruchtbaren, unbebauten Gegenden stammen, die nicht durch große Bäume beschattet bzw. nicht in der Nähe eines Friedhofes gelegen sind. Pflanzen mit kühlen Wirkkräften sollten an nach Norden weisenden Hängen gesammelt werden, und Pflanzen mit warmer Wirkkraft sollten aus Tälern stammen, die nach Süden ausgerichtet sind. Diese Pflanzen sollten große und tiefreichende Wurzeln haben und außerdem weder durch Insekten noch durch die Elemente beschädigt sein. Im allgemeinen sollten Wurzeln im Frühjahr gesammelt werden, und Blüten, Blätter, Stengel, Sämlinge und alle Kräuter während des Monsuns. Die Rinde, das Harz sowie die Wurzeln trägt man wiederum im Frühjahr zusammen. Die für das Sammeln empfohlenen Zeiten sind die glücksverheißenden Tage während der Phase des zunehmenden Mondes, im besonderen die Tage zwischen dem siebten und dem fünfzehnten Tag des lunaren Monats, da sich hier alle Substanzen «zu Nektar verwandeln». Traditionellerweise sollte das Sammeln von Kräutern von einem sechs- bis siebenjährigen, frisch gebadeten, Schmuck tragenden Kind in weißer Kleidung begonnen werden. Zusätzlich sollte das Sammeln durch Rezitationen des Medizin-Buddha-Mantras oder des Mantras der «Essenz des abhängigen Entstehens» begleitet werden.

Die so gesammelten Pflanzen sollten innerhalb der nächsten Tage zum Beispiel mit Stöcken «geschlagen» werden, um ihre Wirkkraft, ihren Geruch und ihren Geschmack zu erhalten. Falls man die Pflanzen ohne diese entsprechende Behandlung einfach nur trocknet, werden sie zu blassem, trockenem Stroh, welches die ursprünglichen Wirkkräfte und Geschmacksrichtungen verliert. Pflanzen mit kühlen Wirkkräften sollten im Schatten getrocknet werden, und diejenigen mit warmen Wirkkräften in der Sonne bzw. in der Nähe eines Feuers. Danach kann man die

Pflanzen bis zu einem Jahr lagern, sollte sie aber, wenn dieser Zeitraum überschritten ist, nicht mehr für Vermischungen verwenden. Sind die Substanzen einmal zu Pillen verarbeitet, können diese mindestens zwei Jahre aufbewahrt werden. Vor allem Pillen, deren Oberflächen beschichtet und versiegelt sind, können länger als zwei Jahre gelagert werden.

Zieht man die Gesamtheit der tibetischen Medizin in Betracht, so kann man nicht gerade behaupten, daß sie eine Blütezeit erlebt. Die Anwendung dieses Medizinsystems ist hauptsächlich auf Tibet, Nepal, Indien und die Mongolei beschränkt, und hier vor allem auf die Regionen des Himalaja. Ebenso wie die übrige tibetische Kultur erlitt die tibetische Medizin eine fast vollständige Zerstörung durch die Hand der Chinesen, bevor sie wieder aufzuleben begann. Ihre Forschungs- und Studienzentren beschränken sich auf einige wenige, und aus diesen Lehrstätten gehen alle paar Jahre höchstens einige Dutzende von graduierten Ärzten hervor. Die meisten der großen und begabten Ärzte dieser Tradition sind bereits im fortgeschrittenen Alter, und die traditionellen Texte werden hauptsächlich von einem dem Allgemeinwohl verpflichteten und engagierten Arzt aus Ladakh und von jenen, deren Leben und Arbeit unter der strikten Kontrolle der Chinesen in Tibet stehen, bewahrt. Es überrascht nicht, daß deshalb nur noch ein winziger Anteil des ehemals riesigen Korpus tibetischer medizinischer Abhandlungen übriggeblieben ist.

Das Wesen des Tantra ist traditionellerweise esoterisch und verborgen. In dieser Hinsicht unterscheiden sich die medizinischen Tantras nicht von denen, die fortgeschrittene und geheime Meditationstechniken enthalten. Bei der Bearbeitung dieser Übersetzung habe ich, um viele Textstellen in einer korrekten Art und Weise wiederzugeben und zu interpretieren, freizügig Textanteile aus dem Blauen-Aquamarin-Kommentar eingefügt. Um die volle Bedeutung des ursprünglichen Textes wiederzugeben, wurden von mir zusätzlich noch mündliche Unterweisungen eingearbeitet.

Die phonetische Übertragung der Sanskritbezeichnungen

stammt aus tibetischen Texten und anderen Quellen. Da sich manche dieser Bezeichnungen nicht einmal in den umfassendsten Wörterbüchern des Sanskrit finden lassen, wurde im Sinne der Einheitlichkeit diakritischer Zeichen auf die Sanskritbezeichnungen und -namen verzichtet. Dies ist auch der Grund, weshalb die Sanskritentsprechungen vieler tibetischer Bezeichnungen nicht nachvollzogen und nur dann eingefügt werden, wenn sie verfügbar waren.

Bis auf die Einfügung von Überschriften wurden alle Grundzüge des ursprünglichen Textes beibehalten. Im zweiten Kapitel des Wurzel-Tantras habe ich eine kurze Zusammenfassung einiger Kapitel in Klammern beigefügt, um dem Leser die Möglichkeit zu geben, die einzigartige Herangehensweise der tibetischen Medizin an die verschiedenen Symptomkomplexe und den entsprechenden Behandlungsweisen nachzuvollziehen. Diese Hinzufügungen basieren auf Dr. Yeshe Dondens mündlichen Darlegungen über das «Tantra der mündlichen Unterweisung» und andere Tantras. Beifügungen aus den Kommentaren «Blauer Aquamarin» und «Ausbreitender Baum» und aus den mündlichen Unterweisungen von Dr. Yeshe Donden sowie Dr. Pema Dorje wurden der besseren Lesbarkeit wegen nicht extra in Klammern gesetzt. Die Beispiele für die verschiedenen Arten der Arzneien im fünften Kapitel des Wurzel-Tantras sind aus dem Kommentar «Ausbreitender Baum». Die Anmerkungen des Übersetzers sind nicht speziell gekennzeichnet.

Im zwanzigsten Kapitel des Erklärungs-Tantras, der Materia Medica, habe ich zur Referenz für Wissenschaftler und Gelehrte als erstes die tibetische Bezeichnung jeder einzelnen Substanz angegeben. Dies ist notwendig, da ein großer Teil der tibetischen Materia Medica nach wie vor noch gar nicht oder bisher nur vorläufig identifiziert worden ist, und vielen Wissenschaftlern und Gelehrten deshalb nur die tibetischen Bezeichnungen dieser Substanzen geläufig sind. Wo es möglich war, folgt dann eine deutsche Zuordnung und hiernach in fast allen Fällen zumindest eine lateinische Bezeichnung. Bei vielen Substanzen gibt es mehrere Identifikationen, und manchmal bezieht sich dieselbe Bezeichnung auf unterschiedliche Pflanzen, die in verschiedenen Gegenden wachsen. Deswegen sind in einigen Fällen mehr als eine lateinische Bezeichnung für eine Substanz angegeben. Bestimmten Tierprodukten, bei denen gewisse Zweifel hinsichtlich ihrer Identifikation verblieben, sind die tibetischen Bezeichnungen in Klammern und die mögliche deutsche Identifikation beigefügt.

*Dr. Barry Clark*

# *Teil I:*
# *Das Wurzel-Tantra*

*Das Quintessenz-Tantra:*
Die Geheime Mündliche Überlieferung der Acht Zweige der Wissenschaft des Heilens

*Sanskrit:*
Amrta brdayaanga astaguhyaupadesa tantra

*Tibetisch:*
Dü-tsi Njing-po Jän-lag Gjä-pa Sang-ba Män-ngag gi Gjü (bDud.rtsi.snying.po.yan.lag.brgyad.pa.gsang.ba.man.ngag.gi.rgyud)

Ehrerbietung und Huldigung dem Pandit und dem Übersetzer

# 1 Einleitung

Ich verneige mich vor dem König des Aquamarinen Lichtes, dem Meister der Medizin, dem Vollendeten, dem vollkommen Erwachten, dem Zerstörer der Feinde und dem in der vollkommensten Weise ausgestatteten, transzendenten Eroberer, der darüber hinaus gegangen ist. Durch die Tugend seines Mitgefühls werden jene, die auch nur den Namen dieses transzendenten, überragenden und vollendeten Linderers und Bezwingers hören, welcher zum Wohle aller lebenden Wesen handelt, vor den Qualen unglücklicher Daseinszustände beschützt werden. Ich verneige mich vor dem Aquamarinen Licht, dem Meister der Medizin, dem Erwachten, der die drei Gifte und die drei Leiden auflöst. So habe ich zur gleichen Zeit gesprochen, da beide Meister die Ausstrahlungen des Herrn der Medizin sind.

In der Stadt der Medizin, einer Behausung von Weisen, die «Wunderbar-zu-Erblicken» genannt wird, liegt ein Palast, der aus den fünf Arten von kostbaren Substanzen gebildet ist. Dieser Palast ist mit den verschiedensten kostbaren Edelsteinen geschmückt, um die 404 Erkrankungen zu heilen, die durch die Krankheiten von Wind, Galle oder Schleim und Kombination von zweien oder aller drei Humores entstehen. Überdies kühlen sie Fieber, wärmen kalte Krankheiten, beruhigen die eintausendachtzig Arten von Hindernissen auf dem Wege zur Gesundheit und erfüllen alle Bedürfnisse und Wünsche.

Die Edelsteine der Menschen strahlen weißes, gelbes, rotes, blaues und grünes Licht aus und besitzen sieben Qualitäten: (1) Ihre Farbe ist allesreinigend. Sie vertreiben Schäden, die durch (2) Gifte, (3) Geister, (4) Dunkelheit und (5) Schwellungen verursacht werden. (6) Sie eliminieren die Leiden des Fiebers und (7) erfüllen Wünsche. Die Edelsteine der Devas haben diese sieben Qualitäten, und zusätzlich (8) begleiten sie die Devas überall, (9) sind leicht an Gewicht, (10) vollkommen rein und (11) besitzen die Fähigkeit zu sprechen. Die Edelsteine der Bodhisattvas besitzen diese elf Qualitäten und (12) befähigen die Bodhisattvas dazu, Tod und Wiedergeburt anderer zu sehen, (13) den Zeitpunkt der absoluten Befreiung anderer zu sehen, und (14) die Edelsteine können, je nach Veranlagung und Begabung der Schüler, diese in verschiedenster Art und Weise lehren. Im Süden dieser Stadt liegt der Berg namens Vinvya (Donnerkeil), der mit der Kraft der Sonne ausgestattet ist. Hier kann man unter anderem Granatapfel, schwarzen Pfeffer, langen Pfeffer, weißes Bleiwurz finden, Arzneien also, die kalte Krankheiten kurieren. Außerdem gibt es einen Wald aus Arzneien, welche scharfe, saure, salzige Geschmacksrichtungen und heiße, scharfe, rauhe und leichte Wirkkräfte haben. Die medizinischen Wurzeln, Stämme, Zweige, Blätter, Blüten und Früchte sind wohlriechend, anziehend und angenehm zu erblicken, und wo auch immer ihr Duft verströmt wird, treten keine kalten Krankheiten auf.

Im Norden der Stadt liegt der Berg namens Himavata (Berg des Schnees), der mit der Kraft des Mondes ausgestattet ist. Hier kann man unter anderem Sandelholz, Kampfer, Adlerholz (Aloeholz), den Neem-Baum finden, Arzneien also, die Fieber kurieren. Und man findet einen Wald mit bitteren, süßen und zusammenziehenden Arzneien mit kühlen, stumpfen und festen Wirkkräften. Die medizinischen Wurzeln, Stämme, Zweige, Blätter, Blüten und Früchte sind wohlriechend, anziehend und angenehm zu erblicken, und wo auch immer ihr Duft verströmt, wird kein Fieber auftreten.

Im Osten dieser Stadt liegt der Berg namens Pö-ngö-dän (sos.ngod.ldan; Berg des Wohlgeruches), auf dem ein Wald aus Myrobalan (chebula) wächst. Die Wurzeln kurieren Knochenkrankheiten, die Stämme heilen Erkrankungen des Fleisches (Muskulatur etc.), die Zweige kurieren Krankheiten der Kanäle und der Ligamente, die Rinde heilt Hautkrankheiten, die Blätter heilen Krankheiten der Hohlorgane, die Blüten kurieren Erkrankungen der Sinnesorgane, und die Früchte heilen Krankheiten des Herzens und anderer Vollorgane. Auf den Wipfeln der Bäume reifen die fünf Sorten der Myrobalan (chebula), die mit den sechs Geschmacksrichtungen, den acht natürlichen Wirkkräften, den drei nach-verdaulichen Geschmacksrichtungen und den siebzehn Sekundär-Qualitäten ausgestattet sind. Sie heilen alle Arten von Krankheiten, und wo auch immer der Duft dieser wohlriechenden, anziehenden und erfreuenden Arzneien verströmt wird, treten keine der 404 Krankheiten auf.

Im Westen dieser Stadt, auf dem Berg namens Ma-la-ja (Ma.la.ya; Berg der Girlanden) wachsen die sechs unübertrefflichen Arzneien. Alle Krankheiten werden von den fünf Arten von Kalzit, den fünf Arten mineralischer Exsudate, den fünf Arten von medizinischem Wasser und den fünf Arten von heißen Quellen, die man dort findet, geheilt.

Um die ganze Stadt herum gibt es Wiesen voller Safran mit zarten Düften von Räucherwerk, und in den Steinen und Felsen findet man alle möglichen Arten mineralischer Arzneien und Salze. Lieblich singen Pfauen, Kraniche (Schan-schang; shan.shang), Papageien und andere Vögel in den Baumwipfeln dieses Waldes der Arzneien, und am Boden leben alle Arten von Tieren, die exzellente Arzneien mit sich tragen, Elefanten, Bären, Moschusreh und andere. Somit ist dieses Gebiet mit allen Arten von Arzneien geschmückt, die dort gedeihen und gefunden werden können.

Im Zentrum des Palastes, auf einem Edelstein-Thron aus Aquamarin, saß der Meister der Medizin, der König des Aquamarin-Lichtes, der Vollkommen-Ausgestattete, der Alles-überragende transzendente Eroberer, welcher Führer und Arzt ist. Der Meister war umgeben von vier Kreisen mit Jüngern, Göttern, Weisen, Nicht-Buddhisten und Buddhisten. Der Kreis der Götter beinhaltete die himmlischen Ärzte Kje-gu-hi, Dag-po, Jur-wa (skyes.rguhi.bdag.po.myur.wa) und Tha-kar (tha.skar), den göttlichen Herrscher Indra und die Göttin Dü-tsi-ma (bdud.rtsi.ma; Amritavati, die dem Medizin-Buddha Myrobalan darreichte). Jene und noch viele andere göttliche Jünger waren hier versammelt. Der Kreis der Weisen beinhaltete den großen Weisen «Sohn des Gjün-sche» (rgyun.she; Atreya), Mi-shin-dschug (mi.bzhin.hjug; Agnivesha), Mu-kju-dzin (mu.kyu.-hdzin; Nimindhar), «Sohn des Tro-kjong» (hgro.bskyong), Schöl-tro-kje (gshol.hgro.skyes), Kah-nji-tschö (dkah.gnyis.-spyod), thong-la-bar (thong.la.hbar; Dhanvantari) und Nab-so-kje (nabs.so.skyes). Diese und noch viele andere Weise und Heilige waren hier versammelt. Der Kreis der Nicht-Buddhisten beinhaltet Brahma, den Patriarchen der Tirthika, Mahadeva, Sri Ral-pa-tschen (Jatanika; wörtl. «Der mit verfilzten Haaren»), Vishnu und Schön-nu Dong-drug (gzhon.-nu.gdong.drug; Kumara, der Sohn der Mahadeva. Er hat sechs Gesichter, hält einen kleinen Speer und reitet auf einem Pfau). Jene und noch viele andere Nicht-Buddhisten waren hier versammelt. Der Kreis der Buddhisten beinhaltete Arya Manjushri, den mächtigen Avalokiteshvara, Vajrapani, Ananda und den Arzt Schön-nu (gzhon.nu; Kumara). Diese und noch viele andere Buddhisten waren hier versammelt. Zu jener Zeit verstand ein jeder Schüler aus den vier Anhängerschaften die Worte des Meisters, als würden sie aus der Tradition ihrer eigenen Meister stammen.[1]

Diese besondere Lehrrede wird «Die Tradition der Weisen»[2] genannt, da sie ohne jedweden Fehler des Körpers, der Rede oder des Geistes, rechtschaffen, aufrecht und wahrhaftig ist, und die Fehler in anderen auslöscht.

Dies beschließt das erste Kapitel, die Grundlage der Diskussion (Einleitung), aus dem QUINTESSENZ-TANTRA, der Geheimen Mündlichen Überlieferung der Acht Zweige der Wissenschaft des Heilens.

# 2 Die Auflistung der Themen

Zu diesem Zeitpunkt begab sich der Meister-Buddha, der höchste Heiler und Wohltäter, König des Aquamarinen Lichtes, in den Zustand der meditativen Ausgeglichenheit, der als «der höchste Heiler, der die 404 Krankheiten besiegt» bekannt ist. Sobald er sich in dieser Versenkung befand, strömten aus seinem Herzen Hunderttausende vielfarbiger Strahlen in die zehn Richtungen, welche die geistigen Trübungen und Beeinträchtigungen aller lebenden Wesen der zehn Richtungen auflösen, und alle Krankheiten der drei Geistesgifte, die durch Unwissenheit und Ignoranz auftreten, zur Ruhe bringen. Als diese Strahlen wieder in sein Herz zurückgekehrt waren, strömte aus seinem Herzen die Emanation des Meisters mit Namen Rig-pä Je-sche (rig.pahi.ye.she). Im Raume vor dem Buddha erscheinend sprach er diese Worte der Einführung zu dem Kreis der Weisen: O Freunde, wisset! Derjenige, der es wünscht, frei von Krankheit zu sein und Krankheit zu heilen, sollte die mündliche Unterweisung der Wissenschaft des Heilens erlernen. Derjenige, der nach langem Leben strebt, sollte diese mündliche Unterweisung der Wissenschaft des Heilens erlernen. Derjenige, der Dharma-Belehrungen erhalten möchte und nach Wohlstand und Glück strebt, sollte diese mündliche Lehrrede der Wissenschaft des Heilens erlernen. Jener, dessen Wunsch es ist, alle Wesen aus den Qualen und dem Elend von Krankheit zu befreien, und der sich den Respekt und die Achtung durch andere erwünscht, sollte diese mündliche Unterweisung über die Wissenschaft des Heilens erlernen.

Nachdem er diese Worte gesprochen hatte, strömten Hunderttausende vielfarbiger Strahlen von der Zunge des Höchsten

Meisters, des Königs des Aquamarinen Lichtes, in die zehn Richtungen. Diese Strahlen beseitigten die Verunreinigungen der Rede aller lebenden Wesen der zehn Richtungen und bezähmten alle Krankheiten und Geister. Nachdem die Strahlen zu seiner Zunge zurückgekehrt waren, erschien die Ausstrahlung der Rede des Buddha, der Weise Ji-lä-kje (yid.las.skyes). Er verneigte sich vor dem Meister und umrundete ihn in ritueller Weise. Dann richtete er im Namen der versammelten Weisen und in der Art eines Löwen folgende Anfrage an den Meister: O Meister, Weiser Rig-pä Je-sche, wir, die wir diese reiche Gabe sowohl zum Wohle unserer selbst als auch zum Wohle anderer anzunehmen wünschen, wie können wir die mündliche Lehrrede der Wissenschaft des Heilens erlernen?

Auf jene Worte hin erwiderte der Weise, die Geist-Emanation, das Folgende: Oh, ihr erhabenen Weisen. Erlernt die mündliche Überlieferung der Tantras der Wissenschaft des Heilens. Erlernt die Zweige. Erlernt die Prinzipien. Erlernt die Unterteilungen. Erlernt die Zusammenfassungen. Erlernt die Kapitel.

Daraufhin fragte der Weise Ji-lä-kje: O Meister, wie können wir die mündliche Überlieferung der Tantras der Wissenschaft des Heilens erlernen?

Der Meister erwiderte: Oh, Großer Weiser, höre! Erlerne die Vier Tantras, nämlich das Wurzel-Tantra, das Tantra der Erklärungen, das Tantra der Mündlichen Unterweisungen und das Abschließende Tantra. Diese sind als die Vier Tantras bekannt.

Was sind nun die Acht Zweige, die erlernt werden müssen? Diese sind: Erkrankungen des Körpers, Kinderkrankheiten, Frauenkrankheiten, durch Geister hervorgerufene Krankheiten, Verletzungen durch Waffen, Vergiftungen und Heilmittel gegen Alter und Unfruchtbarkeit. Diese sind als die Acht Zweige bekannt.

Welches sind nun die elf Prinzipien, die erlernt werden müssen? Es sind: (1) das Prinzip der Synthese der Grundsätze, (2) das Prinzip der Existenz des Körpers von der Geburt bis zum Tode,

(3) das Prinzip des Ansteigens und der Abnahme von Krankheit, (4) das Prinzip der Verhaltensweisen, (5) das Prinzip der Ernährung, (6) das Prinzip der Vermischung von Arzneien, (7) das Prinzip chirurgischer Instrumente, (8) das Prinzip der Gesundheit, (9) das Prinzip der Diagnose, (10) das Prinzip der therapeutischen Verfahren und (11) das Prinzip der Funktion des Arztes. Diese sind als die elf Prinzipien bekannt.

Welches sind nun die fünfzehn Unterteilungen, die erlernt werden müssen? Es sind: (1) die Unterteilung, Krankheiten der drei Humores bzw. Körperenergien zu heilen, (2) die Unterteilung, innere Krankheiten zu behandeln, (3) die Unterteilung, Fieber zu behandeln, (4) die Unterteilung, Krankheiten des oberen Anteils des Körpers zu behandeln, (5) die Unterteilung, die Voll- und Hohlorgane zu heilen, (6) die Unterteilung, Krankheiten der Geschlechtsorgane zu behandeln, (7) die Unterteilung, verschiedenartige Krankheiten zu behandeln, (8) die Unterteilung der als Sekundär-Zustände auftretenden, wunden Stellen, (9) die Unterteilung, Kinder zu behandeln, (10) die gynäkologische Unterteilung, (11) die Unterteilung, durch Geister hervorgerufene Krankheiten zu heilen, (12) die Unterteilung, durch Waffen verursachte Wunden zu heilen, (13) die Unterteilung, Vergiftungen zu behandeln, (14) die Unterteilung der Essenz-Extraktionen (Verjüngung etc.) und (15) die Unterteilung, Fruchtbarkeit herbeizuführen. Diese sind als die fünfzehn Unterteilungen bekannt.

Was sind nun die vier Zusammenfassungen, die erlernt werden müssen? Es sind: (1) die Zusammenfassung der Puls- und Urinuntersuchungen, (2) die Zusammenfassung der Arzneien, welche Krankheiten bezwingen, (3) die Zusammenfassung der Arzneien, die eine reinigende Entleerung (Ausleitung) herbeiführen, und (4) die Zusammenfassung der milden und drastischen Therapieformen. Diese sind als die vier Zusammenfassungen bekannt.

Was sind nun die 156 Kapitel, die erlernt werden müssen? Es sind:

Die sechs Kapitel über: (1) die Grundlagen der Diskussion

(Einleitung), (2) die Aufzählung der Themen, (3) die Grundlage von Krankheit, (4) Diagnose, (5) Behandlungsmethoden und (6) die Aufzählung der Metaphern. Dieses Kompendium an Prinzipien ist als das Wurzel-Tantra bekannt.

Die elf Prinzipien sind in einunddreißig Kapiteln des Tantras der Erklärung enthalten: (1) die Zusammenfassung des Erklärungs-Tantras, (2) die Art und Weise, in der sich der Körper entwickelt, (3) die Gleichnisse bezüglich des Körpers, (4) Anatomie, (5) Physiologie, (6) Klassifikationen, (7) Anzeichen des Todes, (8) die Ursachen von Krankheit, (9) unmittelbare Ursachen von Krankheit, (10) die Möglichkeiten von Krankheit, in den Körper einzudringen (Eintrittspforten), (11) charakteristische Eigenschaften der Krankheiten, (12) Klassifizierungen der Krankheiten, (13) alltägliche Verhaltensweisen, (14) jahreszeitlich bedingte Verhaltensweisen, (15) begleitende, «zufällige» Verhaltensweisen, (16) Ernährung, (17) diätetische Beschränkungen, (18) ausgeglichene Nahrungsaufnahme, (19) die Geschmacksrichtungen der Arzneien, (20) die natürlichen Wirkkräfte der Arzneien, (21) Methoden des Vermischens, (22) Instrumente, (23) Erhaltung der Gesundheit, (24) Diagnose, (25) Untersuchung durch Geschicklichkeit und List, (26) vier diagnostische Kriterien, einen Patienten zu akzeptieren oder abzulehnen, (27) allgemeine therapeutische Verfahren, (28) spezifische therapeutische Verfahren, (29) zwei therapeutische Medien, (30) unmittelbare therapeutische Verfahren, (31) der Arzt (z. B. sein ethischer Kodex). Hiermit ergeben sich aus drei einzelnen Kapiteln, vier Serien von jeweils drei Kapiteln, einer Serie von vier, einer Serie von fünf und einer Serie von sechs Kapiteln mit zusätzlich einem Kapitel der Zusammenfassung, insgesamt einunddreißig Kapitel.

Die fünfzehn Unterteilungen sind in 92 Kapiteln im Tantra der Mündlichen Unterweisung enthalten: (1) Das Kapitel des Erbittens um Segen etc., (2) Wind-Krankheiten, (3) Galle-Krankheiten, (4) Schleim-Krankheiten, (5) tri-humorale Erkrankungen (Krankheiten aller drei Körperprinzipien);

*(sechs Kapitel über chronische innere Krankheiten:)* (6) chronische Krankheiten des Abdomens (Unterleibes) und Verdauungs-Krankheiten, (7) Tumoren, (8) Ödeme ersten Grades, (9) Ödeme zweiten Grades, (10) Ödeme dritten Grades, (11) Auszehrung (Tuberkulose);

*(sechzehn Kapitel über Fieber:)* (12) allgemeine Fieberarten, (13) entgegengesetzte Indikationen (Grundlage von Irrtümern), (14) das «Berg-trifft-Ebene»-Syndrom, bei welchem Wind das Fieber anfacht und manifestiert, das aber wie Wind zu behandeln ist, (15) nicht-ausgereiftes Fieber, (16) hohes Fieber, (17) leere Fieber, (18) verstecktes Fieber, (19) chronische Fieber, (20) trübes Fieber, (21) sich-ausbreitendes Fieber bzw. verstreutes Fieber, (22) gestörtes Fieber, (23) infektiöses Fieber, (24) Pocken, (25) Kolik, (26) Diphtherie oder Rachenentzündung[1], (27) der gewöhnliche Schnupfen (Erkältung);

*(sechs Kapitel über Krankheiten des oberen Anteils des Körpers:)* (28) Krankheiten des Kopfes, (29) Krankheiten der Augen, (30) Krankheiten der Ohren, (31) Krankheiten der Nase, (32) Krankheiten des Mundes, (33) Kropf;

*(acht Kapitel über Krankheiten der Voll- und Hohlorgane:)* (34) das Herz, (35) die Lungen, (36) die Leber, (37) die Milz, (38) die Nieren, (39) der Magen, (40) der Dünndarm, (41) der Dickdarm;

*(zwei Kapitel über Krankheiten der Geschlechtsorgane:)* (42) Krankheiten der Geschlechtsorgane bei Männern und (43) bei Frauen;

*(neunzehn Kapitel über verschiedenste Erkrankungen:)* (44) Heiserkeit, (45) Appetitlosigkeit bzw. Verlust des Appetits bis hin zur Anorexie (Magersucht), (46) Durst, (47) Schluckauf, (48) Asthma, (49) Magenkrämpfe, (50) Parasiten (Erreger), (51) Erbrechen, (52) Durchfall, (53) Verstopfung, (54) Verengungen bzw. Blockierungen des Harntrakts, (55) Frequenz der Harnentleerung (einschließlich Polyurie)[2], (56) Gastro-Enteritis, (57) Gicht, (58) Rheumatismus, (59) Erkrankungen des lymphatischen Systems, (60) «weißer Nerv» (dies beinhaltet Morbus Parkinson und Lähmungen/Poliomyelitis, beides Virusinfektionen des Zentralen Nervensystems), (61) Hautkrankheiten, (62) leich-

tere Erkrankungen einschließlich dem sog. «Kater» und Nja-log (nya.log), einer Lokalisationsveränderung der Wadenmuskulatur zur Körpervorderseite;

*(acht Kapitel über wunde Stellen und Ulcerationen, der Traditon nach manchmal durch Geister verursacht:)* (63) wunde Stellen und durch innere Prozesse gebildete Abszesse, die aufgrund verdorbenen Blutes, welches durch Wind vorangetrieben wird, spontan ulcerieren, (64) Hämorrhoiden, (65) Erysipel[3], (66) Surya (Metastasenbildende Krebsform)[4], (67) Men-bu (rmen.bu), lymphatisch bedingte, krebsartige, nicht-maligne Tumoren in Form von Knoten und Schwellungen in den Drüsen (wahrscheinlich handelt es sich hier um sog. Non-Hodgkin-Lymphome), (68) Hydrocele (Ansammlung seröser Flüssigkeit z. B. in den Testikeln), (69) Elephantiasis[5], (70) Analfisteln;

*(drei Kapitel über Pädiatrie:)* (71) Behandlung zum Schutze des Fötus, (72) Kinderkrankheiten, (73) von Geistern verursachte Erkrankungen bei Kindern;

*(drei Kapitel über Gynäkologie:)* (74) allgemeine Gynäkologie, (75) spezifische Gynäkologie, (76) allgemeine gynäkologische Erkrankungen;

*(fünf Kapitel über durch Geister verursachte Erkrankungen:)* (77) von bhuta-Geistern verursachte Krankheiten, (78) Geister, die mentale Krankheiten verursachen (Sanskrit: apasmara), (79) durch Geister hervorgerufene Trance bzw. durch Geister verursachter Gedächtnisschwund (Amnesie), (80) Epilepsie (wörtl.: «die Planeten»), (81) Krankheiten durch nagas[6];

*(fünf Kapitel über Wunden und Läsionen:)* (82) allgemeine Behandlung von Wunden, (83) Kopfwunden, (84) Wunden im Hals- und Nackenbereich, (85) Wunden am Rumpf, (86) Wunden an den Gliedmaßen;

*(drei Kapitel über Vergiftungen:)* (87) vermischte Gifte, (88) Lebensmittel-Vergiftungen, (89) natürliche Gifte durch Schlangen, Pflanzen, Hunde, Spinnen etc., (90) Verjüngung und Essenz-Extraktions-Vermischungen;

*(zwei Kapitel über Aphrodisiaka und Potenzsteigerung:)* (91)

Aphrodisiaka und die Behandlung, die dem Anreichern und Vermehren des Spermas dienen, (92) die Behandlung, die bei Frauen Fruchtbarkeit herbeiführt.

Somit gibt es ein einzelnes Kapitel, zwei Paare, drei Serien von drei, eine Serie von vier und zwei Serien von fünf, zwei Serien von sechs, zwei Serien von acht, eine Serie von sechzehn und eine Serie von neunzehn Kapiteln. All diese, zusammen mit dem Kapitel des Erbittens, ergeben insgesamt zweiundneunzig Kapitel.

Die vier Zusammenfassungen sind in fünfundzwanzig Kapiteln im Abschließenden Tantra enthalten:

*(zwei Kapitel über diagnostische Medien:)* (1) Pulsdiagnose, (2) Urindiagnose;

*(zehn Kapitel über Beruhigung:)* (3) Abkochungen (Absude), (4) Pulver, (5) Pillen, (6) Extrakte, (7) medizinische Öle, (8) kalzinierte Vermischungen (speziell für kalte Krankheiten), (9) Konzentrate[7], (10) alkoholische Arzneien (für Wind-Krankheiten und Schleim-Galle-Kombinationen), (11) Edelstein-Arzneien[8], (12) Kräutermischungen;

*(sieben Kapitel über Ausleitung:)* (13) medizinische Öle (zur äußerlichen Anwendung, z. B. Massage), (14) reinigende Entleerung, (15) Brechmittel, (16) nasale Arzneimittel, (17) Zäpfchen, (18) Einläufe, (19) Reinigung der Kanäle (z. B. der Venen);

*(sechs Kapitel über zusätzliche Therapien:)* (20) Aderlaß, (21) Kauterisation, (22) Umschläge (Wickel), (23) (a) medizinische Bäder (speziell bei Steife der Gliedmaßen, Lähmungen und Wind-Krankheiten) und (b) Einreibemittel, (24) äußerliche Anwendungen (Salben), (25) Löffel-Chirurgie.

Folglich gibt es ein einzelnes Paar von Kapiteln, eine Serie von zehn (3–12), eine Serie von sieben (13–19) und eine Serie von sechs (20–25) Kapiteln.

Somit besteht das Wurzel-Tantra aus sechs, das Tantra der Erklärungen aus 31, das Tantra der Mündlichen Unterweisungen aus 92 und das Abschließende Tantra aus 25 Kapiteln. Die vier Tantras bestehen also aus 154 Kapiteln. Hinzu kommen das abschließende Kapitel und das Kapitel über den Typus des Studierenden, dem diese Lehrreden übermittelt werden können; ergibt insgesamt 156 Kapitel. Diese werden in den Acht Gliedern folgendermaßen zusammengefaßt: 70 Kapitel über den Körper, drei Kapitel über Kinderkrankheiten und drei über Gynäkologie, drei Kapitel über Vergiftungen, fünf Kapitel über Geister, fünf über Wunden, ein Kapitel über Verjüngung (Essenz-Extraktion) und zwei Kapitel über Fruchtbarkeit. Die Acht Glieder wiederum sind in den drei Tantras enthalten, daß heißt im Wurzel-Tantra, im Tantra der Erklärungen und im Abschließenden Tantra.

Dies beschließt das zweite Kapitel, die Zusammenfassung der Themen, aus dem QUINTESSENZ-TANTRA, der Geheimen Mündlichen Überlieferung der Acht Zweige der Wissenschaft des Heilens.

# 3 Die Grundlagen von Krankheit

Dann fragte der Weise Ji-lä-kje den Weisen Rig-pä Je-sche: O Meister, Weiser Rig-pä Je-sche-la, wie soll man aus den vier Arten der Tantras über die Wissenschaft des Heilens das Wurzel-Tantra erlernen? Möge der Heiler, König der Ärzte, bitte erläutern.

Auf dies hin erwiderte die Geist-Ausstrahlung Rig-pä Je-sche: O Großer Weiser Ji-lä-kje, zunächst werde ich die zusammengefaßten Prinzipien des Wurzel-Tantras erhellen. Die drei Wurzeln umschlingen neun Stämme, von welchen sich 47 Äste verzweigen. An diesen wachsen 224 Blätter und reifen fünf makellos reine Blüten und Früchte. Von jenen wird gesagt, sie seien die Summe des Wurzel-Tantras.

Um des weiteren auszuführen: Die drei Kategorien sind die Humores, die körperlichen Bestandteile und die Ausscheidungen. Ihr Gleichgewicht bzw. Ungleichgewicht erhält respektive belastet den Körper.

Die drei humoralen Krankheiten sind Wind, Galle und Schleim. Die fünf Arten von Wind sind: der lebenserhaltende Wind, der aufsteigende Wind, der durchdringende Wind, der wie-Feuer-ausgleichende Wind und der abwärtstreibende, nach-unten-reinigende Wind. Die fünf Arten von Galle sind: die verdauende Galle, die Galle, die die Farbe der Nährstoffe und die körperlichen Bestandteile umwandelt, die erreichende Galle, die sehen-machende Galle und die den-Teint-und-die-Ausstrahlung-klärende Galle. Die fünf Arten von Schleim sind: der unterstützende Schleim, der zersetzende Schleim, der erfahrende bzw. wahrnehmende Schleim, der zufriedenstellende Schleim und der verbindende Schleim. Dies ergibt zusammengenommen 15.

Die sieben körperlichen Bestandteile sind: die Essenz der Nahrung (Nährstoffe), Blut, Fleisch, Fett, Knochen, Knochenmark und Samen bzw. Ovum (Lebensflüssigkeit). Die Ausscheidungen sind Stuhl, Urin und Schweiß. Wenn sich folglich jene fünfundzwanzig Aspekte und die drei Faktoren der (1) Geschmacksrichtungen, der (2) Wirkkräfte der Ernährung und (3) der jeweiligen Verhaltensweisen des einzelnen im Einklang befinden, wird man gedeihen und erblühen. Sollten sich diese in Unausgeglichenheit befinden, so wird Schaden entstehen.

Krankheiten werden durch drei Ursachen hervorgerufen, welche von vier unmittelbaren Bedingungen (Jahreszeiten, Geister, Nahrung und Verhaltensweisen) begleitet werden. Sie treffen auf die sechs Eingangspforten (Haut, Fleisch, Kanäle, Knochen, Voll- und Hohlorgane), um dann im oberen, unteren oder mittleren Teil des Körpers zu verweilen. Sie wandern dann entlang der fünfzehn Bahnen (Knochen, Ohr, Haut, Herz und Lebenskanal, Dickdarm, Blut, Schweiß, Auge, Leber, Gallenblase und Dünndarm, Nährstoffe mit Fleisch und Fett, Mark und Samen bzw. Ovum, Stuhl und Urin, Lungen mit Nieren und Milz, Magen und Harnblase, Nase und Zunge) und vermehren sich entsprechend der neun Faktoren von Lebensalter (Kind, Erwachsener und Alter), Umwelt (kalt, heiß und trocken, feucht) und Jahreszeit (Frühjahr, Sommer und Herbst).

Es gibt neun Zustände, die zum Verlust des Lebens führen, und zwölf Ungleichgewichte infolge einer Reaktion.

Alle oben angeführten Faktoren sind in den Unterteilungen heiß und kalt enthalten. Somit sind bezüglich der dreiundsechzig Krankheiten, welche zu heilen sind, Anhaftung, Haß und Verwirrung die drei Ursachen, welche in der Folge der Anlaß für Krankheiten von Wind, Galle und Schleim sind. Jede damit einhergehende Abweichung der vier Faktoren: Jahreszeit, Geister, Ernährung und Verhaltensweisen vermehrt oder vermindert die Humores bzw. Körperenergien. Das sich daraus ergebende Ungleichgewicht breitet sich in der Haut aus, entwickelt sich im

Fleisch, wandert durch die Kanäle, haftet an den Knochen, steigt zu den Vollorganen ab und fließt in die Hohlorgane.

Sitz der Krankheit: Schleim hat seinen Sitz im Gehirn und verweilt im oberen Teil des Körpers; Galle befindet sich auf der Höhe des Zwerchfells und verweilt im mittleren Teil des Körpers, während Wind seinen Sitz an den Hüften und der Taille hat und im unteren Teil des Körpers verweilt. Die Bahnen von Wind, Galle und Schleim-Krankheiten sind: die körperlichen Bestandteile, die Ausscheidungen, die Sinnesorgane und die Voll- und Hohlorgane. Die spezifischen Bahnen von Wind-Krankheiten sind: die Knochen, Ohren, Nervenenden, Herz, Lebenskanal und Dickdarm. Die Bahnen von Galle-Krankheiten sind: Blut, Schweiß, Augen, Leber, Gallenblase und Dünndarm. Die Bahnen von Schleim-Krankheiten sind: Nährstoffe, Fleisch, Fett, Knochenmark, Samen (Ovum), Stuhl, Urin, Nase, Zunge, Lungen, Milz, Magen, Nieren und Harnblase. Betagte Menschen sind «Wind-Typen», Erwachsene sind «Galle-Typen» und Kinder bis zum ungefähr sechzehnten Lebensjahr sind «Schleim-Typen». Solcherart sind die Gefahren der Altersgruppen. Von kalten und windigen Plätzen sagt man, daß sie «Wind-Plätze» seien, während sengende, drückend heiße Zonen «Galle-Plätze» und feuchte, sumpfige Orte «Schleim-Plätze» sind.

Perioden des Ansteigens von Krankheit: Wind-Krankheiten entstehen im Sommer (Monsun), abends und um die Zeit der Morgendämmerung. Galle-Unausgewogenheiten entstehen im Herbst, um die Mittagszeit und gegen Mitternacht, wohingegen sich Schleim-Krankheiten im Frühjahr, am frühen Morgen und um die Abenddämmerung bilden.

Die neun Krankheiten, welche zum Tode führen, sind: (1) die Erschöpfung der drei das Leben unterstützenden Faktoren (z. B. der Lebensspanne, des Karmas und der Verdienste); (2) schwerwiegende Störung der Humores (trotz Behandlung); (3) aufgrund vorheriger, irreführender Indikationen eine der Krankheit gleichende Behandlung zu erhalten; (4) das Durchstoßen eines lebenswichtigen Organs; (5) eine fortgeschrittene Wind-Krankheit, bei welcher die Unterstützung des Lebenswindes verlorengegangen ist; (6) Fieber, das nicht mehr geheilt werden kann; (7) eine kalte Krankheit, die nicht mehr geheilt werden kann; (8) wenn die körperlichen Bestandteile nicht in der Lage sind, den Körper aufrechtzuerhalten; (9) Tod aufgrund von Schädigung durch einen Geist.

Die zwölf Arten von Ungleichgewicht infolge einer Reaktion sind: (1) Wind wird gelindert, während er in Galle übergeht; (2) Wind wird gelindert, während er in Schleim übergeht; (3) Ungleichgewicht von Galle nach verfehlter Linderung von Wind; (4) Ungleichgewicht von Schleim nach verfehlter Linderung von Wind; (5) Galle wird gelindert, während sie in Wind übergeht; (6) Galle wird gelindert, während sie in Schleim übergeht; (7) Ungleichgewicht von Wind nach verfehlter Linderung von Galle; (8) Ungleichgewicht von Schleim nach verfehlter Linderung von Galle; (9) Schleim wird gelindert, während er in Wind übergeht; (10) Schleim wird gelindert, während er in Galle übergeht; (11) Ungleichgewicht von Wind nach verfehlter Linderung von Schleim; (12) Ungleichgewicht von Galle nach verfehlter Linderung von Schleim.

Wind- und Schleim-Krankheiten werden als kalt klassifiziert und mit Wasser verglichen. Galle und Blut werden als heiß angesehen und mit Feuer verglichen. Parasiten (Erreger) und Erkrankungen des lymphatischen Systems kommen sowohl bei heißen als auch bei kalten Krankheiten vor. Somit können durch die achtundachtzig obengenannten Kategorien alle grundlegenden Aspekte von Krankheit verstanden werden.

So ward es gesagt. Dies beschließt das dritte Kapitel über die Grundlagen von Krankheit aus dem QUINTESSENZ-TANTRA, der Geheimen Mündlichen Überlieferung der Acht Zweige der Wissenschaft des Heilens.

# 4 Diagnose und Symptome

Dann sprach der Weise Rig-pä Je-sche folgende Worte: O Großer Weiser, höre! Krankheit kann durch visuelle Begutachtung, Befühlen und Befragen vollständig verstanden werden.

Bei der Begutachtung durch Sehen überprüft man die Zunge und den Urin. Diese Diagnose erfordert das Verständnis eines sichtbaren Objektes. Der Kontakt der Finger mit dem Puls ist die Quelle der übertragenen Botschaften aus dem Inneren des Körpers, und eine Diagnose solcher Art erfordert das Verständnis jener Gegenstände der Untersuchung. Man befragt den Patienten über die Bedingungen, welche die Krankheit verursacht haben, über seine Symptome und seine Ernährungsgewohnheiten. Diese Art der Diagnose beinhaltet das Hören und Verstehen der Stimme des Patienten.

Bei Wind-Krankheiten wird die Zunge rot, trocken und rauh sein, wohingegen die Zunge bei einer Galle-Krankheit von einer dicken, blaß-gelben Schleimschicht bedeckt sein wird. Bei einer Schleim-Krankheit wird die Zunge einen blassen, dicken Belag aufweisen und sie wird stumpf, glatt und feucht sein.

Bei Wind-Krankheiten sieht der Urin aus wie Wasser und hat große Blasen. Bei einer Galle-Krankheit ist der Urin rötlich-gelb und übelriechend mit viel Dampfbildung. Urin, welcher eine Schleim-Krankheit widerspiegelt, ist weißlich, mit wenig Geruch oder Dampfbildung.

Der Wind-Puls ist schwimmend, leer und stockend. Der Galle-Puls hat einen flinken, hervortretenden, straffen Schlag, währenddessen der Schleim-Puls stets versunken, schwach und schwerfällig ist.

In bezug auf das Befragen sind die unmittelbaren Ursachen

einer Wind-Krankheit: leichte, rauhe Nahrung und entsprechende Verhaltensweisen (z. B. Tee, Schweinefleisch, Ziegenfleisch und Fasten). Die Symptome beinhalten Gähnen, Zittern, Sich-Strecken, Frösteln, umherwandernde bzw. veränderliche und unbestimmte Schmerzen in den Hüften und den Knochen des Lendengebietes sowie in allen Gelenken, Würgen (ohne Erbrechen), Stumpfheit der Sinnesorgane, geistige Instabilität und Hungerschmerzen. Ölige und nahrhafte Ernährung werden mit Sicherheit zuträglich sein, ebenso wie sich in warmer, lichtgedämpfter Umgebung in ungezwungener Gesellschaft zu entspannen oder sich an wohltuender und besänftigender Unterhaltung, sanfter Musik etc. zu erfreuen. Meide große Seen und Ozeane, Orte, an denen Tiere geschlachtet werden, Abgründe etc.; meide es auch, Bäume zu erklettern etc.

Scharfe und heiße Ernährung und entsprechende Verhaltensmuster führen zu Galle-Krankheiten, z. B. gereifte Weine, Essig, Hammelfett, in der heißen Sonne oder sonstigen heißen Orten zu sitzen und plötzliche oder anstrengende körperliche Betätigung. Die Symptome sind bitterer Geschmack im Mund, Kopfschmerz, oberflächliche Fieber oder Fieber des Fleisches (Muskulatur), Schmerzen im oberen Teil des Körpers und Schmerzen nach der Verdauung. Zuträglich für Galle-Fälle sind Nahrungsmittel mit kühlenden Wirkkräften (wie z. B. Yoghurt, Molke, Rindfleisch oder Ziegenfleisch) sowie entsprechende Verhaltensweisen (z. B. sich an einem kühlen, zugigen Platz aufzuhalten).

Schleim-Krankheiten entstehen durch schwere, ölige Ernährung und entsprechende Verhaltensweisen, wie z. B. auf Gras und Erde zu sitzen und zu schlafen. Die Symptome sind: Appetitlosigkeit (bzw. Verlust des Appetits bis hin zur Anorexie), Schwierigkeiten bei der Verdauung von Nahrung, Erbrechen, Verlust des Geschmackssinnes, Blähungen und Völlegefühl des Bauchraumes, Aufstoßen, Schweregefühl von Körper und Geist, sowohl innerliches als auch äußerliches Kältegefühl und Unwohlsein nach dem Essen. Um Schleim-Krankheiten zu heilen, sind warme Ernährung und entsprechende Verhaltensweisen förderlich, wie z. B. alter Wein, Ingwer, Hammelfleisch, Ingwer-Abkochung, Granatapfel, Zimt, Pfeffer (Piper longum), das Tragen von warmer Kleidung und der Aufenthalt in der Nähe eines Feuers oder in der Sonne.

Somit kann man mittels dieser 38 diagnostischen Verfahren fehlerfrei und ohne zu irren die Natur aller Krankheiten feststellen.

So ward es gesagt. Dies beschließt das vierte Kapitel über Diagnose und Symptome aus dem QUINTESSENZ-TANTRA, der Geheimen Mündlichen Überlieferung der Acht Zweige der Wissenschaft des Heilens.

# 5 Behandlungsmethoden

Dann sprach der Weise Rig-pä Je-sche diese Worte: O Großer Weiser, höre! Die Mittel zur Heilung von Krankheiten werden in vierfacher Weise eingeteilt: Ernährung, Verhaltensweisen, Arzneien und zusätzliche Therapien.

## Ernährung

Zu allererst beinhaltet die empfohlene Ernährung für Wind-Krankheiten: Fleisch vom Pferd, Esel und Murmeltier, ein Jahr altes getrocknetes Fleisch, Menschenfleisch[1], Öl aus Samenkörnern, ein Jahr alte Butter, roher Rohrzucker, Knoblauch, Zwiebel, Milch, Getreidebier mit Angelika-Wurzel und Polygonatum cirrifolium, Wein aus Rohrzucker und Wein aus Knochen.

Die heilenden Nahrungsmittel, welche für Galle-Krankheiten empfohlen werden, sind: Yoghurt und Molke aus Kuh- oder Ziegenmilch, frische Butter, Fleisch vom Wild (z. B. Hirsch), Ziegenfleisch, frisches Fleisch des weiblichen Yak-Kalbes oder der Kreuzung von Rind und Dzo, frischer Getreidebrei, grauen Löwenzahn, verschiedene Eintopfgerichte aus Löwenzahn (z. B. Kjab) oder warmes Wasser, kühles Quellwasser oder wieder erkaltetes, gekochtes Wasser.

Die Ernährung, welcher bei Schleim-Krankheiten zu folgen ist, besteht aus Hammelfleisch, Fleisch vom wilden Yak, Fleisch von fleischfressenden Tieren und Fisch, Honig, abgelagertes Getreide, welches in einer trockenen Gegend gewachsen ist, gekochte Teigbällchen, Yoghurt und Molke aus der Milch des weiblichen Yak, dicker alter Wein und heißes, gekochtes Wasser.

## Verhaltensweisen

Der Wind-Patient sollte sich an einem warmen Ort und in angenehmer Gesellschaft aufhalten. Der Galle-Patient sollte sich an einem kühlen Ort aufhalten und ruhen, während Schleim-Patienten körperliche Übung betreiben und sich an warmen Orten aufhalten sollten.

## Arzneien

Arzneien für Wind-Krankheiten sollten süß (z. B. Zuckerrohr), sauer (z. B. Wein, Essig, Granatapfel) und salzig (z. B. Salz aus ausgetrockneten Seen) sein und ölige (z. B. Aquilaria agallocha), schwere (z. B. schwarzes Salz) und glatte (z. B. Rubus saxatilis, Solanum xanthocarpum) Wirkkräfte haben.

Galle-Arzneien sollten süß (z. B. Rosine), bitter (z. B. Momordica charantia) und zusammenziehend (z. B. weißes Sandelholz) sein und kühle (z. B. Kampfer), flüssige (z. B. Hülsen der Cassia fistula Linn) und stumpfe (z. B. Bambus-Konkrement) Wirkkräfte haben.

Arzneien für Schleim-Krankheiten sollten scharf schmeckend (z. B. schwarzer Pfeffer), sauer (z. B. Granatapfel) und zusammenziehend (z. B. Terminalia belerica) sein und beißend scharfe (z. B. Steinsalz), rauhe (z. B. die Beeren des Hippophae rhamnoides) und leichte (z. B. weißes Bleiwurz) Wirkkräfte haben.

Mit diesen Geschmacksrichtungen und Wirkkräften werden die zwei Methoden der Beruhigung und der reinigenden Entleerung kombiniert.

Für die Beruhigung von Wind-Krankheiten werden nachfolgende Arzneien verwendet: Suppe z. B. aus den Kniegelenksknochen des Schafes, den Vier Essenzen – Fleisch, Getreidebier, Rohrzucker und Butter – oder aus einem Jahr alten, fein gemahlenen Schafskopf sowie medizinische Butter z. B. aus Muskat und Knoblauch bzw. den drei Myrobalan-Früchten oder aus den Fünf Wurzeln, einschließlich Tribulus terrestris Linn, Angelica sp. und Schwarzer Eisenhut.

Galle-Krankheiten werden mit Vertrauen auf Abkochungen z. B. Abkochung aus Iris germanica, Tinospora cordifolia, Swertia chirata und den drei Myrobalan-Früchten und Pulver z. B. aus Kampfer, weißem Sandelholz, Safran oder Bambus-Konkrement als hauptsächliche Bestandteile beruhigt.

Schleim-Krankheiten werden durch Mischungen in Form von Pillen (hauptsächlich aus Schwarzem Eisenhut oder aus verschiedenen Salzen) und durch kalzinierte Pulver Tre-sam (tres.sam), z. B. aus Granatapfel, der weißen Blüte des Rhododendron anthopogonoides, Gö-ma-ka (rgod.ma.ka), eine beißend-scharf schmeckende medizinische Mixtur, wie z. B. die «sechsfache Vermischung aus Indischer Buche», oder aus kalzinierten Salzen oder kalziniertem Kalzit beruhigt.

Die reinigende Entleerung von Wind-Krankheiten macht die Verwendung von Zäpfchen erforderlich, Galle-Krankheiten erfordern Abführmittel, und in Fällen von Schleim sind Brechmittel angezeigt.

Die Art der Zäpfchen unterteilt sich in: (1) Le-dscham (sle.hjam; milde Zäpfchen), (2) Tru-dscham (btru.hjam; Zäpfchen, bei denen nach dem Einführen die Füße des Patienten gegeneinander geschlagen werden, um die Arznei im gesamten Darmtrakt zu verteilen), und (3) Tru-ma-len (bkru.ma.slen; Zäpfchen, welche den vorher genannten gleichen, wobei diese aber durch das Schütteln der Beine des Patienten verteilt werden).

Das Lindern von Galle-Krankheiten geschieht in allgemeiner, spezifischer, drastischer und milder Form. Brechmittel werden in vehement wirkenden Formen, bei welchen sich der Patient in hockender Stellung befindet, und in milden Formen verabreicht.

## Zusätzliche Therapien

Behandlung durch zusätzliche Therapie: Zusatztherapien für Wind bestehen aus Massage mit einem Einreibemittel aus Sesamöl und aus Turkestani Moxa-Kauterisation (eine Form des heißen Wickels, bei dem ein Stück Stoff, welches Fenchel enthält, in heißes Öl getaucht und dann beispielsweise an vier Punkten am Kopf appliziert wird).

Zusätzliche Therapien welche bei Galle-Krankheiten angewendet werden, beinhalten schweißtreibende Mittel, Aderlaß und Anwendungen wie etwa einen Umschlag mit einer kalten Wasserflasche. Die zusätzliche Therapie bei Schleim macht Umschläge erforderlich z. B. mit erhitzten Salzen, welche auf den Bauchraum appliziert werden und Kauterisation (mittels Metallinstrumenten oder Standard-Moxa, beispielsweise an den Gelenken).

Indem man sich mit Sorgfalt, Respekt und Fleiß auf diese achtundneunzig Heilverfahren stützt, wird die Befreiung aus dem Sumpf von Krankheit schnell gelingen.

So ward es gesagt. Dies beschließt das fünfte Kapitel über Heilverfahren aus dem QUINTESSENZ-TANTRA, der Geheimen Mündlichen Überlieferung der Acht Zweige der Wissenschaft des Heilens.

# 6 Die Auflistung der Metaphern

Und wieder sprach der Weise Rig-pä Je-sche die folgenden Worte:

O Großer Weiser, höre! Die drei Wurzeln des natürlichen Zustandes des Körpers, der Diagnose und der Behandlung werden von folgenden neun Stämmen umrankt: den in seiner Funktion normalen Körper, den gestörten Körper, die visuelle Untersuchung, die Palpation, die Befragung, die Ernährung, die Verhaltensweisen, die Arzneimittel und die zusätzlichen Therapien.

Die siebenundvierzig Äste, die sich an den Stämmen befinden, sind: am ersten Stamm, dem des gesunden Körpers, (1) die Körperprinzipien (Humores), (2) die körperlichen Bestandteile (bzw. die Grundstoffe des Körpers) und (3) die Ausscheidungen. Am zweiten Stamm, dem des erkrankten Körpers, (4) die Ursachen, (5) die unmittelbaren Ursachen, (6) die Eintrittspforten, (7) die Lokalisationen, (8) die Passagewege, (9) die Zeiten des Entstehens, (10) tödliche Ergebnisse, (11) Nebenwirkungen und (12) die Kategorien (heiß und kalt).

Am dritten Stamm der visuellen Untersuchung: (13) die Zunge und (14) der Urin. Am vierten Stamm die drei verschiedenen Arten von Puls: (15) Wind, (16) Galle und (17) Schleim. Am fünften Stamm der Befragung befinden sich die drei Zweige über (18) sich abzeichnende, also sich manifestierende Bedingungen, (19) Symptome und (20) Lebens- und Ernährungs-Gewohnheiten.

Am sechsten Stamm der Ernährung befinden sich die sechs Unterteilungen über Essen und Trinken. Diese sind: (21 und 22) empfohlene Nahrungsmittel und Getränke bei Wind-Patienten, (23 und 24) empfohlene Speisen und Getränke bei Galle-Patienten sowie (25 und 26) Nahrung und Getränke bei Schleim-Patienten.

Am siebten Stamm befinden sich die drei Unterteilungen über die Lebensgewohnheiten für Personen mit (27) Wind-, (28) Galle- und (29) Schleim-Krankheiten.

Am achten Stamm der Arzneimittel befinden sich drei Paare von Zweigen, z. B. die Geschmacksrichtungen sowie die Wirkkräfte von (30 und 31) Wind-Arzneien, (32 und 33) Galle-Arzneien und (34 und 35) Schleim-Arzneien. Die sechs Verfahren zur Beruhigung sind bei Wind: (36) Suppen und (37) medizinische Öle, bei Galle: (38) Abkochungen und (39) Pulver, und bei Schleim: (40) Pillen und (41) kalzinierte Pulver. Die drei Arten der reinigenden Entleerung sind: (42) Anwendung von Zäpfchen bei Wind, (43) Abführmittel bei Galle und (44) Brechmittel bei Schleim.

Am neunten Stamm befinden sich die drei Zweige über zusätzliche Therapien für (45) Wind (Ölmassage und Turkestanische Moxibustion), (46) Galle (schweißtreibende Mittel, Aderlaß und kalte Umschläge) sowie für (47) Schleim (heiße Umschläge und Moxibustion).

Am ersten Stamm, dem Stamm der Gesundheit, befinden sich 25 Blätter und am zweiten Stamm, dem Stamm der zusammengefaßten Pathologie, befinden sich 63 Blätter. Am Stamm der visuellen Untersuchung befinden sich sechs Blätter, am Stamm der Pulsqualitäten, die ertastet werden können, befinden sich drei Blätter, und am Stamm der Befragung befinden sich 29 Blätter.

Am Stamm der Ernährung befinden sich 14 Blätter über die Ernährungsweise, welcher bei Wind zu folgen ist, sowie 12 Blätter über Speisen und Getränke bei Galle und neun entsprechende Blätter für Schleim. Am Stamm der Verhaltensweisen befinden sich sechs Blätter, und am Stamm der Arzneimittel sind neun Blätter über die Wirkkräfte, sechs über die Geschmacksrichtungen, drei über Suppen, fünf über die verschiedenen Arten von medizinischen Ölen, vier Abkochungen, vier Pulver, zwei Arten von Pillen, fünf kalzinierte Pulver (bhasmas), neun unübertreffliche Therapien (Brechmittel etc.) und sieben Klassen von zusätzlichen Therapien. Somit gibt es 88 Blätter über die Grundlagen der Krankheit (Pathologie), 38 über die Diagnose und 98 über die verschiedenen Heilverfahren. Dies gibt zusammengenommen 224.

Am ersten Stamm gedeihen die Blüten der Gesundheit sowie des langen Lebens, und es reifen die drei Früchte, Dharma, Wohlstand und Zufriedenheit, welche der Arzt erlangt. Dieses Wurzel-Tantra, welches die Auflistung der Essenz (der Grundzüge der Wissenschaft des Heilens) zusammenfaßt und mit Vergleichen illustriert, kann von jenen mit scharfem Verstande sofort angewendet werden, wird aber von Personen mit dumpfem Geiste nicht begriffen werden. Letztere sollten die ausführlicheren und detaillierteren Texte studieren.

Als er dies gesprochen hatte, verschmolz der Weise Rig-pä Jesche wieder mit dem Herzen des Höchsten Heilers. Dies beschließt das sechste Kapitel und das WURZEL-TANTA aus dem QUINTESSENZ-TANTRA, der Geheimen Mündlichen Überlieferung der Acht Zweige der Wissenschaft des Heilens.

# *Teil II*
# *Das Tantra der Erklärung*

# 1 Die Zusammenfassung des Tantras der Erklärung

Der Meister, der in vollkommenster Weise Ausgestattete, Allesüberragende transzendente Eroberer und Arzt, König des Aquamarinen Lichtes, erwachte daraufhin aus dieser Versunkenheit und trat in den meditativ ausgeglichenen Zustand der Heilung ein, der als «der Löwe der Rede» bekannt ist. In jenem Augenblick, da er sich in diese Ausgeglichenheit begab, strömten aus dem Scheitel seines Hauptes Hunderttausende vielfarbiger Strahlen in die zehn Richtungen und lösten die körperlichen Verunreinigungen aller in den zehn Richtungen lebenden Wesen auf. Als hierdurch alle Erkrankungen von Wind, Galle und Schleim beruhigt waren, sammelten sich die Strahlen wieder am Scheitel seines Hauptes. Sodann ging die Emanation des Meisters, der Weise mit dem Namen Rig-pä Je-sche, aus seinem Körper hervor und erschien daraufhin im Raume vor ihm.

Die Emanation der Rede des Buddha, der Weise Ji-tä-kje genannt, verbeugte sich vor dem Meister, umrundete ihn in ritueller Weise und sprach dann die folgenden Worte: O Meister, Weiser Rig-pä Je-sche. Somit hast du die zusammengefaßte Bedeutung des Wurzel-Tantras dargelegt. Wie nun mag man das Tantra der Erklärung erlernen? Möge der Heiler, der König der Ärzte, dies bitte erläutern.

Auf diese Bitte hin sprach die Körper-Emanation des Buddha die folgenden Worte: O Großer Weiser Ji-lä-kje. Als zweites werde ich, hinsichtlich des Erlernens des Erklärungs-Tantras, die wesentlichen Punkte der Wissenschaft des Heilens zusammenfassen. Hierdurch ist es möglich, die Gesundheit zu erhalten, Krankheit zu behandeln, ein langes Leben sowie Dharma, Wohlstand, Zufriedenheit und Glück im menschlichen Körper, welcher der Bedeutsamste innerhalb der sechs Daseinsformen ist, zu erreichen.

Es wird gesagt, die vier Faktoren seien: (1) das zu heilende Objekt, (2) das heilende Mittel, (3) die Art und Weise des Heilens und (4) der Heiler.

Zunächst wird das zu heilende Objekt gelehrt: (i) Zu welchem Zweck wird der Körper geheilt? Was ist es, das geheilt werden soll? (ii) Die Krankheiten, die hierdurch entstehen. Die Heilmittel, welche die Krankheiten heilen, sind: (iii) Verhaltensweisen, (iv) Ernährungsweise, (v) Arzneien und (vi) zusätzliche Therapien. Diese Faktoren heilen Krankheit, indem sie (vii) die Gesundheit erhalten und Langlebigkeit fördern sowie körperliches Ungleichgewicht wieder ausgleichen. Zum Schluß werden weitere drei Unterteilungen dargelegt. Diese beziehen sich auf (viii) die Diagnosemethoden und (ix) die Anwendung verschiedener Heilverfahren welche der Feststellung der Krankheit folgen, sowie (x) auf die therapeutischen Maßnahmen und Mittel, die angewendet werden, um die Krankheit zu behandeln, und auf (xi) den Heiler, der die Therapien anwendet.

O Heiler, hieraus wird ersichtlich, daß die elf Zweige der vier Wurzeln die Synthese des Erklärungs-Tantras sind.

Dies beschließt das erste Kapitel, die Zusammenfassung des Erklärungs-Tantras darlegend, aus dem QUINTESSENZ-TANTRA, der Geheimen Mündlichen Überlieferung der Acht Zweige der Wissenschaft des Heilens.

# 2 Die Art und Weise, in welcher der Körper gebildet wird

Dann fragte der Weise Ji-lä-kje den Meister, den Weisen Rig-pä Je-sche: O Meister, Weiser Rig-pä Je-sche, wie nun soll man die Prinzipien der Bildung und Gestaltung des Körpers studieren? Möge der Heiler, der König der Ärzte, bitte erläutern.

Hierauf erwiderte der Meister: O Großer Weiser, höre! Zunächst wird die Lehrrede über die Art und Weise, in welcher der Körper durch die fünf Elemente gebildet wird und in welchem Heilung stattfindet, in sieben Unterteilungen erklärt werden: (1) Die Art und Weise der Gestaltung (Kapitel 2), (2) Vergleiche (Kapitel 3), (3) Anatomie (Kapitel 4), (4) Physiologie (Kapitel 5), (5) Klassifikationen, (6) Handlungen (Kapitel 6) sowie (7) Anzeichen des Todes (Kapitel 7).

Die erste dieser Unterteilungen über die Art und Weise, in welcher der Körper gebildet wird, ist dreifach untergliedert: (a) die Ursachen der Bildung und (b) Bedingungen, welche die Entwicklung unterstützen, sowie (c) Anzeichen der Geburt.

## Die Ursachen der Bildung des Körpers

Die Ursachen für die Bildung des Körpers in der Gebärmutter sind ein nicht-schadhafter Samen des Vaters, ein nicht-schadhaftes Blut der Mutter und das Bewußtsein, welches von Karma (Handlungen) und belastenden Emotionen getrieben wird, sowie die versammelten Fünf Elemente. Dies ist mit der Entstehung eines Feuers durch das Aneinanderreiben von Holzstücken zu vergleichen.

Aufgrund eines oder mehrerer der folgenden Defekte wird der

Keim des Embryos nicht dazu in der Lage sein, ins Dasein zu treten: Samen und Blut, die von einem Wind-Ungleichgewicht beeinflußt sind, werden rauh, dunkel und zusammenziehend sein. Ein Galle-Ungleichgewicht wird Samen und Blut sauer, gelb und übelriechend werden lassen, wohingegen sie durch Schleim grau, klebrig-haftend, süß und kühl werden. Krankes Blut wird bei Samen und Blut ein Verwesen bewirken, wohingegen sie durch ein kombiniertes Schleim-Wind-Ungleichgewicht in ihre Einzelteile zerfallen. Krankes Blut und Galle werden Samen und Blut eitrig verändern, wohingegen sie durch ein kombiniertes Schleim-Galle-Ungleichgewicht «knotig» werden. Ein duales Wind- und Galle-Ungleichgewicht trocknet den Samen und das Blut aus, während eine tri-humorale Erkrankung sie Stuhl oder Urin ähnlich werden läßt.

Sollten die entsprechenden karmischen Faktoren nicht vorhanden sein, so wird das Bewußtsein nicht in die Vereinigung von Samen und Blut eintreten können. Ohne das Erde-Element kann die Bildung nicht stattfinden, wohingegen die Verbindung von Samen und Blut ohne das Wasser-Element nicht vonstatten gehen kann. Ohne das Feuer-Element wird keine Reifung stattfinden, und ohne das Wind-Element kein Wachstum. Als letztes wird durch die Abwesenheit des Raum-Elementes der für das Wachstum benötigte Platz nicht vorhanden sein.

Im Falle nicht-defekter, also die Empfängnis verursachender Lebensflüssigkeiten, wird der Samen weiß, schwer, süß und reichlich vorhanden sein. Das Blut wird in diesem Falle dem Harz des Butea-Gummibaumes bzw. Kaninchenblut gleichen und aus Kleidung sehr einfach herauszuwaschen sein.

Bei einer Frau zwischen zwölf und fünfzig Jahren wird sich jeden Monat Blut ansammeln, welches aus dem essentiellen Nährstoff stammt. Dieses dunkle und geruchslose Blut wird an jeweils drei Tagen durch den abwärts-treibenden Wind durch die Pforte der Gebärmutter ausgestoßen. Hierbei fließt es durch zwei große Kanäle (Eileiter) nach unten. Bei einer Frau, die ihre Periode hat, sind folgende Anzeichen ihres Verlangens nach einem Mann erkennbar: Mattigkeit, Trägheit, ein «unerfreuliches» z. B. schlaffes Gesicht sowie ein Wabbeln der Brüste, der Hüften, des Halses, der Augen und der Seiten des Körpers.

Die Empfängnis kann vom Zeitpunkt der Öffnung der Gebärmutter bis zum zwölften Tage nach der Menstruation stattfinden. Während der ersten drei Tage, also während der Menstruation, und am elften Tag kann kein Junge empfangen werden. Am ersten, dritten, fünften, siebten und neunten der zwölf Tage nach der Menstruation wird ein Junge empfangen werden. Am zweiten, vierten, sechsten und achten Tag ein Mädchen. Genau wie sich ein Lotus nach Sonnenuntergang wieder schließt, so wird die Gebärmutter, sobald die zwölf Tage vergangen sind, keinen Samen mehr aufnehmen. Falls der Samen vorherrscht, wird ein Junge geboren werden, und wenn das Blut überwiegt, ein Mädchen. Falls das Verhältnis ausgeglichen ist, wird das Ergebnis ein Neutrum bzw. Hermaphrodit sein, und wenn die Mixtur durch Wind geteilt wird, werden Zwillinge geboren. Eine Geburt in nicht-menschlicher Gestalt oder mit körperlichen Deformationen entsteht durch schädliche Unreinheiten des Windes etc.

Bis zur Empfängnis wird der Samen in der Gebärmutter bereitgehalten. Sobald das Verlangen der Frau zufriedengestellt ist, wird ihr Körper träge und schwer werden.

Aus dem Samen des Vaters werden die Knochen, das Gehirn und das Rückenmark gebildet, wohingegen aus dem Blut der Mutter das Fleisch (Muskulatur etc.), das Blut und die Voll- und Hohlorgane entstehen. Die verschiedenen Formen des Bewußtseins der Sinne bilden sich aus dem Geiste des Fötus. Durch das Erde-Element werden das Fleisch, die Knochen und die körperliche Basis für das Riechen sowie der Geruchssinn als solcher gebildet. Aus dem Wasser-Element werden das Blut, die körperliche Grundlage des Geschmackssinnes auf der Zunge, der Geschmackssinn selbst sowie Feuchtigkeit gebildet. Durch das Feuer-Element entstehen die Hitze, eine klare Körperausstrahlung (Teint), die anatomischen Grundlagen des Gesichtssinnes und die Form. Das Wind-Element bildet den Atem, die Haut und die «Objekte der Berührung» (Rezeptoren), wohingegen die Körperhöhlen und -öffnungen, die anatomische Grundlage des Hörsinnes sowie Geräusche durch das Raum-Element entstehen. Aufgrund von Vertrautheit mit bestimmten Gewohnheiten aus früheren Leben zeigen sich vom Zeitpunkt der Geburt an bestimmte Erscheinungsbilder, und es werden entsprechende Handlungen vollzogen. Der Körper wird durch das Wechselspiel und die Gesamtheit an Ursachen und Bedingungen gebildet.

## Bedingungen, welche die Entwicklung begünstigen

Die Belehrung über die der Empfängnis anschließenden Entwicklung ist wie folgt: Die Grundlage der Entwicklung des Fötus ist die Plazenta. An der rechten und der linken Seite des Uterus befinden sich zwei Kanäle, die das Ovum (in diesem Stadium handelt es sich bereits um das befruchtete Ovum, die sog. Zygote) mit den Ovarien verbinden und auf die der Fötus bei der Ernährung angewiesen ist. Durch die von der Mutter aufgenommene Nahrung wird somit der Fötus in der Gebärmutter Stufe um Stufe zu voller Reife entwickelt, geradeso wie Felder durch die aus dem Wasser-Reservoir kommenden Kanäle bewässert werden. Zudem erfährt der Fötus während achtunddreißig Wochen Umwandlungen durch den Wind und wird während neun Monaten zur vollen Reife entwickelt.

Während der ersten Woche des ersten Monats gleicht die Mixtur aus Samen und Blut geronnener Milch. Während der zweiten Woche dickt die Mixtur ein und nimmt an Länge zu. In der dritten Woche nimmt sie die Erscheinung von Yoghurt an. Für diejenigen, die sich einen Jungen wünschen, können während dieser Zeit bestimmte Methoden angewendet werden. Diese Verfahren sollten aber zur Anwendung kommen, bevor das Geschlecht des Embryos festgelegt ist. Die Kraft der folgenden Methoden wird sich sogar über das Karma des Fötus hinwegsetzen. Zu der Zeit des «Sieger-» (Gjal; rgyal-)Sternes sollte man eine vier Fingerbreit hohe und nur aus «männlichem Eisen» oder aus verschiedenen Arten von gut beschlagenem Eisen (einer ungeraden Anzahl, z. B. aus drei oder fünf Arten) bestehende Statue in der Form eines Jungen nehmen und sie über einem Kohlefeuer erhitzen, bis sie die Farbe verändert. Diese Legierung wird ein Zischen verursachen, wenn sie (so oft, wie es der Anzahl an Arten von Eisen, die verwendet wurden, entspricht) in Kuhmilch getaucht wird. Dann sollten der baldigen Mutter zwei Hände voll von dieser Flüssigkeit zu trinken gegeben werden. Sie sollte außerdem die «Nahrung der Sonne und des Mondes» trinken Lhatser mar-po (lha.tsher.dmar.po) und sterilisiertes Quecksilber. Außerdem sollten die Omen des Befestigens und des Schließens angewendet werden. («Festbinden» bezieht sich darauf, einen aus der Schulterwolle von einem, dreien oder fünf Schafen – jede ungerade Zahl – hergestellten, dreifach gedrehten Faden um die Hüften der Frau zu binden. «Schließen» beinhaltet, die Statue in die Haut eines Schafsbockes einzuwickeln und sie in aufrechter Position auf den Bauch zu binden.)

Die schwangere Frau sollte während der folgenden acht Monate folgendes vermeiden: Geschlechtsverkehr, gewalttätiges Handeln, nachts nicht zu schlafen, am Tage zu schlafen, die Bauchmuskulatur stark zusammenzuziehen, heißes, scharfes und schweres Essen, verstopfendes Essen, Einläufe, Brechmittel und Aderlaß. Warum? Weil dies dazu führt, daß der Fötus stirbt oder frühzeitig abgestoßen wird bzw. durch die Kraft des Windes in der Gebärmutter austrocknet.

Je nachdem, ob sich der Embryo stufenweise zu einem Jungen, einem Mädchen oder zu einem Neutrum (Hermaphroditen) entwickelt, wird er in der vierten Woche der obigen Reihenfolge entsprechend entweder eine abgerundete, eine ovale oder eine längliche Form annehmen. Die Anzeichen, die in diesem Zustand der Schwangerschaft auftreten, sind: Schweregefühl in den Hüften, Trägheit, Appetitverlust, Gähnen, sich Strecken, Lethargie, Vergrößerung der Brüste, Verlangen nach saurem Essen und ein von Herzen kommendes Begehren nach den unterschiedlichsten Arten von Nahrung. Dies geschieht durch den Einfluß des Embryos in der Gebärmutter. Wird diesem Verlangen nicht entsprochen, so wird der Fötus sterben oder eine «unerfreuliche» Gestalt annehmen. Deswegen sollte man zum Wohle sowohl der Mutter als auch des Kindes und obwohl es schädlich sein könnte, ein wenig der erwünschten Nahrung mit einer gesunden Speise vermischen und diese Mischung der Mutter geben.

Während der fünften Woche, im zweiten Monat also, bildet sich am Körper des Fötus zunächst der Nabel. In der sechsten Woche wird in Abhängigkeit vom Nabel der Lebenskanal gebildet und erreicht eine Höhe von sechzehn Fingerbreit. In der siebten Woche formt sich die anatomische Grundlage des Gesichtssinnes, während in Abhängigkeit davon die Form des Kopfes in der achten Woche erscheint.

In der neunten Woche wird die körperliche Gestalt, vor allem der obere und untere Anteil des Rumpfes, gebildet. In der zehnten Woche, also im dritten Monat, erscheinen die Auswölbungen der zwei Schultern und der zwei Hüften. In der elften Woche werden die Körperöffnungen gebildet, und in der zwölften Woche nehmen die fünf Vollorgane Gestalt an. Während der dreizehnten Woche bilden sich die sechs Hohlorgane, und während des vierten Monats, in der vierzehnten Woche, nehmen die Oberarme und Oberschenkel Gestalt an. In der fünfzehnten Woche wölben sich die Unterarme und die Unterschenkel heraus, wohingegen in der sechzehnten Woche die Finger und Zehen heranwachsen.

Während der siebzehnten Woche werden alle Kanäle geformt, welche den inneren mit dem äußeren Körper verbinden. In der achtzehnten Woche, im fünften Monat also, werden das Fleisch und das Fett gebildet, und in der neunzehnten Woche nehmen die Ligamente und die Sehnen Gestalt an. Die Knochen und das Knochenmark werden während der zwanzigsten Woche gebildet. Und in der einundzwanzigsten Woche wird der Körper mit Haut umkleidet.

Dann, in der zweiundzwanzigsten Woche, also während des

sechsten Monats, öffnen sich die Körperöffnungen vollständig, und in der dreiundzwanzigsten Woche werden die Kopf- und Körperhaare sowie die Nägel gebildet. In der vierundzwanzigsten Woche formen sich die Voll- und Gefäßorgane klar und deutlich heraus, und zu dieser Zeit beginnt der Fötus, Freude und Schmerz zu empfinden. Während der fünfundzwanzigsten Woche findet die Bewegung des Windes durch die Körperöffnungen (z. B. Atem) statt, und in der sechsundzwanzigsten Woche bildet sich das Erinnerungsvermögen heraus. Der Fötus kann sich in dieser Phase sogar früherer Leben entsinnen.

Von der siebenundzwanzigsten bis zur dreißigsten Woche, im siebten Monat also, erreichen alle Körperteile ein klares Stadium der Vervollkommnung. Und im achten Monat, von der einunddreißigsten bis zur fünfunddreißigsten Woche, nehmen alle Körperteile an Größe zu. Während dieser Zeit verändert sich das Erscheinungsbild von Mutter und Kind. (Mutter und Kind haben hier abwechselnd viel bzw. wenig Energie, d. h., in der Zeit, in der die Mutter viel Energie hat, fehlt diese dem Kind und vice versa. Deswegen gilt diese Zeit als sehr kritisch. Sollte z. B. eine Frühgeburt stattfinden, während die Mutter im Energiehoch ist, so könnte das Kind sterben und vice versa.) Von der sechsunddreißigten Woche an, also im neunten Monat, erkennt das Kind ganz klar seine Situation und reagiert darauf mit Unzufriedenheit, Traurigkeit, Abscheu und Empörung. In der siebenunddreißigsten Woche kommt die Erkenntnis hinzu, daß es sich eine genau gegenteilige Erfahrung seines gegenwärtigen Zustandes wünscht. Falls es ein Junge ist, so fühlt er Zuneigung gegenüber seiner Mutter und Feindseligkeit gegenüber seinem Vater.

## Anzeichen der Geburt

In der achtunddreißigsten Woche dreht sich das Kind und kommt aus der Gebärmutter heraus. Die Geburt wird jedoch verzögert, falls: (i) sich der Fötus infolge eines Blutverlustes der

Mutter während der Schwangerschaft nicht entwickeln konnte, (ii) wenn das Stadium der Reifung zwar abgeschlossen ist, sich aber der Leib der Mutter infolge zu nahrhafter Speisen ausgedehnt hat und hierdurch die Geburt erschwert wird, oder falls (iii) der abwärtstreibende Wind während dieser Zeit die Vagina blockiert.

Wenn neun Monate vergangen sind und die Zeit der Geburt naht, so wird ein Junge geboren werden, falls die rechte Seite der Mutter fest ist, die rechte Seite des Leibes höher ist, sich ihr Körper leicht anfühlt, falls sie Männer in ihren Träumen sieht, oder falls ihre rechte Brust zuerst Milch gibt. Die Anzeichen, daß ein Mädchen geboren wird, sind gegeben, wenn sich die Mutter nach Kontakt mit einem Mann sehnt oder sie sich an Singen, Tanzen und dem Tragen von Schmuck erfreut. Des weiteren treten entgegengesetzte Zeichen zu den oben genannten auf (wenn z. B. die linke Seite des Leibes höher ist). Falls sich diese entgegengesetzten Zeichen kombinieren, wird ein Neutrum bzw. Hermaphrodit geboren, und falls die Mitte des Leibes flach ist und die zwei Seiten erhöht sind, dann werden Zwillinge geboren werden.

Die Anzeichen der unmittelbar bevorstehenden Geburt sind: Trägheit und Mattigkeit, Entspannung des Uterus, Schweregefühl im unteren Teil des Körpers, Schmerzen in der Becken- und Taillengegend sowie juckende und stechende Schmerzen in den Genitalien und im Unterleib. Nun öffnet sich die Vulva, es wird viel Urin ausgeschieden, und ein unkontrollierbarer Schmerz tritt auf. Die Frau, die sich in den Wehen befindet, sollte Begleiterinnen zur Seite haben. Hierdurch wird der Schmerz, der sie anscheinend ihres Lebens beraubt, in großem Maße gelindert und letztendlich durch nahrhafte Speisen ganz beseitigt.

Dies beschließt das zweite Kapitel, den Weg der Bildung des Körpers aufzeigend, aus dem QUINTESSENZ-TANTRA, der Geheimen Mündlichen Überlieferung der Acht Zweige der Wissenschaft des Heilens.

# 3 Der Körper in Gleichnissen

Dann sprach der Weise Rig-pä Je-sche folgende Worte: O Großer Weiser, höre! Die Darlegung der Struktur und des Aufbaus der Gesamtheit des Körpers durch Gleichnisse, die der Struktur eines Palastes eines Universellen Monarchen (Chakra-Königs) entsprechen, ist folgendermaßen:

Die zwei Hüftknochen sind wie die Fundamente einer Wand, die Wirbelsäule ist wie ein Stapel Goldstücke, und der Lebenskanal gleicht einer Achatsäule (Tschong[1]; mchhong). Das Sternum (Brustbein) ist wie die Firstbalken, wohingegen die vierundzwanzig Rippen sehr stark den Stützbalken gleichen. Die Zwischenrippen-Knorpel sind wie hervorstehende und stützende Ziegel. Die Kanäle und Ligamente sind wie ein Netzwerk aus Dachstreben, und das Fleisch und die Haut gleichen dem Verputz. Die beiden Schlüsselbeine gleichen den Außenbrüstungen des Palastes, wohingegen die Schulterblätter wie ein Deckenfries aus Stuck sind. Die Höhe des Kopfes (der Scheitel) ist wie ein Gewölbe, während die fünf Sinnestore (Augen etc.) Fenstern gleichen. Der Schädel ist wie ein detailliert gestaltetes und reich ausgestattetes Dach, und die Fontanelle ist wie ein Kamin. Das rechte und das linke Ohr sind wie die Flügel eines Garuda, während die Nasenlöcher exquisitem Kronschmuck gleichen. Das Haar bei Männern und Frauen gleicht Dachziegeln, und die zwei Arme sind wie herabhängende Banner.

Der obere und der untere Rumpfanteil sind wie der obere und der untere Innenhof, während das Zwerchfell einem raumteilenden Vorhang gleicht. Das Herz ist wie ein König auf seinem Throne sitzend. Die fünf hinteren Lungenlappen sind wie die engsten Minister des Königs, und die fünf vorderen Lungenlappen sind wie seine Prinzen. Die Leber und die Milz sind in dieser Reihenfolge wie die Haupt- und Nebenkönigin, wohingegen die Nieren wie die Außenminister sind bzw. mächtigen, unterstützenden, einem Balken gleichenden, starken Männern entsprechen. Die Samenblase gleicht dem Staatsschatz, während der Magen wie ein Kochtopf ist, in welchem die Bestandteile umgerührt werden. Der Dünndarm und der Dickdarm sind wie die Diener der Königin, und die Gallenblase ist wie eine Tasche zusätzlicher Bestandteile. Die Harnblase gleicht einem gefüllten Krug, wohingegen die Harnröhre und das Rektum wie Wasserrohre sind. Die beiden Beine gleichen der Plattform, die es einem ermöglicht, von einem Pferde abzusteigen. Die empfindlichen und lebenswichtigen Teile des Körpers gleichen Personen, die mit der vom König gewährten Autorität und Macht handeln.

So ward es gesagt. Dies beschließt das dritte Kapitel, welche den Körper in Gleichnissen darstellt, aus dem QUINTESSENZ-TANTRA, der Geheimen Mündlichen Überlieferung der Acht Zweige der Wissenschaft des Heilens.

# 4 Anatomie

Dann sprach der Weise Rig-pä Je-sche folgende Worte: O Großer Weiser, höre! Die Darlegung der Anatomie des Körpers hat vier Aspekte: (a) die anatomische Darstellung der Mengen von körperlichen Bestandteilen, (b) die anatomische Darstellung des Zirkulations-Systems, (c) die anatomische Darstellung der empfindlichen und lebenswichtigen Punkte sowie (d) die anatomische Darstellung der Passagewege und der Körperöffnungen.

## Die Mengen der körperlichen Bestandteile

Die Menge an Wind im Körper würde die Harnblase füllen, während die Menge an Galle das Skrotum füllen würde[1]. Die Menge an Schleim entspräche drei hohlen Handvoll (wenn beide Hände schälchenförmig aneinander gehalten werden, entspricht dies «einer hohlen Handvoll»), und die Mengen an Blut und Stuhl würden jeweils sieben hohle Handvoll füllen. Die Mengen an Urin und Lymphflüssigkeit würden jeweils vier hohle Handvoll füllen, wohingegen die Mengen an Körperöl und Fett jeweils zwei hohle Handvoll ergeben würde. Die Mengen an nahrhafter Essenz und an Samen würde jeweils eine einzelne schälchenförmig gehaltene Handvoll ergeben, und die Menge an Gehirn würde einer hohlen Handvoll entsprechen. Die Menge an Fleisch beträgt fünfhundert Faust-Größen. Fünfundzwanzig Faust-Größen kommen insgesamt für die Oberschenkel und die Brüste bei Frauen hinzu. Die Menge an Menstruationsblut bei Frauen würde zwei hohle Handvoll ergeben.

Die gesamten Knochen beinhalten 23 verschiedene Arten. Die

Wirbelsäule besteht aus 28 Wirbeln, und die Anzahl der Rippen beträgt 24. Es gibt 32 Zähne, 360 kleinere Knochen, 12 Arten von Haupt- bzw. großen Gelenken, 210 kleinere Gelenke und 16 große Ligamente: hinter den Knien, in und an den Fußknöcheln, in der vorderen Ellbogengrube, an den Handgelenken, zwei entlang der Wirbelsäule und zwei in der Wirbelsäule, zwei in der Kehle und zwei außen am Hals sowie 900 Sehnen.

Es gibt 21 000 Haare am Kopf und 35 Millionen Haarporen; 7 Millionen am Kopf und im Halsbereich, jeweils 3 500 000 an den Gliedmaßen sowie 14 Millionen am übrigen Körper.

Außerdem gibt es fünf Vollorgane, sechs Hohlorgane und neun Körperöffnungen.

Die ideale Größe des menschlichen Körpers auf Erden beträgt ungefähr 183 cm in jede Richtung, d. h. sowohl vom Kopf bis zu den Zehen gemessen als auch von den Fingerspitzen der einen Hand bis zu den Fingerspitzen der anderen Hand bei ausgestreckten Armen. Dies wiederum entspricht vier Ellen. (Eine Elle entspricht dem Maß vom Ellbogen bis zur Fingerspitze des Mittelfingers bei ausgestrecktem Arm.) Ein schlecht geformter Körper hat die Größe von dreieinhalb seiner eigenen Unterarmspannen vom Kopf bis zu den Zehen und von einem ausgestreckten Arm zum anderen.

## Das Zirkulations-System

Die anatomische Darstellung des Zirkulations-Systems bezieht sich auf die vier Arten von Kanälen: (1) die Bildungs-Kanäle, (2) die Existenz-Kanäle, (3) die verbindenden Kanäle und (4) die Lebens-Kanäle. Die Kanäle und die Wind-Energien sowie die Tropfen sind die Basis für den Geist.

*Die Bildungs-Kanäle*

Es gibt drei Bildungskanäle, die jeweils vom Nabel ausgehen (z. B. beim Fötus).

Einer dieser Kanäle, das Neuralrohr, ist aufsteigend, und durch ihn entsteht das Gehirn. Ignoranz und Unwissenheit sind auf das Gehirn angewiesen und auch dort lokalisiert. Hierdurch können Schleim-Krankheiten entstehen, die im oberen Teil des Körpers angesiedelt sind. Der zweite Kanal, die Leberarterie, verläuft durch den mittleren Teil des Körpers und leitet das Nahrhafte zur Leber. Von dort zweigt er zum zehnten Wirbel ab und bildet in Abhängigkeit hierzu den schwarzen Lebenskanal. Ärger und Wut entstehen in Abhängigkeit vom Lebenskanal bzw. Blut und sind dort auch lokalisiert. Galle-Krankheiten werden durch Ärger und Wut erzeugt und sind im mittleren Teil des Körpers angesiedelt.

Der dritte Kanal ist absteigend, und durch ihn werden die Genitalien gebildet. In diesen ist die Anhaftung lokalisiert, durch welche wiederum Wind erzeugt wird. Wind mit seinen Ursachen und unmittelbaren Bedingungen sowie seinen Wirkungen ist im unteren Teil des Körpers lokalisiert.

*Die Existenz-Kanäle*

Es gibt vier Arten von Existenz-Kanälen. Der erste befähigt die verschiedenen Arten der Sinnes-Fähigkeiten (Hören, Sehen, Riechen etc.), die ihnen jeweils entsprechenden Objekte wahrzunehmen. Er ist im Gehirn angesiedelt und von fünfhundert kleineren Kanälen umgeben. Der zweite Existenz-Kanal, der am Herzen lokalisiert ist, klärt das Erinnerungsvermögen und ist ebenfalls von fünfhundert kleineren Kanälen umgeben. Der dritte Existenz-Kanal, am Nabel lokalisiert, bildet die körperlichen Aggregate. Auch er ist von fünfhundert kleineren Kanälen umgeben. Der vierte Existenz-Kanal, an den Genitalien gelegen, fördert die Familienlinie und ist wiederum von fünfhundert kleineren Kanälen umgeben.

Diese Kanäle verbinden den oberen, unteren und seitlichen

Teil des Körpers und sorgen für den Zusammenhalt der einzelnen Körperteile, Humores, körperlichen Grundstoffe, Ausscheidungen etc.

*Die verbindenden Kanäle*

Es gibt zwei verbindende Kanäle, einen hellen und einen dunklen. Vom rumpfartigen Lebenskanal aus steigen vierundzwanzig große, das Fleisch und das Blut vermehrende Kanäle in der Art von Zweigen nach oben. Acht große, versteckte Kanäle verzweigen sich in der gleichen Art und Weise und verbinden sich mit den Voll- und Hohlorganen, während sechzehn sichtbare Kanäle die Verbindung mit den Gliedmaßen herstellen. Von diesen vierundzwanzig versteckten und sichtbaren Kanälen zweigen siebenundsiebzig Kanäle ab, die für den Aderlaß verwendet werden.

Es gibt 112 lebenswichtige Kanäle, deren Schädigung zum Tode führt, und 189 Kanäle, die sich mit diesen vereinen. Diese sind zur Außenseite des Körpers hin mit 120 Kanälen, und nach innen hin mit weiteren 120 Kanälen verbunden. Außerdem sind sie durch weitere 120 Kanäle mit den Zwischenregionen des Körpers (Knochen, Knochenmark) verbunden. Von diesen 189 kleineren Kanälen verzweigen sich weitere 360 kleinere Kanäle, aus welchen weitere 700 Neben-Kanäle abzweigen. Die letzteren verbinden sich im gesamten Körper mit einem noch dichteren Netzwerk noch kleinerer Kanäle.

Es gibt 19 kleinere Ligamente mit ihren jeweiligen Funktionen. Wie Wurzeln ziehen diese aus dem großen Ozean der Kanäle im Gehirn nach unten. 13 versteckte Sehnen hängen herab wie Quasten und verbinden sich innerlich mit den Voll- und Hohlorganen, wohingegen sich sechs sichtbare Sehnen äußerlich mit den Gliedmaßen verbinden. Von diesen sechs Sehnen verzweigen sich 16 kleinere Ligamente sowie weitere noch kleinere Ligamente.

*Die Lebens-Kanäle*
Der menschliche Organismus hat drei Arten von Lebens-Kanälen. Der erste durchzieht den Kopf und den gesamten Körper. Der zweite begleitet die Atmung. Der dritte ist wie die Lebensgrundlage und durchzieht den gesamten Körper. Da diese drei Kanäle durch die Bereitstellung der Passagewege für Wind und Blut den äußeren und den inneren Körper verbinden und den Körper hierdurch befähigen, sich zu entwickeln und zu gedeihen und da sich die Lebenkraft in ihnen aufhält, werden sie Lebens-Kanäle genannt.

## Die verletzlichen Punkte

Die sieben lebenswichtigen, verletzlichen bzw. kritischen Regionen sind: das Fleisch, das Fett, die Knochen, die Sehnen, die Voll- und Hohlorgane und die Kanäle. Verletzungen des Fleisches haben Schwellungen zur Folge, während eine Verletzung der Knochen starken Schmerz verursacht. Eine Verletzung der Sehnen verursacht Deformationen, wohingegen eine Verletzung der Kanäle, des Fettes, der Voll- und Hohlorgane zum Verlust des Lebens führt. Diese Regionen werden verletzliche Punkte genannt, da Verletzungen an ihnen so schwierig zu heilen sind, daß sogar der Tod eintreten kann.

Es gibt 45 verletzliche Punkte des Fleisches, acht des Fettes, 32 der Knochen, 14 der Sehnen, 13 der Voll- und Hohlorgane und 190 der lebenswichtigen Kanäle. Von diesen befinden sich 62 im Kopfbereich, 33 im Halsbereich, 95 im oberen und unteren Rumpfbereich, und 112 befinden sich an den Gliedmaßen. Es wird gesagt, daß sich somit die Gesamtsumme der verletzlichen Punkte auf 302 beläuft. Von diesen sind 96 außerordentlich lebenswichtig. Falls einer dieser 96 Punkte durchstoßen wird, verliert man das Leben. Selbst wenn der Arzt geschickt ist, wird keine Heilung mehr möglich sein.

Es gibt 49 lebenswichtige Punkte von «mittlerer» Wichtigkeit.

Diese können von einem geschickten Arzt geheilt werden. Obwohl die übrigen 157 Punkte als verletzlich angegeben werden, sind sie nicht als lebenswichtig zu betrachten, da sie alle geheilt werden können.

## Passagewege und Körperöffnungen

Der Aufbau der Passagewege und der Körperöffnungen wird in zweifacher Weise eingeteilt: im Inneren und im Äußeren. Die inneren Körperöffnungen werden in dreifacher Weise eingeteilt: die Lebenskraft, die körperlichen Bestandteile und die Ausscheidungen. Es gibt 13 Öffnungen für Flüssiges und Festes: (1) der große und zentrale Lebenskanal, welcher der Passageweg der Wind-Energie ist, (2) der Passageweg für das Nahrhafte, der vom Magen zur Leber führt, (3) der Passageweg des Blutes, von der Leber zum Fleisch, (4) der Passageweg des Fleisches, vom Blut zum Fett, (5) der Passageweg des Fettes, vom Fleisch zu den Knochen, (6) der Passageweg der Knochen, vom Fett zum Knochenmark, (7) der Passageweg des Knochenmarks, von den Knochen zu den weißen und roten Lebensflüssigkeiten, (8) der Passageweg der weißen und der roten Lebensflüssigkeiten, vom Knochenmark zur Samenblase, (9) der Passageweg des Stuhls, vom Magen zum Anus, (10) der Passageweg des Urins, vom Magen zur Harnblase, (11) die Poren als Passageweg für Schweiß, (12) der Passageweg der Nahrung und (13) die Luftröhre.

Es gibt sieben äußere Öffnungen am Kopf und zwei in der Genitalzone. Frauen besitzen die zusätzlichen Öffnungen der Vagina und der zwei Brüste (Brustwarzen zum Stillen der Säuglinge).

Die Passagewege haben runde, breite, dünne und lange Formen. Sie sind alle miteinander verbunden und verzweigen sich in der gleichen Art wie die Adern auf der Rückseite eines Blattes. Die Energie der Nährstoffe eines jeden körperlichen Bestandteiles vermehrt sich jeweils beim Eintritt in die Passagewege. Durch

Übermäßigkeit an unangemessener Ernährung oder unangemessener Verhaltensweise kann sich einer der Humores bzw. Körperenergien vermehren und hierdurch die anderen beiden Humores stören. Dadurch werden die Passagewege beeinträchtigt, und es entsteht Krankheit. Zu gleicher Zeit erweitern oder blokkieren die körperlichen Bestandteile und die Ausscheidungen die Passagewege und überfluten ihre eigenen Lokalisationen. Danach fließen sie in die für sie falschen Kanäle der anderen Bestandteile. Hierdurch stört ein jedes Bestandteil des Körperlichen bzw. der Ausscheidungen das ihm nächstfolgende. Bleiben die Passagewege klar und unbeeinträchtigt, so wird man sich wohl fühlen.

So ward es gesagt. Dies beschließt das vierte Kapitel, die Anatomie des Körpers darstellend, aus dem QUINTESSENZ-TANTRA, der Geheimen Mündlichen Überlieferung der Acht Zweige der Wissenschaft des Heilens.

# 5 Physiologie

Dann sprach der Weise Rig-pä Je-sche diese Worte: O Großer Weiser, höre! Die charakteristischen Merkmale des Körpers, der Physiologie, werden in zweifacher Weise eingeteilt: Jene Bereiche, die Gegenstand der Schädigung sind, und die Körperenergien bzw. Humores, die den Schaden verursachen. Aufgrund der wechselseitigen Abhängigkeiten der drei Humores, der körperlichen Bestandteile und der Ausscheidungen entsteht, besteht und vergeht der Körper. Da die hierdurch gebildeten Aggregate die Wurzel dieses Prozesses sind, werden sie «der Körper» genannt.

## Die Bereiche jener Objekte, die Gegenstand der Schädigung werden können

Als erstes werden die Bereiche der Objekte, die Gegenstand einer Schädigung sein können, klassifiziert: (1) die Verdauungshitze, (2) ihre Methode der Umwandlung und (3) die Zeit der Vervollständigung der hieraus resultierenden Ergebnisse.

Die eigentlichen Objekte der Schädigung sind die körperlichen Bestandteile bzw. Grundstoffe und die Ausscheidungen. Die sieben körperlichen Bestandteile werden folgendermaßen eingeteilt: das Nahrhafte bzw. die Nährstoffe, das Blut, das Fleisch, das Fett, die Knochen, das Knochenmark und die Lebensflüssigkeit. Die Ausscheidungen sind: der Stuhl (Faeces), der Urin und der Schweiß etc.; auch sie sind Objekte der Schädigung.

Durch das Nahrhafte entwickeln sich die Objekte der Schädigung, vor allem das Blut. Das Blut «befeuchtet» den Körper und erhält das Leben. Das Fleisch umhüllt den Körper, und das Fett «schmiert» ihn. Die Knochen bieten Unterstützung. Das Knochenmark wandelt sich in essentiellen Nährstoff um, und die Lebensflüssigkeit trägt zur Empfängnis in der Gebärmutter bei. Der Stuhl und der Urin unterstützen andere, ihnen übergeordnete, zerlegende Stoffe und werden aus dem Körper ausgeschieden. Der Schweiß hält die Haut geschmeidig und festigt die Poren.

*Die Verdauungshitze*

Die Verdauungs-Hitze bildet die Grundlage des Verdauungsprozesses und bezieht sich auf die verdauende Galle. Sie stellt den Humores und den körperlichen Bestandteilen sowie den Ausscheidungen Hitze zur Verfügung. Des weiteren sichert sie Gesundheit und Wohlergehen, Energie, Ausstrahlungskraft und langes Leben. Zudem vermehrt sie die Hitze und die Kraft der körperlichen Bestandteile. Sie trennt das Nahrhafte vom Überschüssigen, leitet das Überschüssige aus dem Verdauungsbereich und hindert unverdaute Nahrungsanteile daran, in die Passagewege der verdauten Nahrung einzudringen. Wenn die Verdauungshitze stark ist, bewegt sich das verdaute Material nach der Verdauung nach unten. Sollte sie aber schwach sein, so wird die Nahrung unverdaut ausgeschieden. Die Verdauungshitze veranlaßt die Nahrung dazu, sowohl die körperlichen Bestandteile als auch die Hautfarbe und die Kraft des Körpers zu vermehren. Das Nahrhafte etc. wird sich jedoch nicht vermehren, falls die Nahrung nicht verdaut wird. Wenn man die Verdauungshitze durch die Einnahme von an Wirkkräften warmer und leichter Nahrung bzw. Getränke sowie durch entsprechende Verhaltensweisen beschützt, wird man die Kraft und das Leben des Körpers erhalten.

*Verdauung*

Die Nahrung wird durch die Verdauungshitze folgenderweise verdaut: Der Lebens-erhaltende Wind leitet das Essen und die Getränke zum Magen, in welchem die Getränke das Material aufspalten und der enthaltene Anteil an Öl es aufweicht. Der Feuer-begleitende Wind facht die verdauende Galle in einer Art und Weise an, die dem Kochen von Medizin im Magen vergleichbar ist. Zuerst spaltet der zersetzende Schleim (Erde und Wasser) alles, was an Nahrung und Getränken der sechs Geschmacksrichtungen konsumiert wurde. Bei diesem Prozeß werden Nahrung und Getränke süß, Erde und Wasser und schaumig, und der Schleim vermehrt sich. In der mittleren Phase verdaut die verdauende Galle (Feuer und Erde) den Mageninhalt, der hierdurch extrem scharf und sauer (Feuer und Erde) wird. Hierbei vermehrt sich die Galle. Abschließend trennt der Feuer-begleitende Wind (Wasser und Wind) die Nährstoffe vom Überschüssigen und bahnt dem bitteren Geschmack (Wasser und Wind) im Magen den Weg. Hierdurch vermehrt sich Wind.

Die Qualitäten der fünf Elemente in der Nahrung entwickeln die fünf Elemente im Körper. Nachdem die verdaute Nahrung in Nährstoffe und Überschüssiges aufgespalten ist, geschieht folgende Umwandlung: Das Überschüssige wird im Dünndarm in feste und flüssige überschüssige Produkte getrennt. Das Feste wird zu Stuhl, und das Flüssige zu Urin. Das Nahrhafte wird durch die Hitze eines jeden der körperlichen Bestandteile gereift und über den Leber-Passageweg aus dem Magen zu den neun, die Nährstoffe transportierenden Kanälen weitergeleitet. In der Leber wird es zu Blut und wandelt sich von dort an zu Fett, Knochen, Knochenmark etc. und letztendlich zu Lebensflüssigkeit.

Bezüglich des bei diesen Prozessen jeweils anfallenden Überschüssigen der körperlichen Bestandteile geschieht folgendes: Das Überschüssige des anfänglichen Nährstoffes wird zum verdauenden Schleim des Magens. Das Überschüssige des Blutes wird zur Gallenflüssigkeit in der Gallenblase. Das Überschüssige des Fleisches wandelt sich in Unreinheiten, die durch die Körperöffnungen wie den Ohren, Augen etc. abgesondert werden. Das Überschüssige aus dem Fett wird zum Öl-Bestandteil des Körpers. Das Überschüssige der Knochen wird zu Zähnen, Nägeln und zu Körperhaaren, wohingegen das Überschüssige des

Knochenmarks zu Haut und Stuhl sowie zur «Körperschmiere» wird (feste Ölkomponenten des Körpers). Letztendlich sorgt das Überschüssige der Lebensflüssigkeit für die Aufrechterhaltung des Samens. Die als körperlicher Bestandteil zählende Lebensflüssigkeit enthält die höchste und grundlegendste Lebensessenz. Obwohl sie sich im Herzen aufhält, durchdringt und erfüllt ihre Vitalität den gesamten Körper. Sie ist die Grundlage des Lebens und sorgt für eine klare Haut und für körperliche Strahlkraft.

*Dauer der Verdauung*

Die Dauer der Erzeugung, also beispielsweise die Umwandlung der Nährstoffe der konsumierten Nahrung in Lebensflüssigkeit, beträgt sechs Tage. Aphrodisische Komponenten etc. entwickeln jedoch spontan Lebensflüssigkeit, d. h. innerhalb einer Stunde nach deren Aufnahme. Fast alle Arzneimittel erfüllen ihre Funktion innerhalb eines Tages nach Aufnahme.

## Körperenergien (Humores), die Schädigung verursachen können

Die Humores, die Schädigung verursachen können, haben acht Aspekte: (1) Klassifikation, (2) der Prozeß der Empfängnis, (3) Wesen, (4) Verdauungshitze, (5) Abdomen, (6) Lokalisation, (7) Funktionen und (8) charakteristische Eigenschaften.

*Klassifikationen*

Die Klassifikation erfolgt in Hinblick auf Wind, Galle und Schleim in dreifacher Weise: Ihre Anzahl und Reihenfolge wird auf der Grundlage von Ursache, Wesen, Gleichnissen, Ergebnis und Heilmittel dargestellt. Ein Körper, der in seinen Aspekten stabil ist, wird gedeihen. Falls er aber in seinen Aspekten gestört ist, wird er überwältigt werden.

Es gibt fünf Arten von Wind: (a) lebenserhaltend, (b) aufsteigend, (c) durchdringend, (d) wie-Feuer-ausgleichend (feuerbegleitend) und (e) abwärtstreibend.

Die Einteilung der Galle ist ebenfalls fünffach: (a) verdauend, (b) die-Farbe-der-Nährstoffe-umwandelnd, (c) erreichend, (d) sehen-machend und (e) Teint-und-Ausstrahlung-klärend.

Die fünffache Einteilung von Schleim ist: (a) unterstützend, (b) auflösend, (c) erfahrend, (d) zufriedenstellend und schließlich (e) verbindend.

*Der Vorgang der Empfängnis*

Der Vorgang der Empfängnis wird folgendermaßen dargestellt: Im Augenblick der Empfängnis sind die Humores sowohl im Samen als auch im Ovum präsent. Dies läßt sich beispielsweise mit einem Insekt vergleichen, das durch seine Fähigkeit, giftige Substanzen aus einem giftigen Baum zu extrahieren, selbst giftig wird. Durch die allmähliche Gewöhnung stirbt das Insekt aber nicht an Gift.

*Wesen*

In dem Augenblick, in welchem sich Samen und Ovum in der Gebärmutter befinden, kann es, bedingt durch ein humorales Übermaß aufgrund von Ernährungs- oder Verhaltensweisen, zu sieben verschiedenen Wesensarten kommen. Falls Wind überwiegt, wird der Körper des Kindes klein werden. Sollte Galle vorherrschen, so wird der Körper von mittlerer Größe sein, und wenn Schleim vorherrscht, wird der Körper groß werden. Das beste ist, alle drei Körperenergien befinden sich in einem Gleichgewicht. Es ist aber noch verträglich, wenn eines der drei möglichen Paarkombinationen der Humores überwiegt.

*Verdauungshitze*

Somit wird auch die Verdauungshitze in vierfacher Weise eingeteilt: Aufgrund des Einflusses von Wind wird sie fluktuieren, d. .h. instabil sein. Durch den Einfluß von Galle wird sie scharf werden, und aufgrund von Schleim ist sie geschwächt. Falls sich alle drei Körperenergien im Gleichgewicht befinden, wird sie ausgeglichen sein.

*Abdomen*
Eine Vorherrschaft des Windes macht den Magen innerlich fest. Der Einfluß von Galle löst Magenbewegungen aus, d. h. wirkt leicht abführend. Falls Schleim überwiegt, wird sich der Magen in einem mittleren Spannungszustand befinden.

*Lokalisation*
Obwohl sich die drei Humores im gesamten Körperbereich aufhalten bzw. ausbreiten, ist Wind um das Herz und unterhalb des Nabels, Galle zwischen diesen beiden Lokalisationen und Schleim oberhalb des Herzens lokalisiert.

*Funktionen der Humores*
Wind bewirkt die Ein- und Ausatmung, gliedert den Körper, vollzieht Handlungen, stößt Schleim, Überschüssiges, Speichel etc. in entschlossener Weise aus und wandert in den Objekten der Schädigung umher, bewegt beispielsweise Blut durch Venen und Arterien. Außerdem stattet er die Sinnesorgane mit Klarheit aus und dient der Erhaltung des Körpers.

Aufgabe der Galle ist es, Hunger und Durst zu wecken, die Nahrung zu verdauen, Körperwärme und einen klaren Teint zu erzeugen, Mut zu geben und Intelligenz zur Verfügung zu stellen.

Schleim sorgt für die Festigkeit des Körpers und des Geistes, führt den Schlaf herbei, verbindet die Gelenke durch Schmierung und bewirkt Geduld. Außerdem schmiert es den gesamten Körper und glättet ihn hierdurch.

Der lebenserhaltende Wind ist vor allem im Scheitel des Kopfes lokalisiert, von wo er durch die Kehle und das Brustbein wandert. Seine Funktionen sind: Schlucken des Essens und des Trinkens, einatmen, ausspucken, niesen, rülpsen und aufstoßen. Zudem stattet er die Geistes- und die Sinnesorgane mit Klarheit aus und hält Geist und Körper zusammen.

Der aufsteigende Wind ist im Brustkorb angesiedelt und wandert durch die Nase, die Zunge und den Hals. Er bringt die Stimme zur Geltung, sorgt für körperliche Stärke, klare Haut und gute Hautfarbe, Energie, Leistungsfähigkeit und klärt das Gedächtnis.

Der durchdringende Wind ist im Herzen lokalisiert und bewegt sich durch den gesamten Körper. Er hebt, preßt nach unten, bewegt den Körper, streckt, zieht zusammen (Gliedmaßen und Finger/Zehen), öffnet und schließt die Körperöffnungen und ist maßgeblich für die Mehrzahl aller Funktionen verantwortlich.

Der wie-Feuer-ausgleichende bzw. Feuer-begleitende Wind hat seine Lokalisation im Magen und bewegt sich durch alle inneren Hohlorgane. Er verdaut das Essen, teilt in Nahrhaftes und Überschüssiges auf und nährt die Gegenstände der Schädigung (körperliche Bestandteile, Ausscheidungen etc.).

Der abwärtstreibende, nach-unten-reinigende Wind befindet sich in der Analgegend und wirkt in Dickdarm, Harnblase, Genitalien und Oberschenkeln. Er ist für das Ausstoßen bzw. Zurückhalten von Samen, Menstruationsblut, Stuhl, Urin und Fötus verantwortlich.

Die verdauende Galle befindet sich zwischen der verdauten und der unverdauten Materie. Sie verdaut das Essen, teilt in Nahrhaftes und Überschüssiges auf, unterstützt die vier anderen Arten von Galle und vermehrt die körperliche Stärke.

Die Farbe-umwandelnde Galle ist in der Leber lokalisiert und wandelt die Farben der Nährstoffe und anderer körperlicher Bestandteile um.

Die erreichende Galle befindet sich im Herzen und führt zu Vorstellungen, Stolz und Intelligenz sowie zur Erfüllung von Wünschen.

Die sehen-machende Galle befindet sich in den Augen und befähigt dazu, Formen wahrzunehmen.

Die Teint-und-Ausstrahlung-klärende Galle befindet sich in der Haut und verbessert deren Farbe.

Der unterstützende Schleim ist im Brustraum lokalisiert und

dient der Unterstützung der anderen Arten von Schleim. Er erhält das Feuchtigkeitsniveau des Körpers.

Der zersetzende Schleim ist dort lokalisiert, wo die Nahrung noch nicht verdaut ist. Er spaltet und zersetzt Nahrung und Getränke.

Der erfahrende bzw. wahrnehmende Schleim befindet sich in der Zunge und befähigt dazu, die verschiedenen Geschmacksrichtungen wahrzunehmen.

Der zufriedenstellende Schleim ist im Kopf lokalisiert und stellt die Sinnesorgane zufrieden.

Der verbindende Schleim befindet sich in allen Gelenken, verbindet die Gelenke und streckt bzw. beugt die Gliedmaßen etc.

*Charakteristische Eigenschaften*

Die charakteristischen Eigenschaften und Merkmale der drei Körperenergien, Wind, Galle und Schleim, sind folgende: Wind ist seinem Wesen nach rauh, leicht, kalt, fein, fest und beweglich. Galle ist von Natur aus ölig, scharf, heiß, leicht, übelriechend, leicht abführend und feucht. Das Wesen von Schleim ist ölig, kühl, schwer, stumpf, glatt, fest und haftend.

So ward es gesagt. Dies beschließt das fünfte Kapitel, die Physiologie des Körpers darstellend, aus dem QUINTESSENZ-TANTRA, der Geheimen Mündlichen Überlieferung der Acht Zweige der Wissenschaft des Heilens.

# 6 Handlungen und Klassifikationen des Körpers

Dann sprach der Weise Rig-pä Je-sche diese Worte: Die Handlungen des Körpers sind körperlicher, sprachlicher sowie geistiger Art, und es gibt positives, negatives und unspezifisches Verhalten. Vor allem die fünf Sinne erfassen die ihnen entsprechenden Objekte.

Auf der Grundlage von Geschlecht, Lebensalter, Wesensart und Krankheit gibt es vier Einteilungen des Körpers.

## Einteilung nach dem Geschlecht

Die dreigliedrige Einteilung nach Geschlecht ist: männlich, weiblich und neutrum.

## Einteilung nach dem Lebensalter

Die Einteilungen nach dem Lebensalter sind folgende: Das Kindesalter dauert bis zum Alter von sechzehn Jahren. Dann nehmen die körperlichen Bestandteile, die Sinne, die Klarheit der Ausstrahlung und die körperliche Stärke zu. Dies ist das Erwachsenenalter, welches bis zum Alter von siebzig Jahren andauert.[1] Von da an, im hohen Alter also, verschlechtert sich der Zustand des Körpers.

## Einteilung nach den Wesensarten

Es gibt sieben Wesensarten bei Menschen. Dies beinhaltet die zweifachen und die dreifachen Möglichkeiten der Kombinationen der Humores.

Von Wind erzeugte Menschen (hier sind Menschen gemeint, bei denen Wind den vorherrschenden Faktor darstellt) haben eine gebeugte Haltung, sind dünn, mit dunkler («blauer») Hautfarbe, gesprächig und unfähig, Kälte und Wind zu ertragen. Sie haben einen schlürfenden Gang, geringen Wohlstand und ein kurzes Leben. Außerdem haben sie einen oberflächlichen und leichten Schlaf und sind von kleiner Statur. Sie erfreuen sich an Lachen, Singen, Kämpfen und Bogenschießen und bevorzugen süßen, sauren, bitteren und scharfen Geschmack. Sie besitzen die Eigenschaften von Geier, Rabe und Fuchs.

Eine dem Wesen nach Galle-dominierte Person hat großen Hunger und Durst, gelbe Haare und gelben Körper, scharfen und wachen Geist und großen Stolz. Sie schwitzen sehr stark, riechen schlecht und haben eine mittlere Lebensspanne sowie mittleren Wohlstand. Sie sind von mittlerer Statur und bevorzugen süße, bittere, zusammenziehende und kühle Nahrung. Sie besitzen die Eigenschaften von Tiger, Affe und «Schadens»-Geist.

Menschen, deren Wesen Schleim-dominiert ist, haben kühle Körper, und ihre Gelenke sind nicht hervorstehend. Sie sind korpulent und haben eine blasse Hautfarbe. Sie haben eine aufrechte Haltung und können längere Zeiten des Hungers und Durstes sowie das Erleiden geistiger Beeinträchtigungen ertragen. Sie haben einen gedrungenen Körperbau, langes Leben, großen Wohlstand und tiefen, schweren Schlaf. Von Schleim dominierte Menschen sind nicht leicht in Wut zu versetzen und von nobler Veranlagung. Sie bevorzugen scharfe, saure, zusammenziehende und rauhe Nahrung und besitzen die Eigenschaften eines Löwen oder «Wächter»-Büffels.

Das Wesen der Menschen, die von einer zweifachen oder dreifachen Kombination der Humores beeinflußt sind, kann durch die Kombination der obengenannten Eigenschaften verstanden werden.

## Einteilung nach Krankheit

Es gibt einen ungestörten und einen gestörten Zustand des Körpers. Im normalen Zustand ist der Körper ungestört. Hierdurch bleibt man frei von Krankheit und hat ein langes Leben. Ein Körper, der von Krankheit belastet ist, muß geheilt werden.

So ward es gesagt. Dies beschließt das sechste Kapitel, die Handlungen und Einteilungen des Körpers aufzeigend, aus dem QUINTESSENZ-TANTRA, der Geheimen Mündlichen Überlieferung der Acht Zweige der Wissenschaft des Heilens.

# 7 Anzeichen des Todes

Dann sprach der Weise Rig-pä Je-sche die folgenden Worte: O Großer Weiser, höre! Es gibt vier Arten der Anzeichen des Todes: entfernte, unmittelbar bevorstehende, unsichere und sichere.

## Entfernte Anzeichen des Todes

Die drei Arten der entfernten Omen sind: (1) der Bote, (2) Träume und (3) Funktionsstörungen des Körpers.

*Anzeichen durch den Boten*

Ein bemerkenswerter Bote, z. B. ein Ausübender des Tantra, der eine Trompete aus Oberschenkel-Knochen hält, ein buddhistischer Mönch oder eine dementsprechende Person sind Anzeichen dafür, daß der Patient sich erholen wird. Sollte das Gegenteil der Fall sein, wenn z. B. der Bote eine Frau, ein Neutrum, ein Krüppel oder eine mißgestaltete Person ist, oder wenn der Bote auf einem Maultier, Wasserbüffel, Esel bzw. auf einem Kamel angeritten kommt, dann wird sich keine Genesung einstellen.

Falls der Bote verängstigt, am ganzen Leibe zitternd und bebend oder keuchend eintrifft, oder falls er ein Holz, einen Stein oder einen Bong-wa-(bong.wa-)Stein hält (ein äußerlich ansprechender, rundlicher, aber nicht verheißungsvoller Stein, der in veränderlichen Farben vorkommt), oder falls er aus der Ferne ruft, eine Waffe, einen Stock, eine rote Blume oder nicht-verheißungsvolle Ornamente trägt bzw. in ablehnender Weise spricht, dann wird die Aufgabe der Heilung nicht erfüllt werden.

Es ist ein Anzeichen dafür, daß der Patient sterben wird, wenn der Bote zu einem Zeitpunkt eintrifft, an dem der Arzt ein grobes und gereiztes Verhalten zeigt, barsch oder in nicht-verheißungsvoller Weise spricht; falls gerade Gras etc. geschnitten wird; falls etwas zerstört wird oder das «Feueropfer des rituellen Kuchens» für eine verstorbene Person ausgeführt wird. Es ist ungünstig, falls der Bote am sechsten, vierten und neunten Tag des lunaren Kalenders oder während einer Sonnen- oder Mondfinsternis aufbricht; wenn zum Zeitpunkt seines Aufbruchs die Sterne und Planeten ungünstig stehen, oder wenn er nachts aufbricht. Es ist ein ungünstiges Zeichen, wenn etwas geschnitten, verbrannt oder zerbrochen wird, während der Bote oder der Arzt unterwegs sind, oder wenn einer der beiden vom Weinen oder Töten spricht, davon hört bzw. Entsprechendes sieht. Zudem ist es ungünstig, falls eine Katze, ein Affe, ein Otter oder eine Schlange den Weg kreuzen oder wenn irgendein anderes nicht-verheißungsvolles Omen gesehen wird.

Verheißungsvolle Anzeichen: Falls der Arzt, während er sich auf dem Wege befindet oder gerade in das Haus des Patienten eintritt, solche guten Omen sieht wie ein Gefäß voller Getreide, Yoghurt oder eine Glocke, eine Butterlampe, eine Blume, Puffreis, Teig aus Gerstenmehl, die Statue einer Gottheit, weiße Ornamente oder Bekleidung, eine Person, die mit einer spirituellen Praxis beschäftigt ist oder ein Siegesbanner hißt, etwas Brennendes, Pferde sowie Kühe und Schafe mit ihren Jungen, ansprechende Geräusche, Nahrung sowie Getränke oder Ornamente. All dies sind günstige Anzeichen für die Heilung des Patienten.

Als ungünstiges Zeichen gilt, falls Yoghurt, der Oberflächenfilm des Wassers auf dem Yoghurt, verheißungsvolle Substanzen, Getreide oder ähnliches aus dem Hause des Patienten getragen werden. Des weiteren falls man ein Feuer sieht, das ohne die Bewegung des Windes am Verlöschen ist, oder wenn ein Gefäß jeglicher Art zerbricht. Diese Anzeichen gelten, wenn der Arzt gerade das Haus des Patienten erreicht oder es betreten will.

*Anzeichen in Träumen*

Zeichen, daß der Patient durch den Herrn des Todes ergriffen wurde, sind: Davon zu träumen, daß man auf einer Katze, einem Affen, Tiger, Fuchs oder einem Leichnam reitet. Gleichermaßen wird man sterben, falls man davon träumt, nackt auf einem Wasserbüffel, Pferd, Schwein, Esel oder Kamel in südlicher Richtung zu reiten. Wenn man von folgendem träumt, gilt dies als Zeichen dafür, daß man der Macht des Herrn des Todes unterliegt: Ein Tschug-ma-(lchug.ma-)Baum[1] oder eine andere Art von Baum mit einem Vogelnest, der aus dem eigenen Kopf herauswächst. Ein Palmyra-Baum oder ein anderer dorniger Baum, der aus dem eigenen Herzen hervorwächst. Lotusse, die aus dem eigenen Herzen austreten. Des weiteren: Über eine Klippe zu fallen, auf einem Friedhof zu schlafen, der eigene Kopf zerbricht, von Krähen oder hungrigen Geistern oder Metzgern umgeben zu sein, die Haut löst sich von den eigenen Beinen oder Armen ab, in den Mutterschoß einzutreten, von einem Fluß hinweggerissen zu werden, in einem Sumpf zu versinken, von Fischen verschluckt zu werden, Eisen bzw. Gold oder Silber zu erhalten, in geschäftlichen Angelegenheiten oder im Kampf zu verlieren, bei einem gesellschaftlichen Treffen von Tänzern oder Bühnendarstellern Eintrittsgeld berechnet zu bekommen, zu heiraten, nackt zu sein, seine Haare und seinen Bart abrasiert zu bekommen, mit verstorbenen Verwandten Alkohol zu trinken oder von ihnen nach unten gezogen zu werden, rote Kleidung oder rote Blumenkränze zu tragen und mit den Toten zu tanzen. Träume wie diese sind ungünstig. Falls der Patient diese Träume ständig hat, wird er aufgrund einer, die Eingangspforte des Passageweges des Bewußtseins blockierenden Krankheit sterben. Eine gesunde Person wird nicht mit Sicherheit sterben, da sie vom Einfluß solcher Zeichen durch Darbringung religiöser Opfergaben befreit werden kann.

Die sechs Arten von Träumen entstehen durch: (i) Sehen dessen, was man während des Tages wahrgenommen hat, (ii) Hören von jedweden Geräuschen, die man während des Wachzustands vernommen hat, (iii) Erfahren einer vergangenen Freude, (iv)

Beten, (v) Träume, die ein vergleichbares Zeichen beinhalten, welches nachfolgend in Erfüllung geht, sowie (vi) Träume, die durch Krankheit entstehen, z. B. durch Blockierung des Verdauungstraktes. Nachteilige Wirkungen ergeben sich weder aus Träumen des ersten Teils der Nacht noch aus Träumen, die vergessen wurden. Falls ein Traum während des Erwachens gerade nach der Morgendämmerung gesehen wird und der Geist dabei klar ist, so wird er Früchte tragen.

Als glückverheißende Träume gelten, wenn man von folgendem träumt: Von einem himmlischen Wesen (Indra, Brahma etc.), oder einem Leitbüffel einer Herde von Wasserbüffeln, einem heiligen oder berühmten Menschen, einem lodernden Feuer, einem klaren See, dem eigenen Körper, der mit Blut oder Dreck beschmiert wird, oder vom Tragen makellos weißer oder gelber Kleidung, vom Hissen eines Banners oder Erheben eines Schirms, oder davon, einen Berg oder die Spitze eines schönen Hauses oder eines fruchtbeladenen Baumes zu ersteigen, vom Reiten auf einem Löwen, Elefanten, Pferd oder Ochsen, vom Überqueren eines großen Flusses oder Ozeans, vom Gehen in Richtung Norden oder Osten, von Befreiung aus einem erbärmlichen dunklen Platz, Gefängnis etc., vom Besiegen eines Feindes, oder davon, Lobpreisungen und Ehrerbietung durch himmlische Wesen und von seinen Eltern zu erhalten. Jeder Mensch, der hiervon träumt, wird ein langes Leben, Wohlstand und Freiheit von Krankheit erlangen.

*Der funktionsgestörte Körper*

Bei einer gewöhnlichen Person treten folgende Charakterveränderungen als Zeichen für den unmittelbar bevorstehenden Tod auf: Falls man ohne jeglichen Grund seinen Arzt, seine Medizin, seinen spirituellen Meister, seine Freunde oder Verwandte haßt, obwohl man sie vorher geschätzt hat oder von ihnen geschätzt wurde. Falls jemand ohne jeden Grund gewissenhaft, anziehend, gesund oder wohlhabend wird, obwohl dies vorher nicht der Fall war, oder vice versa.

Ständig eine schwache Ausstrahlung und Hautfarbe zu haben wie bei einer Person, die an einer schwerwiegenden Krankheit leidet, oder eine negative und unglückselige Geistesverfassung zu besitzen. Falls die Krähen den rituellen Kuchen nicht essen, den man ihnen hingestellt hat. Wasser, das schnell trocknet bzw. nicht lange an der Brust nach dem Bade haften bleibt. Falls die Fingergelenke nicht knacken, wenn man an den Fingern zieht und sie vorher geknackt haben. Schwach zu werden, obwohl man gut ißt; ein Wechsel im Körpergeruch und eine starke Minderung von Läuseeiern. All dies sind ebenfalls Zeichen des Todes.

Eine Person wird als Beute des Herrn des Todes bezeichnet, falls die Verhältnismäßigkeiten seiner Wünsche, seiner Unwissenheit und Ignoranz sowie seiner Wut sich ins Gegenteil ihres vorhergehenden Niveaus verkehren, wenn sie z. B. wesentlich größer oder wesentlich geringer werden, oder wenn sich vorherige Mängel in Tugenden wandeln oder vice versa.

Schließlich wird man sterben, wenn man keinen Schatten wirft, obwohl die Sonne scheint; das eigene Spiegelbild in klarem Wasser oder in einem Spiegel nicht sichtbar ist; man in klarem Wasser, einem Spiegel oder am klaren Himmel sein Spiegelbild ohne Kopf oder ohne Gliedmaßen sieht.

## Anzeichen des unmittelbar bevorstehenden Todes

Es gibt zweierlei Arten von Anzeichen des unmittelbar bevorstehenden Todes: nahe bevorstehend und außerordentlich nahe bevorstehend.

### *Anzeichen des nahe bevorstehenden Todes*

Zeichen des nahe bevorstehenden Todes beinhalten: Blutverlust aus einer der neun Körperöffnungen, ohne daß dies durch Gift oder Waffengebrauch hervorgerufen wurde. Sofortiges Vergessen dessen, was gerade eben gesagt wurde. Ein Zurückziehen des Penis in den Körper und gleichzeitiges Herabhängen des Hodensackes auf der linken Seite oder vice versa. Das Ertönen eines ungewöhnlichen Geräusches, wenn der Rachen gereinigt wird oder wenn man niest. Den Duft einer gerade eben verlöschten Butterlampe nicht zu bemerken. Keine Empfindung zu haben, wenn einige Haare ausgerissen werden; das Auftauchen eines schmierig-öligen Fleckes auf dem Scheitel des Kopfes, ohne daß Öl von außen aufgetragen wurde; eine neue und ungewöhnliche Teilung der Haare (z. B. am Scheitel) oder der Augenbrauen; das Erscheinen einer groben bzw. rauhen, kringeligen Wirbelspirale oder von Linien in der Form eines Neumondes an der Stirn oder an der Leiste. Die fünf allgemeinen Arten an Objekten der Sinnesfähigkeiten nehmen ohne Grund eine falsche Erscheinung an. Etwas erscheint als existent, das vorher nicht existiert hat, oder vice versa. Unfähigkeit, das eigene Handgelenk zu sehen, wenn es einem zwischen die Augen gepreßt wird. Kein Auftreten von Lichtpunkten, wenn einem die Augen gedrückt werden. Man starrt ganz fixiert wie ein Kaninchen. Die Augen werden in ihre Höhlungen zurückgezogen, oder es mangelt beiden Augen an Glanz in der Iris.

Eine Person wird sterben, falls die Ohren an den Seiten des Kopfes feststecken (in diesem Falle sind die Ohrmuscheln fest gegen den Kopf gepreßt); falls beim Bedecken der Ohren das leise und leicht tosende Geräusch im Kopf fehlt, und falls der vom Kopf aufsteigende Dunst keinen Schatten wirft.

Zusätzliche Anzeichen des Todes sind: ein Aufblähen der Nasenflügel und die Bildung von blassen, getrocknetem Schleim unterhalb der Nasenflügel; die Mitte der Zunge wird dunkel, die Zunge wird trocken und kurz; man ist unfähig zu sprechen; die Unterlippe hängt herab und die Oberlippe wird aufgeworfen, es erscheint spontan Staub auf dem Gesicht; Kälte des Atems; die Zähne werden wiederholt schwarz von Schmutz, man atmet in kurzen und flachen Atemzügen aus und kann nicht mehr einatmen; Verlust von Körperwärme.

Es wird gesagt, andere Anzeichen des Todes wären: Der Ausbruch eines innerlichen Fiebers, während sich der Körper an der

Außenseite kalt anfühlt. Wärme zu meiden, wenn man an einer kalten Krankheit leidet, bzw. kalte Dinge zu meiden, wenn man an einem Fieber leidet. Die Krankheit reagiert nicht auf die Standard-Behandlung. Eine positive Reaktion auf eine falsche Behandlung.

## Zeichen des außerordentlich nahe bevorstehenden Todes

Die Anzeichen des extrem nahe bevorstehenden Todes sind die stufenweise Auflösung der fünf Elemente sowie der fünf Sinnesfähigkeiten. Als erstes wird durch die Auflösung des Erd-Elements in das Wasser-Element Form nicht länger klar wahrgenommen. Durch die Auflösung der Kraft des Wasser-Elements in das Feuer-Element werden die neun Körperöffnungen trocken. Durch die Auflösung der Kraft des Feuer-Elements in das Wind-Element vermindert sich die Körperwärme. Dann hört aufgrund der Auflösung des Wind-Elements in das Raum-Element die Atmung auf.

Aufgrund des Verfalls der Sinnesbasis des Sehens ist Form nicht länger klar wahrnehmbar und löst sich in Geräusch auf. Durch den Verfall der Sinnesbasis des Hörens sind Geräusche nicht mehr klar hörbar und lösen sich in Geruch auf. Aufgrund des Verfalls der Sinnesbasis des Geruchs wird Geruch nicht mehr klar wahrgenommen und löst sich in Geschmack auf, und durch den Verfall der Sinnesbasis des Schmeckens können die Geschmacksrichtungen nicht mehr klar erfahren werden und lösen sich in Berührung auf. Schließlich können, aufgrund des Verfalls der Sinnesbasis des Tastens, die Gegenstände der Berührung nicht mehr gefühlt werden. Nachdem sich alle in den Lebens-Wind und das Bewußtsein aufgelöst haben, verläßt das Bewußtsein den Körper, um wiedergeboren zu werden.

## Unsichere Anzeichen des Todes

Obwohl die Omen des Todes, bedingt durch die vielfältigen Erscheinungsformen von Krankheit, auftreten können, kann man durch Auflösung der Krankheit auch die Zeichen des Todes auflösen.

## Sichere Anzeichen des Todes

Sollten die Omen bestehen bleiben, obwohl die Krankheit aufgelöst wurde, dann ist der Tod gewiß.

Falls die äußeren, inneren und vitalen Bestandteile einer Person – also das Fleisch (Muskulatur etc.), die Nährstoffe und die Kanäle – Schaden nehmen und verfallen, dann wird die Person mit Sicherheit sterben. Obwohl man die verschiedensten Behandlungsmethoden zur Heilung der Krankheit anwenden mag, werden diese Maßnahmen nicht wirksam sein, und der Tod ist somit sicher.

Falls die körperlichen Aggregate durch die Zeichen des Todes überwältigt wurden, dann werden die Humores sowie die körperlichen Bestandteile und die Ausscheidungen gestört und damit unterbrochen werden. Dies gleicht der Art und Weise, in welcher der Berg Meru und der Rest des Universums zerstört werden, wenn die Elemente umgewandelt werden. Die Unkenntnis der Zeichen des Todes hindert den Arzt daran zu erkennen, wann er der Behandlung eines Patienten zustimmen sollte bzw. wann er die Behandlung ablehnen sollte. Ohne dieses Wissen wird er keinen guten Ruf erlangen. Demzufolge sollte eine Person, die als ein fachmännischer Arzt bekannt zu sein wünscht, die Anzeichen des Todes kennen.

Die obengenannten Omen können im Falle der Träume und der Charakterveränderungen sowie der entfernten und der unsicheren Anzeichen umgekehrt werden. Dies kann z. B. durch eine Verdreifachung der täglichen Praxis der im folgenden genannten Übungen geschehen, also durch die Ansammlung von Verdiensten durch Großzügigkeit etc., Lesen der heiligen Schriften, bestimmte meditative Übungen und durch das Ausführen der Praxis der persönlichen meditativen Gottheiten. Hinsichtlich der nahe bevorstehenden und der sicheren Zeichen sollte man zur Tötung vorgesehene Tiere beispielsweise durch Freikaufen vor dem Tode bewahren. Es bestehen jedoch keinerlei Möglichkeiten, außerordentlich nahe Omen umzukehren.

So ward es gesagt. Dies beschließt das siebte Kapitel, die Anzeichen des Todes darlegend, aus dem QUINTESSENZ-TANTRA, der Geheimen Mündlichen Überlieferung der Acht Zweige der Wissenschaft des Heilens.

# 8 Die Krankheitsursachen

Dann fragte der Weise Ji-lä-kje: O Meister, Weiser Rig-pä Jesche, wie kann man die Prinzipien des Entstehens und Vergehens von Krankheit erlernen? Möge der Heiler, König der Ärzte, bitte erläutern.

Daraufhin antwortete der Meister: O Großer Weiser, höre! Die Belehrung über das Entstehen und Vergehen von Krankheit, die durch die Aggregate des Körpers entsteht und welche zu heilen ist, wird, so sagt man, siebenfach gegliedert; nämlich in:

*(1) Ursachen (Kapitel 8)*
*(2) unmittelbare Ursachen (Kapitel 9)*
*(3) Möglichkeiten des Eintritts von Krankheit*
*(4) Lokalisation der Krankheit (Kapitel 10)*
*(5) Wesen und charakteristische Grundeigenschaften (Kapitel 11)*
*(6) Klassifikationen*
*(7) individuelle Bedeutsamkeit (Kapitel 12).*

Die Ursachen werden in zweifacher Weise eingeteilt: entfernte Ursachen und unmittelbare Ursachen.

## Entfernte Ursachen

Entfernte Ursachen sind zuerst von allgemeiner und dann von spezifischer Art. Der Körper wurde durch humorale Unausgeglichenheiten verschiedenster Art in unendlicher Weise belastet. Da es hier nicht möglich ist, jede einzelne Ursache aufzuzeigen, werden die Hauptursachen aller Krankheiten dargelegt. Es wird gesagt, daß die Grundursache aller Krankheit Unwissenheit und Ignoranz ist, die aufgrund des fehlenden Verständnisses der Bedeutung von Selbstlosigkeit auftritt. Selbst ein Vogel, der zum Himmel hinauffliegt, ist nicht von seinem Schatten getrennt. Und genauso sind die Wesen, die in Zufriedenheit leben und handeln mögen, aufgrund ihrer Unwissenheit nicht von Krankheit getrennt.

Spezifische Ursachen: Aufgrund der Unwissenheit entstehen die drei Gifte Anhaftung, Haß und Engstirnigkeit. Aus diesen entstehen wiederum die entsprechenden Humores Wind, Galle und Schleim.

## Unmittelbare Ursachen

Die ungestörten Humores Wind, Galle und Schleim sind die Ursachen von Krankheit, wohingegen die gestörten, unausgeglichenen Humores das Wesen der Krankheit ausmachen. Sie schaden sowohl dem Körper als auch dem Leben und lassen Leiden entstehen.

Eine Störung der Körperenergie Galle verbrennt die körperlichen Bestandteile. Obwohl Galle im unteren Körperteil lokalisiert ist, lodert sie aufgrund der Tatsache, daß sie heiß und dem Wesen nach feurig ist, zum oberen Körperteil hinauf. Ausnahmslos alle Fieber (Hitze-Krankheiten) werden hierdurch erzeugt.

Ein Ungleichgewicht der Körperenergie Schleim erstickt die Körperhitze und ist, da es dem Wesen von Erde und Wasser entspricht, schwer und kühl. Obwohl es sich im oberen Körperteil aufhält, fällt es in den unteren Körperteil. Alle kalten Krankheiten entstehen hierdurch.

Wind durchdringt sowohl heiß als auch kalt: Wenn er mit der Sonne vereint ist, unterstützt er das Brennen, und wenn er sich in Verbindung mit dem Mond befindet, ermöglicht er ein Abkühlen. Seine Bewegung erfüllt und durchzieht den gesamten oberen, unteren, inneren und äußeren Körper und bringt sowohl heiße als auch kalte Krankheiten in Unausgeglichenheit und beschleunigt sie. Hierdurch ist Wind die Ursache aller Krankheiten.

So ward es gesagt. Dies war das achte Kapitel, die Ursachen von Krankheit darlegend, aus dem QUINTESSENZ-TANTRA, dem Geheimen Mündlichen Überlieferungs-Tantra der Acht Zweige der Wissenschaft des Heilens.

# 9 Unmittelbare Krankheitsursachen

Dann sprach der Weise Rig-pä Je-sche diese Worte: O Großer Weiser, höre! Es gibt drei Bedingungen bzw. Zustände, die aktiv an der Entwicklung der mannigfaltigen Krankheitsursachen beteiligt sind. Diese sind: (a) Formungs-vermehrende Bedingungen, (b) Auftreten aufgrund von Ansammlung sowie (c) sich tatsächlich manifestierende Bedingungen. Da der erstgenannte Typus die Krankheiten formt und vermehrt, wird er «Formungs-vermehrende-Bedingung» genannt. Da der zweite Typus ansammelt und die Krankheit dazu veranlaßt zu erscheinen, wird er «ansammelndes Erscheinen» genannt. Der dritte Typus wird der sich tatsächlich «manifestierende» Zustand genannt, da er die angesammelten Bedingungen dazu veranlaßt, sich zu manifestieren.

## Formungs-vermehrende Bedingungen

Die Formungs-vermehrenden Bedingungen sind: Jahreszeit, sensorische Wahrnehmung und Verhaltensweisen. Erkrankungen werden hervorgerufen, falls diese Bedingungen inadäquat, exzessiv oder widernatürlich sind.

Die drei Jahreszeiten sind gekennzeichnet durch Hitze, Kälte und Regen. Sie werden als unzureichend (inadäquat) bezeichnet, falls es wenig Hitze, Kälte oder Regen gibt. Sie sind exzessiv, falls ein «Zuviel», also ein Übermaß irgendeines dieser Faktoren in der ihnen entsprechenden Jahreszeit, vorhanden ist. Sie sind widernatürlich, falls keiner dieser Faktoren in der ihnen entsprechenden Jahreszeit auftritt.

Inadäquate Sinneserfahrungen stehen in Verbindung mit wenig oder gar keinem Kontakt zwischen den fünf Sinnen und den ihnen jeweils entsprechenden Objekten, wohingegen das übermäßige Ausrichten auf Sinneserfahrungen einen exzessiven Kontakt bedeutet. Es wird gesagt, daß ein verzerrter sensorischer Kontakt durch extrem nahe bzw. entfernte sowie außerordentlich große, kleine, angsteinflößende oder unansprechende Objekte erfolgt.

Das Verhalten wird in dreifacher Weise gegliedert: körperlich, verbal und mental. Sich auf wenig oder gar keine Aktivitäten einzulassen, ist als unzureichend zu betrachten. Sich an übermäßig anstrengenden Aktivitäten zu beteiligen, ist exzessiv. Das zwangsweise Zurückhalten einiger körperlicher Funktionen bzw. das Erzwingen körperlicher Funktionen wie z. B. den Stuhlgang zu erzwingen, wenn man an Verstopfung leidet, oder die Gliedmaßen bzw. den Körper zu verdrehen sowie andere negative Aktivitäten, werden als widernatürlich betrachtet.

## Bedingungen für das Auftreten der Krankheit aufgrund von Ansammlung

Ansammlung, Auftreten und Beruhigung humoraler Unausgeglichenheiten werden durch (1) Ursache, (2) Wesen und (3) Jahreszeit beeinflußt.

### *Ursachen*

Ursachen, wie z. B. rauhe, leichte und andere Qualitäten in Kombination mit Wärme lassen eine Wind-Krankheit entstehen, die aufgrund kalter Bedingungen auftritt und durch ölige, warme Behandlung beruhigt wird. In ähnlicher Weise kann eine Galle-Erkrankung durch scharfe, ölige, leichte, übelriechende und andere Bedingungen in Kombination mit Kühle angesammelt werden; tritt sie aufgrund von Hitze auf, erfolgt Beruhigung durch eine Behandlung mit stumpfen Qualitäten in Kombination mit Kühle.

Schwere und ölige, haftend-klebrige, stumpfe, sanfte, statische und andere Qualitäten in Kombination mit Kühle lassen eine Schleim-Krankheit ansammeln, die durch Wärme auftritt und durch rauhe, leichte, scharfe, bewegliche Wirkkraft beruhigt wird.

*Wesen*

Ein jeder der Humores vermehrt sich stufenweise und sammelt sich somit an seiner entsprechenden Lokalisation an. Humorale Störungen der obengenannten Ursachen lassen das Verlangen nach Essen und anderem mit gegenteiliger Qualität auftreten. Mit Beginn der Krankheit betritt diese die falschen Passagewege, also die Lokalisation der anderen Humores, und manifestiert ihre eigenen Symptome. Um die richtige Balance der Körperenergien aufrechtzuerhalten und die Freiheit von Krankheit sicherzustellen, wird sie an ihrer eigenen Lokalisation beruhigt.

*Jahreszeit*

Die drei Perioden des frühen Sommers, des Monsuns und des Herbstes sind die Zeiten für Wind-Krankheiten. Die Jahreszeit der Galle ist der späte Monsun, der Herbst und der frühe Winter, wohingegen die Jahreszeiten der Schleim-Krankheiten der späte Winter, das Frühjahr und der Frühsommer sind.

Im Frühsommer werden Wind-Krankheiten durch umweltbedingte und körperliche Faktoren sowie Ernährungs- und Verhaltensweisen von ausschließlich leichtem und rauhem Wesen angesammelt. Sie treten aber, aufgrund von Wärme, nicht auf. Während des Monsuns treten sie dann durch die Kraft des Regens, des Windes und der Kälte auf und werden im Herbst durch ölige und warme Faktoren beruhigt.

Galle-Krankheiten werden im späten Monsun durch ölige Faktoren angesammelt, können aber aufgrund der kalten Bedingungen nicht auftreten. Sie manifestieren sich aufgrund der «Öligkeit» und der Wärme des Herbstes und werden durch die Kühle des frühen Winters beruhigt.

Schleim-Krankheiten werden im späten Winter durch kühle, ölige und schwere Faktoren angesammelt, treten aber nicht auf, da sie durch die Kälte verdeckt werden. Sie treten durch die Wärme der Frühjahrssonne auf und werden durch die leichten und rauhen Bedingungen des frühen Sommers beruhigt.

## Sich manifestierende Zustände

Obwohl die Jahreszeit ihres Auftretens noch nicht gekommen ist, können Krankheiten jedoch durch Faktoren wie Ernährungs- und Verhaltensweisen beschleunigt werden. Im besonderen gibt es zwei Arten der unmittelbaren Bedingungen: Bedingungen allgemeiner Art und Bedingungen spezifischer Art.

Die Bedingungen allgemeiner Art, welche Krankheit beschleunigen, sind: die Jahreszeiten des Entstehens und des Auftretens, Geister, Gift, ungesunde Ernährung, falsche Behandlungsmethode und die Ausreifung negativer Handlungen.

Die spezifischen Bedingungen, welche Wind-Krankheiten sowohl entstehen als auch auftreten lassen, sind: übermäßige Einnahme von bitterer, leichter und rauher Nahrung, Erschöpfung durch sexuelle Übermäßigkeit, Mangel an Essen oder an Schlaf, extreme Erschöpfung des Körpers bzw. extreme Anstrengung durch Reden mit leerem Magen, ernsthafter Blutverlust, ernstlich an Durchfall und Erbrechen leiden, sich an kühlen und zugigen Plätzen aufzuhalten, Erschöpfung (Weinen), Kummer und Trauer, intensive mentale und verbale Aktivitäten, Einnahme von ungesunder Nahrung, mentale und körperliche Funktionen wie etwa Stuhlgang, Urinieren, Niesen etc. krampfhaft zu erzwingen oder zwangsweise und verkrampft zurückzuhalten.

Bedingungen, die das Auftreten der Hitze von Galle-Erkrankungen verursachen, sind: übermäßige Einnahme von scharfschmeckender oder an Wirkkräften heißer oder scharfer bzw. öliger Nahrung etc.; extreme Wut; anstrengende oder gewalttätige Aktivitäten nach dem Schlaf während eines heißen Nachmittags; übermäßige Lasten zu tragen; in harter Erde zu graben; zu kämpfen, «einen steifen Bogen zu biegen»; um die Wette rennen; Ermüdung aufgrund vielen Gehens während der Arbeit; von einem Pferd zu fallen; einen steilen Abhang herunterzufallen oder ähnliches; in einer «Aushöhlung» gefangen zu sein (z. B. einer Höhle oder einem eingestürzten Haus); von Steinen oder von Stöcken «getroffen» zu werden; übermäßiger Genuß von Fleisch, Butter, Rohrzucker, Alkohol etc.

Bedingungen, die die Kälte von Schleim-Erkrankungen beschleunigen, sind: übermäßige Einnahme von bitterem, süßem, schwerem, kühlem und öligem Essen; zu ruhen, nachdem man sich vollgegessen hat; während des Tages oder auf feuchtem Untergrund zu schlafen, sich eine fieberhafte Erkältung aufgrund des Tragens von leichter und dünner Bekleidung nach dem Baden zuzuziehen; frisch gepflücktes rohes oder abgestandenes Getreide bzw. Erbsen zu essen; das Essen von Ziegenfleisch, Fleisch des weiblichen Dzo-Kalbes, Fett, Knochenmark, Samenöl, Butter, verdorbenem Essen, verwitterten Blättern, abgestandenem Rettich, rohem Bergknoblauch und sonnengetrockneter roher Früchte. Außerdem: ungekochtes oder verbranntes Essen, kaltes abgestandenes Essen, frische Ziegenmilch, Yoghurt, Molke, kaltes Wasser, Tee und erneute Nahrungsaufnahme, bevor vorher eingenommenes außerordentlich reichhaltiges Essen und Trinken verdaut ist.

Durch Kombinationen der obengenannten Bedingungen erfolgen zweifache und dreifache humorale Erkrankungen.

So ward es gesagt. Dies beschließt das neunte Kapitel, die unmittelbaren Ursachen von Krankheit darlegend, aus dem QUINTESSENZ-TANTRA, der Geheimen Mündlichen Überlieferung der Acht Zweige der Wissenschaft des Heilens.

# 10 Die Art und Weise des Eintritts von Krankheit und deren Lokalisationen

Dann sprach der Weise Rig-pä Je-sche diese Worte: O Großer Weiser, höre! Sobald eine Krankheit durch ihre Ursachen und Bedingungen gebildet wurde, ist ihre Art und Weise des Eintretens folgendermaßen:

## Der Modus des Eintritts von Krankheit

Die vier Arten an Bedingungen (Jahreszeit, Geister, Ernährungs- und Verhaltensweise) feuern die Projektile der sekundären Qualitäten auf das Ziel der Humores, und eines dieser Ziele wird getroffen. Deshalb sollten die Humores wegen ihrer wechselseitigen Beziehung zueinander analysiert werden. Wind hat seine Lokalisation in den Knochen, Galle in Blut und Schweiß und Schleim in den verbleibenden körperlichen Bestandteilen. Die Art und Weise ihrer wechselseitigen Abhängigkeit ist folgende: Eine humorale Unausgeglichenheit beeinflußt die körperlichen Bestandteile. Diese beiden Ungleichgewichte schädigen dann wiederum die Ausscheidungen. Überdies wird derjenige Nährstoff des Essens, der in seinem Wesen und seiner Wirkkraft der Krankheit gleicht, durch den durchdringenden Wind in alle Körperhöhlen verteilt. Der Nährstoff verursacht dann Funktionsstörungen eben jener Körperhöhlen, die er erreicht. Genauso wie Regen fällt, wenn sich Wolken am Himmel sammeln, so sammeln und vermehren sich Krankheiten an ihren jeweiligen Lokalisationen infolge von Verhaltensweisen. Sobald eine angesammelte Krankheit auf die entsprechenden Bedingungen trifft, wird sie mit Sicherheit in Erscheinung treten. Sobald sie in die sechs Passagewege (Haut, Fleisch, Kanäle, Knochen, Voll- und Hohlorgane) eingedrungen ist, folgen hieraus Unglück und Krankheit.

## Lokalisationen von Krankheit

Wenn die Krankheit in den Körper eingedrungen ist, gibt es folgende Lokalisationsgrundlagen: Die Lokalisationen von Wind-Krankheiten sind die Nach-Verdauungs-Lokalisationen, Hüftgelenke, Knochen, Gelenke, alle Bereiche taktiler Empfindungen, die Ohren und vor allem während der Nach-Verdauungs-Phase der Dickdarm. Galle-Krankheiten sind lokalisiert im: Nabelbereich, Magen, Blut, Schweiß, Nahrhaften, Lymphe, Augen, Haut und vor allem zwischen den verdauten und unverdauten Stoffen im Magen. Schleim-Krankheiten befinden sich im Brustkorb, der Kehle, den Lungen, im Kopf, im Nahrhaften, Fleisch, Fett, Knochenmark, Samen, Stuhl, Urin, Nase, Zunge und vor allem im oberen Bereich des Magens.

So ward es gesagt. Dies beschließt das zehnte Kapitel, über die Art und Weise des Eintritts von Krankheit, aus dem QUINTESSENZ-TANTRA, der Geheimen Mündlichen Überlieferung der Acht Zweige der Wissenschaft des Heilens.

# 11 Die Krankheitssymptome

Dann sprach der Weise Rig-pä Je-sche diese Worte: O Großer Weiser, höre! Die drei essentiellen Grundzüge humoral-bedingter Erkrankungen sind: (a) Zunahme, (b) Abnahme und (c) Störung. Die Ursachen und Symptome des Ansteigens und der Abnahme der Körperenergien und der körperlichen Bestandteile sowie der Ausscheidungen werden zuerst erläutert.

Als erstes sind die Ursachen einer Vermehrung bzw. einer Verminderung der Körperenergien die, daß der Patient bestimmte, für ihn vorteilhafte Nahrung als nicht länger wünschenswert betrachtet bzw. bestimmte, für ihn vorteilhafte Verhaltensweisen als unvorteilhaft erachtet. Deswegen wird er dies vermeiden, und die Humores nehmen zu. Wenn er nach dieser falschen Nahrung bzw. nach bestimmten falschen Verhaltensweisen, die er als vorteilhaft erachtet, verlangt, so wird dem Patienten dies erlaubt bzw. er frönt diesen aus eigener Initiative heraus. Hierdurch vermindert sich die mit den entgegengesetzten Qualitäten zu jener Art von Nahrung bzw. Verhaltensweisen ausgestattete Körperenergie bzw. Körperenergien.

Als zweites befindet sich die Körperhitze in Form der verdauenden Galle an ihrer eigenen Lokalisation zwischen der verdauten und der unverdauten Nahrung. Aber ein Teil von ihr befindet sich in jedem der körperlichen Bestandteile. Ihr Auflodern und ihr Abflauen verursacht ein Zunehmen bzw. eine Abnahme der körperlichen Bestandteile. Eine Zunahme bzw. Abnahme eines ersten körperlichen Bestandteils veranlaßt jedes der nachfolgenden, sich in der entsprechenden Weise entweder zu entfalten, also anzusteigen, oder sich zu vermindern. Wisse, daß die Ausscheidungen, aufgrund einer solchen Vermehrung bzw. Verminderung der Humores und der körperlichen Bestandteile, entweder unterdrückt oder in höchstem Maße entfaltet werden.

## Symptome der Zunahme

Eine Person, bei der die Symptome der Vermehrung von Wind auftreten, besitzt folgende Eigenschaften: dünn, dunkle Hautfarbe, Vorliebe für Wärme, Frösteln, Aufblähung des Bauches, Verstopfung, Redseligkeit, Gleichgewichtsstörungen (Schwindel), Verlust an Körperkraft und an Schlaf und Beeinträchtigung der Sinnesorgane.

Anzeichen einer Vermehrung der Galle sind: Gelbwerden des Stuhles und des Urins sowie der Haut und der Augen, Durst, ein Anstieg der Körperwärme, Schlaflosigkeit und schlaffe bzw. ungenaue Bewegungen.

Eine Vermehrung an Schleim resultiert in: Verlust der Körperhitze, Verdauungsbeschwerden, Schweregefühl des Körpers, blasse Hautfarbe, Trägheit, Mattigkeit, Schlaffheit der Gliedmaßen, reichlich Speichel und Mucus, ständige Schläfrigkeit und ein Unbehagen beim Atmen. Die Symptome einer Vermehrung der Nährstoffe sind gleich jenen von Schleim.

Eine Vermehrung von Blut verursacht Erysipel, interne Abszesse, Milz-Erkrankungen, Lepra, Tumoren, Krankheiten von Blut und Galle, Gelbsucht (wörtl. «gelbes Auge»), Schwellung und andere Beschwerden des Zahnfleisches, Bewegungsschwierigkeiten, Rötung der Augen und des Urins sowie der Haut.

Anzeichen einer Vermehrung an Fleisch sind: Kropf, Wachstum der Drüsen und ein gesteigertes Wachstum des Fleisches. Eine Vermehrung an Fett zeigt sich in Erschöpfung und reichlich Fett an den Brüsten und am Bauch. Eine Vermehrung an Knochen bringt das Wachstum von zusätzlichen Knochen oder Zähnen mit sich, wohingegen die Symptome einer Vermehrung an Knochenmark ein Schweregefühl des Körpers, schlechtes Sehen und eine Verdickung der Gelenke erzeugt. Durch eine Vermehrung an Samen tritt Steinbildung auf, und es entsteht Anziehung gegenüber Frauen, wohingegen eine Vermehrung an Stuhl in Schwerfälligkeit, Schweregefühl des Körpers, Aufblähung des Abdomens und Funktionsstörungen der Eingeweide resultiert. Eine Vermehrung an Urin führt zu urogenitalem Schmerz und dem Gefühl, man hätte nicht uriniert, obgleich man dies gerade getan hat. Eine Vermehrung an Schweiß macht sich durch überreichliches Schwitzen, unangenehmen Körpergeruch und Haut-Krankheiten bemerkbar. Eine Vermehrung der kleineren Sekretionen, z. B. der sog. «Schlaf» in den Augen, Mucus, Speichel, Ohrenschmalz etc., ist durch ein Schweregefühl, Jucken und Nekrosen gekennzeichnet.

## Symptome der Verminderung

Die Symptome einer Verminderung an Wind sind: fehlende Energie, wenig Neigung zum Sprechen, körperliches Unbehagen, unklares Gedächtnis sowie das Auftauchen der Symptome einer Schleim-Vermehrung.

Eine Verminderung der Galle verursacht den Verlust der Körperhitze und der Hautspannung, ein Kältegefühl und eine dunkle Hautfarbe.

Eine Verminderung der Körperenergie Schleim ist gekennzeichnet durch die Leere seiner natürlichen Lokalisationen, ein Schwindelgefühl, Herzklopfen (Herzrhythmusstörungen) und einer Lockerung der Gelenke.

Eine Verminderung an Nährstoffen resultiert in Auszehrung, Schwierigkeiten, die Nahrung zu schlucken, rauher Haut und einer Unfähigkeit, laute Geräusche zu tolerieren. Eine Verminderung an Blut resultiert in Schlaffheit (z. B. Leere) der Blutgefäße, rauher Haut und Anziehung gegenüber kühlen Empfindungen und zu saurer Nahrung. Eine Verminderung an Fleisch führt zu Schmerzen in den Gelenken der Gliedmaßen und einer Anhaftung der Haut an die Knochen, wohingegen eine Verminderung an Fett durch Schlaflosigkeit, Auszehrung und eine bläulich-graue Hautfarbe gekennzeichnet ist. Eine Verminderung an Knochen verursacht das Ausfallen der Haare, Zähne und Nägel, während eine Verminderung an Knochenmark durch Hohlheit der Knochen, Gleichgewichtsstörungen, Schwindel sowie durch die Bildung eines Katarakts (grauer Star) gekennzeichnet ist. Die Verminderung der notwendigen Lebensflüssigkeit verursacht ein Bluten aus den Genitalien und eine brennende Empfindung.

Eine Verminderung an Stuhl (Faeces) ist durch Rumpeln und «Zusammenziehung», also Kontraktionen, im Dünndarm gekennzeichnet. Manchmal erfolgt auch eine Vermehrung des Windes, was in Schmerzen zwischen den Rippen und am Herzen resultiert. Eine Verminderung an Urin läßt eine Ent- bzw. Verfärbung des Urins, Dysurie und minimales Urinieren (Anurie) entstehen, wohingegen eine Verminderung an Schweiß in einem «Brechen» der Haut resultiert und die Körperhaare aufrechtstehen und ausfallen läßt. Wisse, daß eine Verminderung der kleineren Ausscheidungen, wie beispielsweise Gallensaft und «Schlaf» in den Augen, die ihnen natürlicherweise entsprechenden Lokalisationen leer und leicht macht.

Da die körperlichen Bestandteile in Abhängigkeit zu den ihnen entsprechenden Ausscheidungen stehen, wird durch eine Vermehrung der Ausscheidungen Krankheit entstehen. Eine Verminderung hiervon beeinflußt die Stärke der körperlichen Bestandteile in nachteiliger Weise. Der essentielle Nährstoff, auf den sich die individuelle Lebenskraft stützt, wird durch mentales Leiden reduziert, was sich darin niederschlägt, unglücklich zu sein, sowie in Furcht, Auszehrung, Schwäche, blasser Hautfarbe und schwacher Ausstrahlung resultiert. Die zur Heilung angemessenen Arzneien sind Milch und eine Suppe aus frischem, magerem Fleisch.

## Symptome der Störungen

*Wind*

Bei einer Störung der Körperenergie Wind ist der Puls leer und schwimmend bzw. auf der Oberfläche gleitend, während der Urin klar wie Wasser ist und nach der Entfärbung dünn wird. Andere Symptome sind: Unruhe; langgezogenes Seufzen; leichter und launischer Geist, der sich z. B. in der Rede widerspiegelt; ein Schwindelgefühl, vergleichbar jenem, das bei Vergiftungen bzw. beim Berauschtsein erfahren wird; dröhnende oder summende Geräusche in den Ohren; eine trockene und rote sowie rauhe Zunge; zusammenziehender Geschmack im Mund; umherwandernde Schmerzen; Kältegefühl; Frösteln; Schmerzen im ganzen Körper, wenn man sich bewegt; Lethargie; Steifheit und Zusammenziehen der Gliedmaßen; ein Gefühl des Abtrennens des Fleisches von Haut und Knochen oder ein Gefühl, als ob einem die Knochen gebrochen würden; pralle Empfindung in den Augen etc.; ein Gefühl, als ob der Körper gefesselt wäre; starker Schmerz, wenn man sich bewegt; ein Aufrichten der Körperhaare; Gänsehaut; Schlaflosigkeit; Gähnen; innerliches Beben; der Wunsch, sich zu strecken; Ungeduld; ein Gefühl, als ob die Hüften und die Taille sowie die Knochen und alle Gelenke geschlagen worden wären; stechende Schmerzen unterhalb des Hinterhauptes, im Nacken sowie in der Brust und in den Wangenknochen; Öffnen der geheimen Wind-Punkte (sechster und siebter Wirbel) und Schmerzen, wenn diese gedrückt werden; Würgen, ohne zu erbrechen; Aushusten von weichen Schaumbläschen bei Tagesanbruch; Rumpeln des Magens und Schmerzen nach der Verdauung am Abend und bei Tagesanbruch.

*Galle*

Die Symptome einer Störung der Körperenergie Galle sind: heftiger, dünner und straffer sowie flinker Puls; rötlichgelber und übelriechender Urin mit viel Dampfbildung; Kopfschmerzen;

Hitze im Fleisch; bitterer und saurer Geschmack im Mund; dikker Schleimbelag auf der Zunge; trockene Nasenflügel (innen); die Skleren (= Weißes im Auge) nehmen eine Orangefärbung an. Außerdem: stechende Schmerzen; Schlaflosigkeit oder wenig Schlaf nachts und Unfähigkeit, den Schlaf während des Tages zu kontrollieren (z. B. zu verhindern); salziger und orangefarbener Mucus aus dem Rachen; großer Durst; schlaffe und ungenaue Bewegungen; Erbrechen von Galle und Blut; heftiges Schwitzen; Körpergeruch; Reifung einer orangefarbenen Hautfarbe; Nekrotisierung des Körpers; Schmerzen um die Mittagszeit, um Mitternacht und während der Verdauung.

*Schleim*

Eine Störung der Körperenergie Schleim ist gekennzeichnet durch: versunkenen, schwachen und langsamen Puls; blassen Urin mit wenig Geruchs- oder Dampfbildung; Unfähigkeit zu schmecken, blasse Zunge; blasses Zahnfleisch und blasser Gaumen; blasse und geschwollene Augen; reichlich Mucus in Nase und Rachen; «Vernebelung» im Kopf; mentale und körperliche Schwere; Appetitlosigkeit bis hin zur Magersucht; Mangel an Verdauungshitze; schwache Verdauungskraft; Schmerzen in den Nieren und in der Taillengegend; Blähungen; Kropf; Erbrechen sowie Durchfall mit unverdauter Nahrung und Schleim; unklares Gedächtnis; häufige Schläfrigkeit; Lethargie; Hautirritationen; Steifheit; Unbeweglichkeit der Gelenke; Gewichtszunahme; Zaudern. Schleim-Erkrankungen treten bei feuchtem Wetter um die Abenddämmerung, morgens und unmittelbar nach dem Essen auf.

Die obengenannten Symptome der Vermehrung, Verminderung und der Störung gelten für alle Krankheiten. Alle zweifachen, dreifachen und vermischten Kombinationen von Erkrankungen mögen durch diese Symptome verstanden werden. Es gibt keine Krankheitssymptome, die hier nicht aufgeführt sind.

So ward es gesagt. Dies beschließt das elfte Kapitel, die Symptome von Krankheit darlegend, aus dem QUINTESSENZ-TANTRA, der Geheimen Mündlichen Überlieferung der Acht Zweige der Wissenschaft des Heilens.

# 12 Klassifikation der Krankheiten und deren individuelle Bedeutsamkeit

## Klassifikation der Krankheiten

Dann sprach der Weise Rig-pä Je-sche diese Worte: O Großer Weiser, höre! Die dreifache Gliederung von Krankheit bezieht sich auf die Unterteilungen der (1) Ursachen, (2) der Grundlage und (3) der Merkmale der Krankheit.

### (1) Einteilung bezüglich der Ursachen

Die Einteilung bezüglich der Ursachen wird in dreifacher Weise gegliedert: Krankheiten, die durch (a) die Humores dieses Lebens oder (b) frühere, negative Handlungen oder (c) einer Kombination aus beiden entstehen.

Ersteres (a) entsteht durch das Zusammentreffen von Ursachen und Bedingungen.

Das zweite (b): Krankheiten, die aus früheren negativen Handlungen erwachsen, intensivieren sich in hohem Maße ohne offensichtliche Ursache und müssen sowohl durch religiöse Praxis als auch durch Arzneien geheilt werden.

Krankheiten, die aus einer Kombination der Körperenergien dieses Lebens und früheren Handlungen entstehen, werden durch die kleinsten Ursachen und Bedingungen in hohem Maße verstärkt.

Krankheiten, die durch die Humores dieses Lebens entstehen, werden zweifach untergliedert: (i) dem Körper innewohnende, humorale Erkrankungen, z. B. durch eine Störung von Wind, Galle und Schleim, und (ii) plötzliche, durch äußere Bedingungen, beispielsweise durch Gifte oder Waffen sowie durch Geister entstehende humorale Erkrankungen.

(2) Einteilung bezüglich des Patienten

Hinsichtlich der Kategorien von Patienten gibt es vier spezifische Klassen: (a) Männer, (b) Frauen, (c) Kinder und (d) alte Menschen. Zudem gibt es eine fünfte Klasse: allen gemeinsame allgemeine Erkrankungen.

*Männer:* Es wird gesagt, daß Krankheiten bei Männern sowohl mit einem Mangel als auch einem Übermaß an Samen verbunden sein können. Außerdem: Anschwellen der Hoden in Beziehung zu jeder der sechs ursächlichen Faktoren von Wind, Galle, Schleim, Fett, Urin und Dünndarm, und neun Erkrankungen des Penis. Dies ergibt eine Gesamtsumme von 17 Erkrankungen.

*Frauen:* Gynäkologische Erkrankungen beinhalten fünf Erkrankungen der Gebärmutter (verursacht durch Wind, Galle, Schleim, Blut und einer jeglichen Kombination dieser Faktoren), neun Arten von Gebärmutter-Tumoren, zwei Arten von Gebärmutter-Parasiten, beispielsweise aufsteigende und irritierende Arten, sowie 16 Arten von Erkrankungen der Kanäle u. a. in Beziehung zu den Lungen, dem Herzen, der Leber, der Milz, der Gallenblase, den Nieren, dem Dünndarm, der Milch, den Brüsten, dem Kopf, den Knochen, dem Herzen, den Nieren, dem Magen und dem Dickdarm. Dies ergibt eine Gesamtsumme von 32 Erkrankungen.

*Kinder:* Erkrankungen bei Kindern beinhalten acht feinere Leiden: Schwellung des Schädels, Rachenentzündung bei Diphtherie (unter Umständen mit Verengung des Halses), Krankheiten der Milz, der Gallenblase, des Magens und des Dickdarms, diätetische Unausgewogenheiten und eine Brust-Milch-Krankheit.

Außerdem acht gröbere Leiden: im Brustkorb, den Lungen und der Leber, Durchfall, Erbrechen, ansteckende Fieber, Krankheiten des Nabels, Steinbildung. Und acht sehr feine Leiden: der Augen, der Ohren, der Nase und des Mundes, eine durch Lymphe bedingte Drüsenschwellung, Erkrankungen des Lebenskanals, Parasiten, Furunkel und Fleisch-Krankheiten.

*Alte Menschen:* Krankheiten bei alten Menschen sind mit der Abnahme der Stärke dieses Körpers, der aus den fünf Elementen besteht, verbunden.

*Allgemeine Erkrankungen:* Allen gemeinsame allgemeine Erkrankungen werden eingeteilt bezüglich der:

A. 101 Krankheiten der Humores
B. 101 hauptsächlichsten Erkrankungen
C. 101 Krankheiten in bezug zu ihrer Lokalisation
D. 101 Krankheiten in bezug auf ihren Typus

## *A. Krankheiten der Humores*

Krankheiten der Körperprinzipien werden in bezug auf Wind, Galle und Schleim gegliedert.

*Wind*-Krankheiten werden in zweifacher Weise eingeteilt: (a) allgemein und (b) spezifisch.

(a) Allgemeine Wind-Krankheiten werden sowohl bezüglich ihres Typus als auch bezüglich ihrer Lokalisation eingeteilt:
 (i) Es gibt zwanzig Wind-Krankheiten, die bezüglich ihres Typus eingeteilt sind, und
 (ii) falls man sie bezüglich ihrer Lokalisation einteilt, gibt es sechs Arten des Eintritts von Wind-Krankheiten und sieben Arten mit dem Erblühen der Blume von Wind-Krankheiten in den fünf Sinnesorganen.

(b) Es gibt fünf spezifische Wind-Krankheiten, die den Lebenserhaltenden Wind sowie andere Winde beeinflussen, und weitere zehn Krankheiten werden in Kombination mit Schleim und mit Galle dargelegt.

Somit gibt es 42 Kategorien von Wind-Krankheiten.

*Galle*-Krankheiten werden in zweifacher Weise gegliedert: (a) allgemein und (b) spezifisch.

(a) Allgemeine Krankheiten der Körperenergie Galle werden sowohl bezüglich ihres Typus als auch bezüglich ihrer Lokalisation eingeteilt.
 - (i) Die dreifache Einteilung bezüglich ihres Typus besteht aus übermäßiger Ansammlung von Galle, Verschiebung der Lokalisation von Galle und einem Überfließen von Galle in die Kanäle.
 - (ii) Die Einteilung bezüglich der Lokalisation ist siebenfach, die sechs Eintrittspforten und die Sinnesorgane beinhaltend.

(b) Es gibt fünf spezifische Galle-Krankheiten, welche die verdauende Galle sowie andere Galle-Arten beeinflussen, und weitere zehn Krankheiten werden in Kombinationen mit Wind und Schleim dargelegt.

Somit gibt es 26 Kategorien von Krankheiten des Körperprinzips der Galle.

*Schleim*-Krankheiten werden in zweifacher Weise gegliedert: (a) einfache (d. h. nur Schleim betreffende) und (b) komplexe Erkrankungen.

(a) Einfache, also nur Schleim betreffende Krankheiten sind von allgemeiner und spezifischer Art:
 - (i) Allgemeine Krankheiten der Körperenergie Schleim werden sowohl bezüglich ihres Typus als auch bezüglich ihrer Lokalisation eingeteilt:
   - (a') Die sechs Kategorien, die sich auf den Typus beziehen, stehen in Zusammenhang mit dem Processus

Xiphoidеus (Schwertfortsatz des Brustbeins), Lhen (lhen), eine Krankheit im Bereich des Sphinkters der Cardia (Ringmuskel des Mageneingangs; sog. Magenmund) etc.

(b') Klassifikation bezüglich der Lokalisation sind in siebenfacher Weise gegliedert, die sechs Eintrittspforten und die Sinnesorgane beinhaltend.

(ii) Es gibt fünf spezifische Schleim-Krankheiten, die den unterstützenden Schleim etc. beeinflussen, sowie weitere zehn Krankheiten, die in Kombination mit Wind und Galle dargelegt werden.

(b) Hinsichtlich der komplexen Schleim-Erkrankungen gibt es sowohl gelbe als auch braune Typen. Der braune Typus wird in vierfacher Weise eingeteilt: (i) sich ausbreitend, (ii) sich vermehrend, (iii) auslaufend und (iv) aufgeblasen.

Somit gibt es 33 Kategorien von Erkrankungen des Körperprinzips Schleim. Dies ergibt eine Gesamtsumme von 101 Krankheiten aller drei Humores.

## *B. Die hauptsächlichsten Erkrankungen*

Die hauptsächlichsten Erkrankungen werden in einfache (eine Körperenergie betreffend) und komplexe Erkrankungen eingeteilt.

Eine *einfache, also einen der Humores betreffende Erkrankung* manifestiert die Symptome des Ungleichgewichtes einer der individuellen Körperenergien. Dies beinhaltet die Vermehrung, starke Vermehrung, extreme Vermehrung, Verminderung, starke Verminderung und extreme Verminderung eines jeden der Körperprinzipien, zusammengenommen eine Summe von 18 Möglichkeiten ergebend.

*Komplexe Erkrankungen* werden in dreifacher Weise eingeteilt, nämlich bi-humorale Ungleichgewichte, tri-humorale Krankheiten und zusätzliche Krankheiten.

(a) Bi-humorale Krankheiten sind verbunden mit den drei Kombinationsmöglichkeiten einer gleichmäßigen und gleichzeitigen Vermehrung oder Verminderung von zweien der drei Humores sowie den sechs Möglichkeiten einer starken Vermehrung oder Verminderung eines der Körperprinzipien, begleitet von extremer und in Zusammenhang hiermit stehender Vermehrung oder Verminderung eines zweiten Körperprinzips. Beispiele hierfür sind: Eine starke Vermehrung von Wind, begleitet von einer extremen Vermehrung von Galle. Oder eine starke Verminderung von Wind mit einer extremen Verminderung von Galle.

(b) Bei *tri-humoralen Erkrankungen* sind die drei Humores Gegenstand einer gleichmäßigen, kollektiven Vermehrung oder Verminderung. Zusätzlich gibt es die sechs Kombinationsmöglichkeiten einer starken Vermehrung oder Verminderung einer Körperenergie mit einer gleichzeitigen mittleren Vermehrung oder Verminderung einer zweiten Körperenergie und einer gleichzeitigen kleineren Vermehrung oder Verminderung des dritten.

Es gibt außerdem insgesamt sechs Kombinationsmöglichkeiten, bei denen die Vermehrung von zweien der Humores von einer extremen Vermehrung der dritten Körperenergie begleitet oder die Vermehrung eines der Humores von einer extremen Vermehrung der anderen zwei Humores begleitet wird. Das Umgekehrte, also in Hinblick auf Verminderung, trifft ebenfalls zu. Beispielsweise die Verminderung eines der Humores begleitet von einer extremen Verminderung der anderen zwei Humores bzw. die Verminderung von irgendwelchen zwei Körperenergien mit einer extremen Verminderung der dritten.

Bei den sechs Möglichkeiten einer gleichzeitigen Kombination an Vermehrung und Verminderung ist die erste Körperenergie ausgeglichen, die zweite Körperenergie vermehrt sich, und die dritte Körperenergie vermindert sich.

Abschließend gibt es sechs Kombinationen, bei denen sich ein Körperprinzip vermindert, während sich die zwei verbleibenden

Körperprinzipien vermehren, bzw. in umgekehrter Weise sich zwei Körperprinzipien vermindern, während eines sich vermehrt.

Somit gibt es vierundsiebzig Kategorien der Vermehrung und der Verminderung der Körperenergien.

(c) Es gibt drei Kategorien *zusätzlicher Erkrankungen*, die das Auftreten irgendeiner Erkrankung zu einer bereits bestehenden Erkrankung beinhalten. Diese werden beschrieben als:
   (i) Eintritt irgendeiner erkrankten Körperenergie bzw. mehrerer erkrankter Körperenergien in die Lokalisation einer anderen Körperenergie.
   (ii) Störung eines zusätzlichen Körperprinzips bzw. zusätzlicher Körperprinzipien, bevor die Erkrankung eines anderen beruhigt werden konnte.
   (iii) Eine Reaktion zwischen zwei Typen humoraler Erkrankungen, z. B. Wind bewahrt seine natürliche Lokalisation und reagiert mit Galle und Schleim, oder Wind besetzt die natürlichen Lokalisationen von Galle und Schleim und reagiert mit Schleim, etc.

Somit umfassen (i), (ii) und (iii) drei Serien von neun Krankheiten, insgesamt 101 hauptsächliche Erkrankungen ergebend.

## C. *Erkrankungen, die entsprechend ihrer Lokalisation klassifiziert werden*

In Hinblick auf die Lokalisation werden körperliche und geistige Krankheiten unterschieden.

(a) Krankheiten, die im Geiste lokalisiert werden, sind in zweifacher Weise eingeteilt: Geisteskrankheiten und Gedächtnisverlust (Amnesie).

(b) Krankheiten, die im Körper lokalisiert sind, werden vierfach unterteilt: in den oberen Körperteilen, den unteren Körperteilen, den inneren Körperteilen und den äußeren Körperteilen. Zudem gibt es einen fünften Typus: Krankheiten, die den äußeren und den inneren Körperteilen gemeinsam sind.

(i) Krankheiten des *oberen Körperteils* befinden sich im Kopf und in den Sinnesorganen und spezifischerweise in Kopf, Augen, Ohren, Nase, Lippen, Zähnen, Zunge, Gaumen und Kropf.

Krankheiten, die im Rachenbereich und oberhalb des Halsbereiches lokalisiert sind, werden vierfach untergliedert. Dies beinhaltet allgemeine Erkrankungen des Rachens, z. B. Mandelentzündung (Tonsillitis), Blokkierungen, z. B. aufgrund von Tumoren im Rachen, Verengung des Rachens, z. B. aufgrund einer Entzündung, Diphtherie etc., und Heiserkeit.

Krankheiten, die im allgemeinen oberhalb des Halsbereiches lokalisiert sind, werden in fünf unterteilt: extremer Durst, Schluckauf, Asthma, Appetitlosigkeit bis hin zur Anorexie und der gewöhnliche Schnupfen.

Dies ergibt eine Gesamtsumme von 18 Typen.

(ii) Die *inneren Erkrankungen*, die sich auf die Voll- und Hohlorgane auswirken, werden elffach gegliedert: z. B. Krankheiten des Herzens, der Lungen, der Leber, der Milz, der Nieren, des Magens, der Gallenblase, des Dünndarms und des Dickdarms, der Harnblase sowie der Bläschendrüsen.

Krankheiten, die generell in den Voll- und Hohlorganen angesiedelt sind, werden sechsfach unterteilt: Verdauungsbeschwerden, Bauchkrämpfe, Tumoren, Sur-ja (sur.ya; tumorartige Abszesse), Cholera sowie Kolik. Es gibt zwei Krankheiten, die generell in den Hohlorganen lokalisiert sind: Durchfall und Erbrechen.

Somit ergibt sich eine Gesamtsumme von neunzehn Arten von Erkrankungen.

(iii) Erkrankungen des *unteren Körpers* gliedern sich in fünf Arten: Hämorrhoiden, Analfisteln, Verstopfung, Harnverhaltung aufgrund einer Blockierung sowie Dysurie (Oligurie, Pollakisurie).

(iv) Erkrankungen, die am *äußeren Körper* lokalisiert sind, werden in der Haut, dem Fleisch, den Kanälen und den Knochen vorgefunden.

(a') Es werden zehn Haut-Krankheiten dargelegt: Scha-tra (sha.bkra; Leucoderm, bei der sich Hautareale ent- bzw. verfärben); Bä-dag (bas.ldags; mit bleicher Hautfarbe und Pickeln einhergehend); Gjan-pa (gyan.pa; Jucken; vergleiche: Krätze); Lang-schu (glang-shu; ähnlich wie Bä-dag [bas.ldags] mit kleinen wunden Stellen); Sa-kong (za.kong; ein höchst ansteckender Zustand, der mit Verlust der Haare aus den Poren und einem bläulichen Teint einhergeht); Schu-wa (shu.wa; bei der die Haut rauh und «gebrochen» ist; geht mit entweder einer heißen Empfindung oder einer kalten, juckenden Empfindung einher; vergleiche: Ekzeme, Geschlechtskrankheiten, Warzen); Ngo-khab (ngo.khab; mit dunklen Arealen im Gesicht); und andere Erkrankungen, die sich an der Haut ausbreiten.

(b') Erkrankungen des Fleisches (Muskulatur etc.) werden in dreifacher Weise eingeteilt: Kropf; Men-bu (rmen.bu; verklumpte Erhebungen, die in den Lymphdrüsen aufgrund krankhafter Lymphe entstehen); sowie andere Erkrankungen, die sich im Fleisch entwickeln.

(c') Erkrankungen der Kanäle werden in dreifacher Weise eingeteilt: Tsa-kar (rtsa.dkar; beinhaltet Polio, Morbus Parkinson und auch andere Formen der Paralyse); Tsa-nag (rtsa.nag; wörtl. «schwarzer Kanal»); sowie andere Krankheiten, die in den Kanälen zirkulieren. Rheumatismus ist in Knochen, Fleisch, Kanälen und Haut lokalisiert. Diese Erkrankungen ergeben eine Gesamtsumme von 20.

(d') Erkrankungen der Knochen werden auch in dreifacher Weise eingeteilt; dazu gehören sowohl Gicht, Kang-bam (rkang.bam; einschließlich Elephantiasis) als auch andere, an den Knochen haftende Krankheiten.

(v) Krankheiten, welche die *äußeren und die inneren Teile des Körpers* durchdringen, beinhalten: Galle-Krankheiten; «brauner Schleim»; erstes, zweites und drittes Stadium von Ödemen; Auszehrung (konsumierende Erkrankungen); die sechs Kategorien von Fieber (ungereiftes Fieber, hohes Fieber, leeres Fieber, verstecktes Fieber, chronisches Fieber und «trübes» Fieber); sich ausbreitendes Fieber; gestörtes Fieber; ansteckendes Fieber; Pocken; Log-pa (lhog.pa; z. B. Diphtherie); Vergiftung durch vermischte Gifte; Vergiftung durch Toxine, die durch die Luft befördert werden; Vergiftung durch Sonnenstrahlen; Vergiftung durch Dämpfe; Fleischvergiftung; Vergiftung durch ungesunde Kombinationen an Nahrungsmitteln; Vergiftung durch Eisenhut; Vergiftung durch Tollwut; Vergiftungen durch Insekten und Schlangenbisse; durch bhuta, Dschung-po-(hbyung.po-)Geister, verursachte Erkrankungen; Krankheiten durch planetare Einflüsse; Lepra; sich geschwürig verändernde wunde Stellen; Erisypel; Parasiten; Wundstellen am Kopf; Krankheiten des Brustraumes; Erkrankungen an den Gliedmaßen und im Halsbereich.

Dies ergibt 37 Krankheiten. Insgesamt ergibt sich eine Summe von 101 Krankheiten, klassifiziert nach Lokalisationen.

## *D. Erkrankungen, klassifiziert nach ihrem Typus*

Hinsichtlich ihres Typus gibt es die vier Unterteilungen: innere Erkrankungen, Läsionen, Fieber und verschiedenartige Erkrankungen.

(a) Die Unterteilung der inneren Erkrankungen gliedert sich weiter in zweifacher Weise: die ursächlichen Verdauungsstörungen und die hieraus resultierenden chronisch-konsumierenden Erkrankungen.

(i) Verdauungsstörungen werden vierfach eingeteilt: Wesen, Typus, begleitende Faktoren sowie Stadium.

*(ii)* *Die sich hieraus ergebenden chronisch-auszehrenden Erkrankungen* werden sowohl bezüglich des akuten Typus als auch des fortgeschrittenen Typus klassifiziert.

(a') Der akute Typus hat vier Aspekte: eine einzelne, also nur diese Körperenergie betreffende Schleim-Krankheit, brauner Schleim, eine Galle-Krankheit sowie eine durch Vergiftung verursachte chronisch-konsumierende Erkrankung.

(i') Einzelne Erkrankungen des Körperprinzips Schleim werden sechsfach eingeteilt: Krankheiten des Processus Xyphoideus (Schwertfortsatz des Brustbeins), das «Eisen-Schmutz»-Syndrom (bezieht sich auf die Ent- bzw. Verfärbung des Abdomens), Verlust der Verdauungshitze, Rachenverengung, «weißer» Rheumatismus sowie Dschu-ke-ma (hju.ske.ma), ein Unterernährungs-Syndrom aufgrund von Malabsorption durch die Anwesenheit von Parasiten im Zusammenhang mit Schleim.

(ii') Brauner-Schleim-Erkrankungen werden zehnfach unterteilt: sich-«ausbreitend», «entwickelt», «durchstochen», «gerissen», «aufgeblasen» (wörtl. «wirbelnd»), «gerollt», «versteckt», «reaktiv», «in die Gefäße fallend» und «unnachgiebig kalt».

(iii') Die drei chronisch-konsumierenden Galle-Krankheiten, die durch Verdauungsstörungen hervorgerufen werden, sind: (1) ein Überfließen von Galle, (2) welches in die Kanäle fließt sowie (3) Veränderung der Lokalisation von Galle.

(iv') Durch Vergiftung verursachte und in Verdauungsstörungen resultierende chronisch-konsumierende Erkrankungen können sowohl durch (in ihren Wirkkräften) heiße wie auch (in ihren Wirkkräften) kühle Vermischungen entstehen.

(b') Die fünf Arten an fortgeschrittenen chronisch-konsumierenden Erkrankungen umfassen Tumoren, die drei Stadien von Ödemen und die Lungentuberkulose.

(i') Es wird gesagt, die Konsistenz bzw. Lokalisation der acht Arten an Tumoren sei aus Blut, Gallensaft, Processus Xiphoideus, Calculi (Steine), Wind, Parasiten, in den Kanälen sowie im Harntrakt.

(ii') Ödeme des dritten Stadiums gibt es in vier Typen: sich-ausbreitend, «tropfend», «verwirbelte Flüssigkeit» sowie «durchgestoßene Flüssigkeit».

(iii') Im zweiten Stadium der Ödeme gibt es sowohl einen heißen als auch einen kalten Typus.

(iv') Das erste Stadium der Ödeme wird, aufgrund der Lungen, des Herzens, der Leber, der Milz und der Lymphe fünffach gegliedert.

(v') Lungentuberkulose wird, aufgrund des Windes, der Galle, des Schleims sowie ergänzende Arten in vierfacher Weise eingeteilt.

Somit ergibt sich eine Gesamtsumme von 48 inneren Krankheiten.

(b) *Läsionen* beinhalten die aus inneren Faktoren hervorgehenden Eruptionen sowie Wunden zufälliger Natur.

(i) Eruptionen der Haut beinhalten: wunde Stellen, Men-bu (rmen.bu; durch krankhafte Lymphe verursachte klumpige Drüsenschwellung), Sur-ja (sur.ya; durch tumorales Wachstum in den Gängen der Organe verursachte Abszesse), Erysipel, Hämorrhoiden, Kang-bam (rkang.bam; z. B. Elephantiasis) sowie Analfisteln. Hydrocecele kann dieser Unterteilung ebenfalls hinzugezählt werden.

(ii) Wunden werden bezüglich ihrer Lokalisation sowie bezüglich des Typus klassifiziert.

(a') Die Lokalisationen sind: Kopf, Halsbereich, Abdomen und Gliedmaßen.

(b') Die acht verschiedenen Arten von Wunden entstehen durch: «Schälen», Absplittern, Ablösen (der verletzte Teil wird abgetrennt, nachdem er teilweise abgelöst ist), Amputation, Stichverletzungen, Splittern und Brechen von Knochen.

Hieraus ergibt sich eine Gesamtsumme von 15 Kategorien an Läsionen.

(c) Die verschiedenen Arten von *Fieber* sind: (i) ungereiftes Fieber, (ii) hohes Fieber, (iii) leeres Fieber, (iv) verstecktes Fieber, (v) chronisches Fieber sowie (vi) trübes Fieber. Zusätzlich gibt es weitere vier Arten, bekannt als (vii) sich ausbreitendes Fieber, (viii) gestörtes Fieber, (ix) ansteckendes Fieber, und (x) Fieber aufgrund von Vergiftung.

(vii) Sich-ausbreitendes Fieber gibt es sowohl als externen Typus (in der Haut und im Fleisch) als auch als internen Typus (in lebenswichtigen Organen).

(viii) Gestörtes Fieber gibt es als hohen, leeren oder milden Typus (je nach Einfluß von Galle, Wind oder Schleim).

(ix) Ansteckendes Fieber gibt es in fünferlei Arten: Bal-nä (bal.nad; eine ansteckende Erkrankung, die von einem Ungleichgewicht eines jeden der Humores herrührt), Kolik, Pocken, Gag-lhog (gag.lhog; beinhaltet Diphtherie, Rachenentzündung etc.) sowie der gewöhnliche Schnupfen.

(x) Fieber aufgrund von Vergiftungen wird durch drei Faktoren verursacht: vermischte Gifte, Nahrungsmittel-Vergiftungen sowie natürlich vorkommende Gifte.

(d) Die neunzehn *verschiedenartigen Erkrankungen* sind: Heiserkeit, Schluckauf, Appetitlosigkeit (bis hin zur Anorexie), ernsthafter Durst, Asthma, Krämpfe, Parasiten, Durchfall, Erbrechen, Verstopfung, Anurie, Polyurie (beinhaltet Diabetes), Gastroenteritis, Gicht, Rheumatismus, Lymph-Krankheiten, «weißer Kanal» (beinhaltet Polio, Morbus Parkinson etc.), Hautkrankheiten sowie leichtere Erkrankungen.

Somit gibt es 101 Erkrankungen, die nach dem Typus klassifiziert sind und 404 Krankheiten in den vier Unterteilungen nach Humores, hauptsächlichen Erkrankungen, Typus und Lokalisation.

Diese beinhalten außerdem: (1) Durch andere karmische Faktoren beeinflußte Erkrankungen, die trotz Behandlung tödlich verlaufen. (2) Dem Geiste und der Seele des Menschen entstammende Erkrankungen. Sie werden durch Geister verursacht. Es ist möglich, sich von diesen Erkrankungen durch Rituale zu befreien. (3) Durch die Humores dieses Lebens hervorgerufene Erkrankungen. Sollten diese nicht behandelt werden, verlaufen sie tödlich; wird der Patient jedoch behandelt, überlebt er. (4) Krankheiten, die nur die Erscheinungsweise einer Krankheit annehmen und von denen man sich auf natürliche Art und Weise ohne Behandlung erholen wird.

### (3) Klassifizierung bezüglich der Merkmale der Krankheit

Hinsichtlich der verschiedenen Aspekte von Krankheit gibt es unzählige Unterteilungen. Es gibt insgesamt 25 Körperenergien und Gegenstände der Schädigung (körperliche Bestandteile und Ausscheidungen). Da sich zahlreiche Arten von einfachen, zweifachen und dreifachen humoralen Erkrankungen ergeben können, werden keine fixen Aufzählungen oder Bezeichnungen gegeben. Jedoch ist die Anzahl der Humores, die geschädigt werden können, nicht höher als drei, und es gibt keine anderen Lokalisationen als die zehn Gegenstände der Schädigung. Als Beispiel: Wo auch immer Vögel zu fliegen wünschen – es gibt nichts anderes für sie als den Himmel. In der gleichen Weise sind, trotz der zahlreichen Kategorien der Krankheiten, alle innerhalb der Unterteilungen von heiß und kalt enthalten, da Schleim und Wind ihrem Wesen entsprechend kalt, und Galle und Blut ihrem Wesen entsprechend heiß sind.

## Individuelle Bedeutsamkeit der Krankheit

Im Falle jeder Erkrankung gibt es diese vier Stadien: Ursache, frühes Stadium, Manifestations-Stadium und das Stadium des «Überfließens».

Als Ursache ist die eigentliche Bedingung, welche die Krankheit entstehen läßt, anzusehen.

Im sogenannten frühen Stadium sind die spezifischen Symptome immer noch unklar.

Das Manifestations-Stadium ist dann gegeben, wenn die Symptome der eigentlichen Krankheit klar erkennbar sind.

Das Stadium des «Überfließens» ist gegeben, wenn die Krankheit ihren Höhepunkt erreicht hat und sich in ihrer vollen Stärke an ihrer eigenen Lokalisation befindet.

In Hinblick auf Aufzählung, Diagnose, grundsätzliche Einteilung und Stärke von Krankheit gilt:

Aufzählung beinhaltet die Unterteilungen der speziellen Arten an Erkrankungen.

Diagnostizierte Krankheiten werden individuell und ohne gemischt zu werden klassifiziert.

Die grundsätzlichen Einteilungen von Krankheit sind: einfach, also einen der Humores betreffend, und komplex, sowohl ursprüngliche als auch zusätzliche Erkrankungen beinhaltend.

Die Stärke der Krankheit wird entweder groß oder gering sein; dies richtet sich nach dem Einfluß der Umwelt, der Jahreszeit, dem humoralen Wesens des Patienten, der Altersgruppe, dem humoralen Typus der Krankheit sowie der Ernährungs- und Verhaltensweisen.

So ward es gesagt. Dies beschließt das zwölfte Kapitel, die Klassifizierung von Krankheit aufzeigend, aus dem QUINTESSENZ-TANTRA, der Geheimen Mündlichen Überlieferung der Acht Zweige der Wissenschaft des Heilens.

# 13 Alltägliche Verhaltensweisen

Dann fragte der Weise Ji-lä-kje: O Meister, Weiser Rig-pä Je-sche, wie nun mag man die Prinzipien eines gesunden Verhaltens erlernen? Möge der Heiler, König der Ärzte, bitte erläutern.

Auf dieses hin sagte der Meister: O Großer Weiser, höre! Die Belehrung über die Prinzipien der Verhaltensweisen, welche als Heilmittel gegen Krankheit wirken, gliedert sich in dreifacher Weise:

(1) Alltägliche Verhaltensweisen (Kapitel 13),
(2) Jahreszeitliche Verhaltensweisen (Kapitel 14),
(3) Begleitende Verhaltensweisen (Kapitel 15).

Die Handlungen des alltäglichen Lebens unterteilen sich in dreifacher Weise: (a) Handlungen, welche einzig auf dieses Leben hin ausgerichtet sind, (b) weltliche Handlungen und (c) heiligende Handlungen.

## Alltägliche Handlungen, welche auf dieses Leben hin ausgerichtet sind

Zunächst gibt es für jene, die sich an beständigem Glück und an langem Leben zu erfreuen wünschen, hinsichtlich des Verhaltens, welches einzig auf dieses Leben hin ausgerichtet ist, die Höchsten Arzneien (z. B. kostbare Pillen), Edelsteine und das Tragen von durch heilige Mantras geweihten Amuletten.

Sei immer achtsam, um die zwei manifestierenden Bedingungen für Krankheit zu vermeiden, z. B. durch falsche Ernährung und falsche Verhaltensweise. Vermeide negative Handlungen von Körper, Rede und Geist, und widme dich tadellosem Verhalten.

Man sollte niemals seinem Geschmackssinn Gewalt antun, noch sollte man seine Sinne zügellos in Vergnügungen schwelgen lassen. Vermeide es, in zweifelhaft anmutenden Booten zu segeln und ungezähmte Tiere zu reiten. Meide Orte, an denen getötet wird und Banditentum vorkommt. Meide es, weite Gewässer zu befahren oder Feuerbänke zu betreten, während des Monsuns steile Hänge zu erklettern und während der Winterszeit die Wipfel von Bäumen zu besteigen. Falls man sich an einem Ort niederläßt, so sollte man ihn untersuchen, und beim Weitergehen sollte man den Weg überprüfen. In der Nacht sollte man nicht reisen. Falls ein wichtiger Grund dies aber nötig werden läßt, dann sollte man einen Stock mit sich führen und mit einem Begleiter weitergehen.

Da es eine rauhe Wirkung auf den Körper hat, nachts nicht zu schlafen, sollte man in einer angenehmen Position ruhen. Falls einem der Schlaf der Nacht fehlt, dann sollte man den ganzen Vormittag über fasten und die Hälfte der Dauer eines normalen Nachtschlafes in Anspruch nehmen. Aufgrund der Rauhheit und der kurzen Nächte des frühen Sommers wird dem Körper Stärke entzogen, und Wind wird vermehrt. Deswegen ist es vorteilhaft, während des Tages etwas zu schlafen.

Bei Vergiftungen, Schwäche, Erschöpfung infolge von Trauer bzw. Anstrengung oder nach langer Rede, im Alter und im Falle großer Verängstigung wird empfohlen, ölige und schwere Spei sen zu sich zu nehmen.

Ansonsten vermehrt das Schlafen während des Tages Schleim, führt zu Schwellungen, Dumpfheit des Geistes, Kopfschmerzen, Lethargie und Anfälligkeit gegenüber infektiösen Fiebern. Gegen andauerndes Zuviel-Schlafen sollte man ein Brechmittel verabreichen, fasten und sich der Gemeinschaft mit Frauen erfreuen. Gegen Schlaflosigkeit trinke Milch, Yoghurt, Alkohol, Fleischsuppe, reibe z. B. Sesamöl auf den Kopf und tropfe ein wenig Öl in die Ohren.

Enthalte dich des Verkehrs mit Nicht-Menschen, der Gattin eines anderen, einer unattraktiven Person, einer schwangeren Frau, einer sehr schwachen oder kranken Person oder einer Frau, die ihre Regel hat, da dies aufgrund des unreinen Blutes sowohl für den Mann als auch für die Frau Krankheit herbeiführen kann. Im Winter gibt es keine Beschränkungen bezüglich des Geschlechtsverkehrs, da das Sperma mit Spannkraft gebildet wird. Im Herbst und im Frühjahr beträgt die empfohlene maximale Häufigkeit des Geschlechtsverkehrs alle zwei Tage, während des Monsuns und des frühen Sommers nur alle fünfzehn Tage. Ein über dieses Maß hinausgehender Geschlechtsverkehr mit Frauen trübt ansonsten die Sinne, verursacht Schwindelgefühle und führt letztendlich zum Ableben.

Regelmäßige Öl-Massage überwindet das Altern, Ermüdungserscheinungen und Wind-Krankheiten. Eine periodische Verabreichung von Öl auf den Kopf, die Füße und in die Ohren führt zu einer Leichtigkeit des Körpers, zu Verlust von Fett, zu Vitalität und vermehrt die Verdauungshitze. Aus der Durchführung rechter körperlicher Übung resultieren körperliche Widerstands- und Leistungsfähigkeit.

Durch körperliche Erschöpfung infolge übermäßiger oder nicht richtig ausgeführter Betätigung wird der Körper jedoch funktionsuntüchtig werden. Vor allen Dingen ältere Menschen, Kinder und Wind- bzw. Galle-Patienten sollten solch unausgewogenes Verhalten vermeiden.

Schleim-Patienten sollten körperliche Übung betreiben. Starke Menschen und solche, die ölige Nahrung zu sich nehmen, sollten diesen Übungen im Winter und im Frühjahr folgen. Für die Entfernung von Schleim bzw. die Verdauung von Fetten und einer hieraus resultierenden klaren Haut bzw. außerordentlich stabiler Gliedmaßen sollte man den Körper dann mit einer Anwendung aus dem Mehl von Hülsenfrüchten einreiben und dieses anschließend abwischen.

Regelmäßiges Baden erhöht die Potenz, die Körperhitze, körperliche Stärke, Lebensspanne, die Ausstrahlungskraft und verbessert den Teint bzw. vertreibt durch Schwitzen verursachten Juckreiz, Lethargie, Durst und ein Übermaß von Körperhitze. Den Kopf mit warmem Wasser zu waschen, verursacht Haarausfall und schwächt die Sehkraft. Baden sollte sowohl unmittelbar nach dem Essen, als auch von jenen, welche an Fieber mit Ruhr, Aufblähungen des Abdomens, gewöhnlichen Erkältungskrankheiten, Verdauungsstörungen und Nasen- oder Augenerkrankungen leiden, vermieden werden.

Dadurch, daß die Augen dem Wesen nach dem Feuerelement angehören, werden sie durch den zufriedenstellenden Schleim beeinträchtigt, und als Ergebnis fließen Tränen. Zur Absonderung der Tränen sollte man deshalb in regelmäßigen Abständen von sieben Tagen die Augenarznei, ein Konzentrat aus Berberitzen-Rinde, äußerlich verabreichen.

Gegen den Feind der fünf plötzlichen Beschwerden sollte man sich auf die Freunde (wie Höchste Arzneien, Edelsteine, Amulette etc.) verlassen.

Man sollte sich in einer unvoreingenommenen Art und Weise nicht nur an eine, sondern an alle der obengenannten Indikationen halten. Somit kann man durch die sorgsame Anwendung von Achtsamkeit am Tage und bei Nacht, auf Reisen oder während des Aufenthaltes an einem Ort Leiden verhindern.

## Weltliche Handlungen

Gemäß den Verhaltensregeln der Welt zu leben, bildet das Fundament aller guten Eigenschaften. Man sollte sich im praktischen Leben fest an seine Versprechen halten und die von anderen erhaltene Güte erwidern bzw. Schulden gemäß seinem Ehrenwort zurückbezahlen. Obwohl man versprochen haben mag, eine böse Tat auszuführen, sollte man davon Abstand nehmen, sie zu begehen. Ehrenwerte Handlungen sollte man, auch wenn sie von anderen behindert werden, zu Ende führen. Begutachte vor der eigentlichen Handlung die Situation und führe dann, was auch immer zuträglich ist, in einer guten Art und Weise aus.

Eine Überfülle an Darstellungen sollte erst dann als wahrhaftig angenommen werden, nachdem man sie sorgfältig überprüft hat. Man sollte die vielen Dinge, die man zu sagen hat, zuerst im eigenen Geiste ausdrücken und dann seine Hauptpunkte mündlich zusammenfassen. Höre niemals auf die Rede von Frauen und halte deinen Mund in vertraulichen Dingen verschlossen. (Dr. Trogawa Rinpoche, einer der bedeutendsten tibetischen Ärzte und Lamas, erklärt diese Passage folgendermaßen: Zu den Zeiten des Buddha war Bildung ausschließlich Männern vorbehalten, und somit war die Quote an sog. «ungebildeten» Frauen sehr hoch. Eine zweite Erklärung gab er anhand einer tibetischen Geschichte mit einem Schmunzeln zum besten: In den Weiten Tibets begegneten sich eines Tages zwei Nomadenstämme und beschlossen, gemeinsam ihre Zelte aufzustellen. Am Abend trafen sich die Männer beider Stämme am Feuer. Aus einer der Gruppen trat ein Mann hervor, stellte sich als der Anführer des einen Stammes vor und fragte nach dem Anführer der anderen Gruppe. Jener stellte sich mit folgenden Worten vor: «Ich bin der Anführer dieses Stammes, aber mein Anführer ist zu Hause im Zelt.» Diese Geschichte verdeutlicht die hintergründige Machtverteilung auf sehr deutliche Art und Weise.) Gegenüber jenen, welche einen lieben und von denen man abhängt, sollte man jedoch frei und ohne betrügerische Worte sprechen. Sei außerdem liebenswürdig und beherrscht, aber auch in spontaner Weise freundlich und glücklich.

Man sollte seinen Gegnern keine Blößen zeigen, sondern den rechten Augenblick abwarten, um sie dann mit geschickten Mitteln zu überwältigen.

Um seine Verwandten und Begleiter sollte man sich mit Zuneigung kümmern und sich lange an die Güte erinnern, die man zuvor erfahren hat. Seinem Lehrer, Vater, Mutter, Onkel, den Älteren der Familie sollte man respektvoll seine Dienste anbieten. Seine Gedanken bringe man mit denen seiner Landsleute, Freunde, Verwandten und denen anderer Menschen, mit welchen man in Verbindung treten muß, in Übereinstimmung.

Beim Bewirtschaften des Landes und im allgemeinen Geschäftsgebaren gilt es, sparsam zu sein; sollte es aber notwendig erscheinen, dann gib und verbrauche freizügig. Falls man sich im Unrecht befindet, sollte man jederzeit dazu bereit sein, seine Niederlage einzugestehen; und bei Erfolg sollte man zufrieden sein. Ist man gelehrt, so sollte man seinen Stolz bezwingen, und falls man reich ist, zufrieden sein. Seine Untergebenen sollte man nicht geringschätzig behandeln, und auf Höherstehende sollte man nicht neidisch sein. Schlechte Menschen sollte man nicht unterstützen und sich auch keine Hexer zu Gegnern machen. Entziehe anderen niemals ihren Reichtum, da Schaden, welcher anderen angetan wird, auf einen selbst zurückfällt. Enthalte dich, Flüche über triviale Dinge auszusprechen. Um ein späteres Bedauern zu vermeiden, sollte man in allen Situationen mit Bedacht voranschreiten und niemals schlechten Menschen Macht zukommen lassen.

Der Geist sollte durch Ehrlichkeit gekräftigt sein, und man sollte eine Grundhaltung von Nachsicht und geistiger Weite entwickeln. Als allgemeine Regel gilt, daß Aufgaben, je nach verfügbarer Zeit, freudig akzeptiert werden sollten.

Sollte eine solche Person, die sich an diesen Kodex hält, als das einzige Kind einer Familie wiedergeboren werden, so wird sie ihre Macht nicht an andere verlieren und selbst in der Gestalt eines Dieners der Meister vieler anderer werden.

## Heiligende Handlungen

Da sich alle fühlenden Wesen nach Glück sehnen, beschäftigen sie sich mit allen möglichen Aktivitäten. Sollten sie jedoch die Lehre nicht praktizieren, wird ihr stark verunreinigtes Glück zu einer Ursache für Leid werden. Deshalb sollte man sich in der Ausübung der Lehre bemühen, sich seinem spirituellen Meister hingeben und einen weiten Bogen um negative Menschen machen.

Enthalte dich mit Körper, Rede und Geist der zehn negativen Handlungen: (1) Leben zu nehmen, (2) zu stehlen, (3) sexueller Verfehlung, (4) zu lügen, (5) eitlem Geschwätz, (6) harscher Rede, (7) entzweiender Rede, (8) Begierde, (9) Bosheit und (10) verzerrter Ansichten.

Überdies sollte man jenen Personen, die an Kummer und Elend, Krankheit, Armut und Schmerz leiden, in jeder erdenklichen Art und Weise seine Dienste zur Verfügung stellen. Betrachte stets Würmer, Insekten und dergleichen als einem selbst ähnlich, was das Sehnen nach Glück und die Abneigung gegenüber Leiden anbetrifft. Lächle andere sanft, in einer liebenswürdigen Art und Weise und ohne Betrug an und sprich die Wahrheit. Speziell Feinden gegenüber, die sich bemühen, einem zu schaden, sollte man Gutes tun und in Liebe zu allen Wesen die zwei Vollendeten Geisteshaltungen des Erwachens, erstrebender Geist und anteilnehmender Geist, entwickeln. Bezähme Körper, Rede und Geist und sei, ohne ein Gefühl des Verlustes, großzügig in deinen Einstellungen. Betrachte das Wohlergehen anderer, als entspräche es deinem eigenen. Dies sind die Ideale eines religiösen Verhaltens.

So ward es gesagt. Dies beschließt das dreizehnte Kapitel über die alltäglichen Verhaltensweisen aus dem QUINTESSENZ-TANTRA, der Geheimen Mündlichen Überlieferung der Acht Zweige der Wissenschaft des Heilens.

# 14 Jahreszeitlich bedingte Verhaltensweisen

Dann sprach der Weise Rig-pä Je-sche folgende Worte: O Großer Weiser, höre! Als zweites werden die jahreszeitlich bedingten Verhaltensweisen bezüglich der sechs Jahreszeiten eines Jahres erläutert: (1) früher Winter, (2) später Winter, (3) Frühjahr, (4) Sommer, (5) Monsun und (6) Herbst.

Mit dem ersten Wintermonat beginnend, hat jede der folgenden Jahreszeiten eine Dauer von zwei Monaten. 120 mentale Impulse ergeben einen Augenblick, 60 dieser Augenblicke ergeben eine «Minute». 30 «Minuten» ergeben eine «Stunde», und 30 «Stunden» ergeben einen Tag (24 Stunden). 30 Tage ergeben einen Monat, und jeweils zwei Monate ergeben eine Jahreszeit. Sechs Jahreszeiten ergeben ein Jahr.

Die Sonne wendet sich, d. h., das Tageslicht beginnt sich zu vermehren oder zu vermindern, ungefähr elf Tage nach der Sonnenwende des vorhergehenden Jahres. Wenn aber z. B. die Sonnenwende des vorhergehenden Jahres am dreiundzwanzigsten des tibetischen Monats oder später war, dann wäre die Summe, einschließlich der elf Tage, 34. In diesem Falle nimmt man die zweite Zahl als Datum, und dadurch ist der vierte Tag des fünften tibetischen Monats die Sommer-Sonnenwende. Dieses Prinzip findet dann Anwendung, wenn die Sonnenwende des vorhergehenden Jahres am Zwanzigsten des Monats oder später war. Deswegen wird gesagt, daß sich die Sonne während dreier Jahreszeiten in südlicher Richtung und während dreier Jahreszeiten nördlich bewegt. Auf halbem Wege durch jeden Zyklus der drei Jahreszeiten, z. B. an den Tag-und-Nacht-Gleichen, haben die Nacht und der Tag die gleiche Dauer. Achtzehn Tage nach der Frühlings-Sonnenwende ertönt das Geräusch von Donner und verstummt 18 Tage nach der Herbst-Sonnenwende.

Außerdem werden während der letzten Monate des Winters und danach, wenn die Sonne sich in Richtung Norden bewegt, die Kraft des Wind-Elements und die Kraft der Sonne ein scharfes, heißes und grobes Wesen annehmen, und sie werden die kühlen, öligen Qualitäten des Mondes und des Erd-Elements aufbrauchen. Zu dieser Zeit werden die außerordentlich kraftvollen Geschmacksrichtungen scharf, zusammenziehend und bitter allen Männern täglich etwas von ihrer Stärke und Manneskraft entziehen. Während des Monsuns und danach, wenn die Sonne südlich wandert, wird man an Stärke wieder zunehmen, da die kühlen Qualitäten des Erd-Elements und die Kraft des Mondes vorherrschen und die scharfen, heißen, rauhen Wirkkräfte der Sonne nachlassen. Die Hitze des Landes wird durch Wind und durch den Fall des Regens beruhigt, und die sauren, salzigen und süßen Geschmacksrichtungen nehmen an Wirkkräften zu. Im Winter ist die Stärke jedweder Person auf dem Höhepunkt, im Sommer und Monsun ist sie am niedrigsten, und im Frühjahr und Herbst befindet sie sich in der Mitte. Damit ist die Darlegung der zwei Phasen des Sonnenverlaufs abgeschlossen.

Als nächstes folgen die Verhaltensweisen während der sechs Jahreszeiten: Im frühen Winter ziehen sich aufgrund der Kälte die Poren zusammen, und da die Kräfte der inneren Hitze und das wie-Feuer-ausgleichenden Windes Auftrieb erhalten, verschlechtern sich die körperlichen Bestandteile, falls man die Nahrungsaufnahme vermindert. Deswegen sollte man sich auf Nahrung, welche die ersten drei Geschmacksrichtungen süß, sauer und salzig enthält, verlassen. Da die Nächte zu dieser Jahreszeit lang sind, wird man am frühen Morgen hungrig sein. Da sich die körperlichen Bestandteile durch die kraftvolle Verdauungshitze, deren Wirkkraft sich auf keine eigentliche Substanz richten kann, verschlechtert, sollte äußerlich Sesamöl oder anderes Samenöl aufgetragen werden, und man sollte Fleischsuppe und ölige Nahrung zu sich nehmen. Man sollte immer warme Kleidung, beispielsweise Tierhäute und Schuhe, tragen, sich durch heiße Umschläge oder am Feuer sowie durch Sonnenstrahlen moderat erwärmen und in einem erdenen Haus mit Wänden von doppelter Stärke leben. Da es im späten Winter ausgesprochen kalt ist, wird empfohlen, den obengenannten Verhaltensweisen zu folgen.

Im späten Winter häuft sich Schleim im Unterleib an. Im Frühjahr verringert sich die Verdauungshitze aufgrund der Sonnenstrahlen und deren Wärme. Der Schleim steigt dann nach oben und erschwert die Verdauung noch mehr. Deshalb sollte man sich auf Nahrung, welche die drei letzten Geschmacksrichtungen bitter, scharf und zusammenziehend enthält, verlassen. Man sollte alte geröstete Gerste, Fleisch von auf trockenem Land lebenden Tieren, Honig, noch heißes abgekochtes Wasser sowie Ingwer-Abkochungen zu sich nehmen und sich z. B. auf an Wirkkräften rauhes Essen und Trinken verlassen. Kraftvolles Gehen und energisches Reiben der Haut mit Erbsenmehl heilt Schleim-Ungleichgewichte. Man sollte sich außerdem in wohlriechende, schattige Waldhaine setzen.

Da die große Hitze der Sonnenstrahlen im frühen Sommer den Menschen die Stärke entzieht, sollten sie an Wirkkräften süße, leichte, ölige und kühle Nahrung einnehmen. Zu vermeiden ist salzige, scharf schmeckende und saure Ernährung sowie Erschöpfung und direkte Sonnenstrahlung. Man sollte in kühlem Wasser baden und Alkohol nur mit Wasser vermischt zu sich nehmen, sehr dünne und leichte Kleidung tragen und sich in einem kühlen, wohlriechenden Haus aufhalten. Schließlich sollte man sich im Schatten von Bäumen mit glänzenden Blättern, in feuchten Winden und in kühlen, wohlriechenden, aus dem Süden kommenden Brisen aufhalten.

Während des Monsuns sammeln sich Wolken am Himmel, und das Land wird durch den Regen befeuchtet. Der Wind, die Kälte, der von der Erde aufsteigende Dampf und Dunst sowie verunreinigtes Wasser beeinträchtigen die Verdauungshitze. Deswegen sollte man sich auf Hitze-erzeugende Nahrung verlassen und Nahrung zu sich nehmen, welche die drei ersten Geschmacksrichtungen (süß, sauer und salzig) und leichte, warme und ölige Wirkkräfte besitzt. Man sollte Alkohol von Getreide aus trockenen Gegenden trinken, kühle Orte, wie etwa das Dach des Hauses, meiden und sich in der Wärme aufhalten.

Während des Monsuns sind die Wirkkräfte des Regens und des Windes kühl, aber unmittelbar danach wird der Körper von den Sonnenstrahlen versengt werden. Die Galle, die sich während der Regenzeit angehäuft hat, steigt im Herbst nach oben, und um sie aufzulösen, sollte man sich auf süße, bittere und zusammenziehende Nahrung verlassen. Man sollte mit Kampfer, weißem Sandelholz und khus-khus (Gras) parfümierte Kleidung tragen und die Räume des Hauses häufig mit kühlenden Duftstoffen und Wasser besprengen. In Kürze: Während des Monsuns und im Winter sollte man Nahrung und Getränke mit warmen Wirkkräften zu sich nehmen und im Frühjahr rauhe Ernährung. Im frühen Sommer und im Herbst ist kühlende Nahrung zu empfehlen.

Während des Monsuns und während des Winters sollte man Nahrung mit den drei ersten Geschmacksrichtungen (süß, sauer und salzig) zu sich nehmen und im Frühjahr die drei letzten Geschmacksrichtungen (bitter, scharf und zusammenziehend) verwenden. Im frühen Sommer ist Süßes und im Herbst süße, bittere und zusammenziehende Ernährung ratsam. Leicht abführende Arzneien sind im Herbst einzunehmen und Brechmittel im Frühjahr. Zäpfchen werden während des Monsuns empfohlen. Falls die Behandlung nicht ausreichend, übermäßig oder fehlgeleitet ist, so ist die dann jeweils entsprechende Behandlung für den als Ergebnis auftretenden neuen Symptomenkomplex anzuwenden.

So ward es gesagt. Dies beschließt das vierzehnte Kapitel über jahreszeitlich bedingte Verhaltensweisen aus dem QUINTESSENZ-TANTRA, der Geheimen Mündlichen Überlieferung der Acht Zweige der Wissenschaft des Heilens.

# 15 Begleitende Verhaltensweisen

Dann sprach der Weise Rig-pä Je-sche diese Worte: O Großer Weiser, höre! Als drittes folgt die Darlegung der begleitenden Verhaltensweisen. Man sollte nicht den Impuls für Hunger, Durst, Erbrechen, Gähnen, Niesen, Atmen, Schlaf, für Mucus, Speichel, Gase, Urin sowie für den Samen unterdrücken.

Sich selbst Nahrung vorzuenthalten, führt zu körperlichem Verfall, Schwäche, Debilität, Appetitlosigkeit bis hin zu Anorexie sowie zu Gleichgewichtsstörungen und Schwindel. Hierfür sollte man kleinere Mengen von Nahrung mit leichten, öligen und warmen Wirkkräften als Heilmittel zu sich nehmen. Sich das Trinken vorzuenthalten, führt zu Trockenheit des Mundes, Gleichgewichtsstörungen, Schwindel und zu Herzkrankheiten sowie zu Desorientierung. Alle kühlenden Faktoren werden sich hier als vorteilhaft erweisen.

Das Erbrechen zu unterdrücken, führt zu Appetitlosigkeit bis hin zu Anorexie, Asthma, Ödemen des ersten Stadiums, Erysipel, Hautjucken, Abszessen, Lepra, Augenerkrankungen, Sputum und zu ansteckenden Erkrankungen. Als Heilmittel hierfür sollte man fasten, den starken Rauch von Sandelholz oder Adlerholz inhalieren oder den Mund mit einer Abkochung jener Hölzer ausspülen.

Das Niesen zu unterdrücken, führt zu Verlust der Klarheit der Sinnesorgane, Kopfschmerzen, Steife des Nackens, schrägem Mund und zu Kieferfrakturen aufgrund einer Wind-Krankheit. Dies mag durch Inhalation von Rauch wie oben beschrieben, der Einnahme von Arzneien für die Nase und durch das In-die-Sonne-Blicken geheilt werden.

Durch das Unterdrücken des Gähnens erscheinen ähnliche Ergebnisse wie durch das Unterdrücken des Niesens. Jedes Verfahren, das normalerweise zur Behandlung einer Wind-Krankheit angewendet wird, ist hier vorteilhaft.

Das Keuchen zu unterdrücken, wenn man z. B. müde ist nach Anstrengung oder bei Erschöpfung, führt zu Tumoren, Herzkrankheiten und Desorientierung. In diesen Fällen sollte man ruhen, und jedes Verfahren zur Korrektur von vermehrtem Wind wird sich als günstig erweisen.

Sich den Schlaf vorzuenthalten, führt zu vielem Gähnen, Trägheit, Mattigkeit, Schweregefühl des Kopfes, Katarakt sowie Verdauungsstörungen. Das Trinken von Fleischsuppe und Alkohol, (Öl-)Massage und Schlaf werden sich als vorteilhaft erweisen.

Wenn man die Kehle nicht von Sputum reinigt, wird dieses vermehrt, was zu Asthma, Auszehrung, Schluckauf, Herzkrankheiten und Stauungen in der Speiseröhre führt. Hier sollten die Standardmittel zur Entfernung von Sputum angewendet werden (z. B. die Anwendung von Wildem Ingwer, Pfeffer [Piper longum] und rohem Rohrzucker).

Ein Einbehalten des Speichels erzeugt Schmerzen im Herzen und im Kopf, Verlust von Flüssigkeit durch die Nasenlöcher, Schwindelgefühl und Kreislaufstörungen sowie Stauungen in der Speiseröhre. In diesem Falle sind das Trinken von Alkohol, Schlafen und erfreuliche Unterhaltung von Vorteil.

Zwangsweises Zurückhalten der Darmgase erzeugt Trockenheit des Stuhles, Verstopfung, Unfähigkeit, Gas «auszustoßen», Tumore, stechende Schmerzen im Unterleib, schlechtes Sehen, Verfall der Körperhitze und Herzkrankheiten.

Eine Unterdrückung der Darmbewegung verursacht das nochmalige Verdauen von Abfallprodukten sowie Schmerzen im Gehirn, Lageveränderung der Wadenmuskulatur zur Körpervorderseite hin, Grippe und die gleichen Symptome, die oben (aus dem Unterdrücken der Darmgase resultierend) beschrieben sind.

Ein zwangsweises Zurückhalten des Urins führt zu Steinbildung und Erkrankung des Harntraktes sowie des männlichen

Genitals und der Oberschenkel. Außerdem führt dies zu den obengenannten Erkrankungen, die aus der Unterdrückung der Darmgase resultieren. Als Heilmittel hierfür sollte man Zäpfchen verabreichen sowie medizinische Bäder, Einreibungen, Öl-Massagen, Wickel und innerlich eingenommene medizinische Öle anwenden.

Ein zwangsweises Zurückhalten des Samens führt zu unbeabsichtigter Ausscheidung, Krankheiten des männlichen Genitals, Anurie, Anhäufung von Konkrement bis hin zur Steinbildung und Impotenz. Deswegen sollte man Zäpfchen und Einreibungen anwenden sowie die Intimität einer Frau gewinnen und Sesamöl, Milch, Huhn und Alkohol zu sich nehmen.

Falls man diese Impulse unterdrückt oder sie zwangsweise herbeiführt, treten alle möglichen Krankheiten, wie z. B. anstekkende Fieber auf. Außerdem werden dadurch die verschiedenen Wind-Arten unmittelbar gestört. Deshalb verabreiche angemessene Nahrung, Getränke und Arzneien als Heilmittel gegen eine Wind-Krankheit.

Obwohl jegliche Erkrankung durch Fasten oder durch andere Verfahren zur Beruhigung gelindert werden mögen, können doch Spuren der Krankheit wiederkehren. Nur durch eine sorgfältige, reinigende Entleerung oder durch Brechmittel kann einer Wiederkehr der Krankheit vorgebeugt werden. Deshalb sollten kalte Schleim-Krankheiten, die sich während des Winters angesammelt haben, bei ihrem Auftreten im Frühjahr durch Brechmittel entschlackt werden. Wind-Krankheiten, die sich während des Sommers angehäuft haben, sollten bei ihrem Erscheinen während des Monsuns durch Zäpfchen aufgelöst werden, und Galle-Krankheiten, die sich während des Monsuns angehäuft haben, sollten durch Abführmittel im Herbst ausgestoßen werden. Somit werden durch sorgfältiges Abführen Entschlacken etc. sogar die Überreste der Krankheit ausgemerzt, und man wird hierdurch frei von Krankheit sein. Eine Person, die immer einer gesunden Ernährung und gesunden Verhaltensweisen folgt und die sich auf einen erfahrenen Arzt verläßt, wird nicht krank werden. Damit keine Krankheit erscheint bzw. auftretende Krankheiten gelindert werden, empfiehlt man die obengenannten Maßnahmen der begleitenden Verhaltensweisen.

So ward es gesagt. Dies beschließt das fünfzehnte Kapitel über begleitende Verhaltensweisen aus dem QUINTESSENZ-TANTRA, der Geheimen Mündlichen Überlieferung der Acht Zweige der Wissenschaft des Heilens.

# 16 Prinzipien der Ernährung: Normale Ernährung

Dann fragte der Weise Ji-lä-kje: O Großer Weiser Rig-pä Jesche, wie nun mögen wir über die Prinzipien einer bekömmlichen Ernährung lernen? Wir ersuchen den Arzt, den Höchsten Heiler, dies zu erläutern.

Auf dies hin erwiderte der Lehrer: O Großer Weiser, höre! Aus den heilsamen Mitteln zum Kurieren von Krankheit sollte man die Grundzüge einer gesunden, bekömmlichen und nahrhaften Ernährung erlernen. Gesundes Essen und Trinken sowie gesunde Handlungen erhalten den Körper und die Lebenskraft. Unzureichende, übermäßige oder unangebrachte Ernährung etc. erzeugen Krankheit und berauben eine Person prompt des Lebens. Deswegen sollte man sich unbedingt ein genaues Wissen über die richtige Art und Weise der Kombinationen von Essen und Trinken aneignen. Ernährung kann generell in dreifacher Weise zusammengefaßt werden:

(1) Normale Ernährung (Kapitel 16)
(2) Ernährungseinschränkungen (Kapitel 17) und
(3) die Einnahme der richtigen Menge an Essen (Kapitel 18)

Normale Ernährung wird zweifach untergliedert: (a) Essen und (b) Getränke.

## Nahrung

Nahrung wird in fünf Typenklassen unterteilt: (1) Körner, (2) Fleisch, (3) Öl, (4) gekochtes Gemüse sowie (5) zubereitete Nahrung.

*Körner*
Körner werden in zwei Abschnitte unterteilt: (a) Getreide und (b) Hülsenfrüchte.

*Getreide* ist Reis, Hirse, «Sechzig-Tage»-Gerste, Weizen, Gerste, rauhe und dickschalige Gerste sowie wilde Gerste. Der Geschmack vor der Verdauung sowie der Nach-Verdauungs-Geschmack dieser Getreidearten ist süß. Sie vermehren Samen, kurieren Wind-Krankheiten, vermehren Schleim und agieren als Tonikum. Reis ist fettig-schmierig, glatt, kühl und leicht an Wirkkräften und eliminiert Krankheiten aller drei Körperenergien, vermehrt Samen und bringt Erbrechen und Durchfall zum Stillstand. Hirse ist schwer und kühl. Sie stimuliert das Wachstum und heilt Frakturen. «Sechzig-Tage»-Gerste ist kühl, leicht und rauh und lindert Appetitlosigkeit bis hin zur Anorexie. Weizen ist schwer, kühl und nahrhaft. Er eliminiert Wind- und Galle-Krankheiten. Gerste ist schwer und kühl. Sie vermehrt die Peristaltik und ist ein überragendes Tonikum. Dickschalige Gerste und wilde Gerste sind kühl und leicht und heilen Schleim- und Galle-Krankheiten.

*Hülsenfrüchte (Leguminosen)* gibt es in zwei Arten: rund und flach. Beide Arten sind zusammenziehend, süß, kühl, leicht und absorbierend. Außerdem verengen sie die Öffnungen der Kanäle und eliminieren Schleim und Fieber, bringen Durchfall zum Stillstand, entfernen «Schmiere» und sind, als Einreibung angewendet, günstig bei einer übermäßigen Bildung von Blut, Galle oder Fett.

Kichererbsen wirken gegen eine Kombination von Schleim

und Wind gegen Hämorrhoiden und Samensteine. Sie werden als auswurfförderndes Mittel sowie bei Asthma angewendet und vermehren Blut und Galle. Schwarze Kichererbsen reduzieren Wind und sind ein Tonikum, welches Schleim, Galle und Samen vermehrt.

Roter Dal (Dal bezieht sich vornehmlich auf Linsen; aber auch auf andere Hülsenfrüchte) wirkt zusammenziehend und ist süß. Er vermehrt alle drei Humores. Eine Paste dieses Dals heilt Erysipel, Erkrankungen des Blutes und die sich auch auf die Zehen auswirkende Gicht.

Sesamsamen haben eine schwere und warme Wirkkraft, die Wind-Krankheiten kurieren kann, und sie sind ein Aphrodisiakum.

Leinsamen sind süß, bitter, ölig sowie glatt und sind günstig bei Wind-Krankheiten.

Buchweizen hat kühle und leichte Wirkkräfte, heilt Wunden und vermehrt die drei Körperprinzipien.

Frische Körner haben feuchte und schwere Wirkkräfte, wohingegen gereifte Körner an Wirkkraft trocken und alte Körner leicht an Wirkkraft sind. Rohe, gekochte und zubereitete Körner werden dieser Reihenfolge entsprechend immer leichter und sind auch entsprechend leichter zu verdauen.

*Fleisch*

Fleisch wird in neun Unterteilungen klassifiziert. Dies ist Fleisch von nur auf trockenem Land lebenden Tieren sowie von aquatischen und amphibischen Tieren.

(a) Geschöpfe, die mit ihren Klauen graben. Beispielsweise: Pfau, weißes Waldhuhn (Tetragallus himalayensis), Perdix daurica, Rebhuhn (Pyrrhocorax pyrrhocorax), Dohle und in den Hügeln und Bergen lebende Vögel.

(b) Geschöpfe, die mit ihren Schnäbeln in der Erde graben. Dies sind Papagei, Kuckuck (Cuculus canorus), Zuchttaube, Elster, Pomatorhinus swinhoei und Spatz.

(c) Wild sind Hirsch und Reh (Cervus elaphus), Moschushirsch-

und -reh, Procapra pictaudata, Ovis ammon, Kaninchen und Saiga tatarica (Pantholops hodgsoni).

(d) Größeres Wild und größere in den Hügeln und Bergen lebende Tiere sind: Saiga-Antilope (Nemorhaedus cripus), Gesprenkeltes Reh (Capreolus capreolus L. oder Muntiacus reevesi), wilde Ziege, Wildschwein, Büffel, Rhinozeros, Bambuswald-Tiger (Neofelis nebulosa), wilder Esel (Equus bemionus), wildes Yak (Takin) und wildes Dzo[1].

(e) Fleischfressende Tiere sind: Tiger, Leopard, Bär (Selenarctos thibetanus), Schneebär (Ursus arctus), Schneeleopard (Panthera pardus), Wolf, Luchs, Fuchs, Berghund und Wiesel.

(f) Raubvögel sind: Geier, roter Geier, Habicht (bzw. Weihe; Milvus korschun lineatus)[2], Krähe, Eule und Sperber.

(g) Domestizierte Tiere sind: Dzo, Yak, Kamel, Pferd, Maultier, Wasserbüffel, Kom-po (skom-po; das Kalb eines Wasserbüffels und eines Dzo), Ziege, Schaf, Hund, Schwein, Huhn, Katze etc.

(h) Tiere, die einen Bau graben, sind: Murmeltier (Marmota bobak), Stachelschwein, Frosch, Schlange, Tibetischer Dachs, Eidechse (Eremias argus), Gecko[3] und Skorpion.

(i) Tiere, die an feuchten Orten leben, sind: Kranich (Grus siberica), Schwan, rote Wildente (Brandente) (Tadorna ferruginea), Reiher (Larus canus kamtschatschensis oder Phalacrocorax carbo sinensis), Rohrdommel (Anas platyrhynchos oder Mergus merganser), Otter und Fische.

Alle verschiedenen, in den acht Unterteilungen[4] genannten Sorten an Fleisch sind süß im Geschmack und haben einen süßen Nach-Verdauungs-Geschmack. Sie werden noch einmal in einer Anfangs-, Mittel- und Schlußunterteilung klassifiziert, als da wären: auf dem Land lebende Arten, aquatische Arten und amphibische Arten. Das Fleisch von auf trockenem Land lebenden Tieren hat kühle, leichte und rauhe Wirkkräfte, die Wind- und Schleim-Fieber eliminieren. Das Fleisch von aquatischen

Tieren hat ölige, schwere und warme Wirkkräfte und ist förderlich bei Krankheiten des Magens sowie bei Krankheiten der Nieren und der Taillen bzw. des unteren Rückens und bei kalten Wind-Krankheiten. Das Fleisch von Amphibien hat beide Spektren an Wirkkräften. Raubvögel nutzen ihre Vielseitigkeit und Stärke dazu, von rohem Fleisch zu leben. Ihr Fleisch hat rauhe, leichte und scharfe Wirkkräfte, welche die Verdauungshitze vermehren, Tumore auflösen, das Fleisch (also Muskulatur etc.) vermehren sowie alle kalten Krankheiten eliminieren.

Hammelfleisch ist ölig und warm an Wirkkräften, wirkt als Tonikum, entwickelt die körperlichen Bestandteile, löst Wind und Schleim auf und fördert den Appetit. Ziegenfleisch ist schwer und kühl, vermehrt die drei Körperenergien und ist hilfreich bei Syphilis, Pocken und Verbrennungen. Fleisch des Rumpfes vom Pferd, vom wilden Esel und vom Maultier trocknet Eiter aus und eliminiert sowohl Krankheiten der Nieren und der Taille als auch kalte Krankheiten und lymphatische Leiden.

Schweinefleisch ist kühl und leicht an Wirkkräften, heilt Wunden und eliminiert braunen Schleim. Fleisch des Wasserbüffels wirkt einschläfernd und vermehrt das Fleisch (Muskulatur). Yakfleisch ist schmierig und warm, eliminiert kalte Krankheiten und vermehrt Blut und Galle.

Das Fleisch des Huhnes und des Spatzen vermehrt Samen und ist hilfreich bei Wunden. Pfauenfleisch ist günstig bei Augenerkrankungen und Heiserkeit sowie förderlich für die Verjüngung.

Das Fleisch des wilden Yaks eliminiert kalte Krankheiten des Magens und der Leber und verstärkt die Verdauungshitze. Das Fleisch vom Wild und von in den Bergen lebenden Tieren ist kühl und leicht und vertreibt von Wind oder Schleim begleitete Fieber. Kaninchenfleisch ist rauh, vermehrt die Verdauungshitze und bringt Durchfall zum Stillstand. Murmeltierfleisch ist schmierig, schwer und warm. Es ist hilfreich bei Abszessen, vertreibt kalten Wind sowie Krankheiten des Magens, der Nieren, der Taille und des Kopfes.

Otterfleisch ist ein Aphrodisiakum und löst Kälte der Nieren und der Taille auf. Fisch eliminiert Erkrankungen des Magens, steigert den Appetit, verbessert die Klarheit des Sehvermögens, heilt Wunden, wunde Stellen sowie Schleim-Krankheiten.

Hinsichtlich aller obengenannten Fleischsorten ist jeweils die obere Hälfte des Körpers von männlichen Tieren und die untere Hälfte von weiblichen Tieren schwerer. Das Fleisch von schwangeren Tieren ist stets schwer, und das Fleisch von weiblichen Vierfüßlern ist leicht. Bei Vögeln ist das Fleisch des männlichen Vogels immer leichter an Wirkkräften. Kopf, Schultern, Brustkorb, Rücken, Hüften und Taille nehmen in dieser Reihenfolge an Schwere zu. In gleicher Art nehmen die sieben körperlichen Bestandteile (Nahrhaftes, Blut, Fleisch, Fett, Knochen, Knochenmark, Samen) dieser Reihenfolge entsprechend an Schwere zu.

Frisches Fleisch (ein bis zwei Monate alt) hat kühle Wirkkraft, wohingegen altes Fleisch (drei Monate oder älter) warm und nahrhaft ist. Ein Jahr altes Fleisch ist besonders wirksam, um Wind-Ungleichgewichte zu bezähmen, und vermehrt die Verdauungshitze. Rohes, gefrorenes oder verbranntes Fleisch ist schwer an Wirkkräften und schwierig zu verdauen. Andererseits ist getrocknetes und gekochtes Fleisch leicht an Wirkkräften und einfach zu verdauen.

*Öle*

Öle sind Butter, Sesamöl, Mark und Fett. Diese nehmen in dieser Reihenfolge an Schwere zu. Sie haben einen süßen Geschmack und kühle, leicht abführende und ölige Wirkkräfte mit stumpfen, dünnen, geschmeidigen und feuchten Sekundärqualitäten. Öle gelten als vorteilhaft für ältere Menschen, für Kinder, bei Schwäche, Auszehrung, rauher Haut, Mangel an Samen, Leukorrhoe, nach Reinigungen (z. B. reinigender Entleerung) und bei mentaler Belastung sowie beim Anflug des Erscheinens einer Wind-Erkrankung.

Frische Butter hat kühle Wirkkraft, vermehrt Samen, verschönert den Teint und eliminiert Galle-Fieber. Alte Butter (neun

Monate oder älter) ist wirksam bei mentalen Störungen, Gedächtnisverlust, Ohnmacht und bei Wunden. Geklärter Ghee (geklärte Butter) schärft den Verstand und den Geist, verleiht dem Gedächtnis Klarheit und vermehrt die Hitze und die Stärke des Körpers. Er verlängert zudem die Lebenszeit und hat die Kraft, Tausende förderliche Aufgaben zu erfüllen.

Das Wasser an der Oberfläche von Yoghurt, Käse aus der dicken Milch einer Kuh, die gerade gekalbt hat, und getrockneter Käse steigern allesamt den Appetit und kurieren milde Verstopfung sowie Ungleichgewichte der Körperenergie Schleim. Butterrückstände aus einem Butterfaß etc. eliminieren Schleim-Wind-Kombinationen und vermehren die Verdauungshitze. In ähnlicher Weise vertreiben Schafsbutter und die Butter des weiblichen Yaks kalte Krankheiten und Wind-Krankheiten. Die Butter des Dzo hat kühle und warme Wirkkräfte in einer ausgeglichenen Art und Weise. Die kühlende Butter der Kuh und der Ziege eliminieren Wind-Fieber.

Sesamöl vermehrt mit seinen heißen und scharfen Wirkkräften Fleisch bei untergewichtigen Menschen und läßt jene, die übergewichtig sind, abnehmen. In jedem Falle stärkt es den Körper und vertreibt Schleim-Wind-Kombinationen.

Senföl bezähmt Wind-Ungleichgewichte und vermehrt Schleim und Galle, wohingegen die «Schmiere» des Knochenmarks Wind-Krankheiten auflöst und die Kraft des Samens und des Schleims vermehrt.

Fette heilen Schmerzen in den Gelenken, Verbrennungen, Wind-Ungleichgewichte und Krankheiten der Ohren, des Gehirns und der Gebärmutter. Personen, die sich auf Öle verlassen, werden entdecken, daß diese die Verdauungshitze stimulieren, als inneres Reinigungsmittel agieren, spontan die körperlichen Bestandteile stärken und die Körperstärke sowie den Teint verbessern. Sie dienen außerdem der Aufrechterhaltung der Sinnesorgane, stellen im Alter Energie und Manneskraft zur Verfügung und, so versichert der Große Weise, sie befähigen dazu, einhundert Jahre lang zu leben.

*Gemüse*

Gemüse sind: scharf schmeckender Knoblauch und ebensolche Zwiebeln sowie Löwenzahn und Picris hieracioides, welche bitter sind. Sie wachsen entweder in trockenen oder in feuchten Gebieten, und es wird im einzelnen nach trockenen, feuchten, zubereiteten und rohen Sorten unterschieden. Die trockenen Sorten haben warme und leichte Wirkkraft und eliminieren Kälte-Krankheiten. Die feuchten Arten haben kühle und schwere Wirkkraft, wodurch Fieber eliminiert werden kann.

Frühlingszwiebeln vermehren den Schlaf, fördern den Appetit und eliminieren kombinierte Schleim- und Wind-Krankheiten. Knoblauch ist von schwerer und kühler Wirkkraft, hat wurmtötende Eigenschaften (= Anthelminthika) und vertreibt Wind-Fieber. Frischer Rettich hat leichte und warme Wirkkraft. Er vermehrt die Verdauungshitze. Ein Jahr alter Rettich hat schwere und kühle Wirkkräfte. Er vermehrt die Körperenergie Schleim. Rüben haben die gleichen Wirkkräfte wie Rettich und schützen vor allen Arten von Vergiftungen. Alle Sorten an Berg-Knoblauch sind schwer zu verdauen, fördern den Appetit und haben eine schwere Wirkkraft. Rheum emodi und Tschu-lo (chu.lo) eliminieren Schleim-Krankheiten und fördern den Appetit. Die Einnahme eines jeden der genannten Gemüse schließt die Mündungen der Kanäle und schwächt die Wirkkraft von Arzneimitteln.

*Zubereitete Nahrungsmittel*

Bezüglich der Unterteilung von zubereiteten Nahrungsmitteln heißt es: Reisbrei von dünner, mittlerer und dicker Konsistenz sowie gekochter Reis nehmen in dieser Reihenfolge an Leichtigkeit ab. Dünner Reisbrei stillt den Durst, beugt Auszehrung vor und vertreibt Krankheitsrückstände, z. B. nach reinigender Entleerung oder Entschlackung. Zudem normalisiert es die Verdauung, sorgt für den Ausgleich der körperlichen Bestandteile, vermehrt die Verdauungshitze und macht die Kanäle flexibel. Reisbrei von mittlerer Konsistenz vermehrt die Verdauungshitze, befriedigt bei Hunger sowie bei Durst und wirkt kurierend bei körperlichen Schwächezuständen, auszehrenden Erkrankungen, Krankheiten der Verdauungsorgane sowie bei Verstopfung. Dikker Reisbrei bringt Durchfall zum Stillstand, vermehrt den Appetit und stillt den Durst. Diese drei Arten von Reisbrei werden bei Schwächezuständen empfohlen, die aufgrund einer jeglichen Form der Reinigung (z. B. reinigender Entleerung, Erbrechen etc.) auftreten. Reis, der mit Gewürzen wie Piper longum oder Ingwer gekocht wird, ist leicht an Wirkkraft und einfach zu verdauen, wohingegen Reis, der mit Fleischbrühe oder Milch gekocht wurde, schwere Wirkkraft annimmt. Gerösteter Reis beendet Durchfall und verbindet Knochenbrüche. Bezüglich Getreidebrühen: Gerstenbrühe verstopft und reduziert die Verdauungshitze. Eine Brühe aus geröstetem, leicht gekochtem Getreide ist leicht und glatt an Wirkkräften und einfach zu verdauen. Ungekochtes, geröstetes Getreidemehl wirkt als Tonikum und ist von schwerer Wirkkraft. Falls es aber, z. B. als Klöße, gekocht wird, so nimmt es leichte, glatte Wirkkräfte an und ist einfach zu verdauen.

Sollte eines der obengenannten Nahrungsmittel abgestanden oder muffig sein, so reduziert es die Verdauungshitze. Eine Paste aus geröstetem Getreidemehl ist einfach zu verdauen, entzieht einem die körperliche Stärke und kuriert Krankheiten aller drei Humores. Klöße aus geröstetem Weinmehl kurieren Wind-Krankheiten und erleichtern die Verdauung, wohingegen der saure, klare Anteil dieses Weines den Appetit anregt und Ungleichgewichte aller drei Humores kuriert. Der Rückstand dieses Weines am Boden des Gefäßes hat keinerlei nutzbringende Eigenschaften.

Fleischsuppe sorgt für körperliche Stärke, gibt Zufriedenheit und ist förderlich bei Wind-Krankheiten. Eine Brühe aus getrocknetem Teig wird gegen Wind-Krankheiten ganz ausgesprochen empfohlen. Eine dicke Suppe aus gedünsteten Nesseln kuriert Wind-Krankheiten, vermehrt die Verdauungshitze sowie Schleim und Galle. Eine dicke Suppe aus Malve und Plantago depressa vermehrt die Verdauungshitze und bringt Durchfall zum Stillstand. Eine dicke Suppe aus Typhonium giganteum kuriert Wind-Krankheiten, trocknet Wunden aus und vermehrt Schleim und Galle. Eine dicke Suppe aus Ne (sne[5]; Chenopodium) ist schädlich für die Augen und beseitigt Flatulenz. Ein Eintopf aus rotem Mon (sne[6]; Chenopodium aristatum) kuriert Krankheiten aller drei Humores. Eine dicke Suppe aus grauem und gelbem Löwenzahn hat kühle Wirkkraft und kuriert Fieber, während ein Eintopf aus Cremanthodium Hitzekrankheiten sowie Galle-Fieber und Kopfschmerzen kuriert. Eine dicke Erbsensuppe steigert den Appetit, vermehrt Schleim und Wind, absorbiert Körperöl und eliminiert unverdautes Samenöl.

Ein Eintopfgericht aus frischen Blättern hat ausgeglichene heiße und kalte Wirkkräfte, wohingegen verwitterte Blätter, wenn man sie kocht, sowohl Schleim als auch Wind vermehren. Eine dicke Suppe aus Senfblättern verursacht Störungen der Körperenergien Schleim und Galle, während ein Eintopf aus Angelica und Polygonatum cirrifolium Erkrankungen von Schleim und Wind kuriert. Eine dicke Suppe aus Rettich vermehrt die Verdauungshitze und beendet Durchfall, wohingegen geschmorter Knoblauch und wilder Berg-Knoblauch bei Wind-Krankheiten hilfreich sind.

Salz unterstreicht den Geschmack aller Arten von Nahrungsmitteln, verstärkt die Verdauungshitze, unterstützt die Verdauung und reguliert die Bewegung der Eingeweide. Zanthoxylum öffnet die Mündungen der Kanäle und vermehrt Schleim sowie Wind. Ingwer vermehrt die Verdauungshitze, und Asafoetida kuriert Wind-Krankheiten. Gewürze verstärken im allgemeinen den Geschmack aller Nahrungsmittel und regen den Appetit an.

## Getränke

Diese sind unter anderem Milch, Wasser und Alkohol. Milch steht Wind entgegen, Wasser steht Galle entgegen, und Alkohol steht Schleim entgegen, wohingegen Milch Schleim vermehrt, Wasser Wind vermehrt und Alkohol Galle vermehrt.

*Milch*

Fast alle Arten von Milch haben von Natur aus einen süßen Geschmack sowie Nach-Verdauungs-Geschmack. Sie vermehren durch ihre schmierig-fettige und schwere Wirkkraft die körperlichen Bestandteile, verbessern den Teint, erhellen die Ausstrahlung und eliminieren Wind und Galle. Milch vermehrt die Potenz sowie die Körperenergie Schleim und hat kühle und schwere Wirkkräfte.

Kuhmilch ist förderlich bei perforierten Lungen sowie bei Auszehrung. Sie heilt chronisch infektiöses Fieber, einen ständig wiederkehrenden Drang zum Wasserlassen und vertreibt Lethargie. Ziegenmilch kuriert asthmatische Zustände. Schafsmilch kuriert Wind-Krankheiten, ist aber schädlich für das Herz. Die Milch des weiblichen Yaks ist schädlich bei Schleim- und Galle-Krankheiten, wohingegen die Milch von Pferden sowie die Milch von Maultieren und Eseln zwar Erkrankungen der Lungen heilt, aber die mentale Stumpfheit vermehrt. Kalte Milch hat schwere und kühle Wirkkräfte und vermehrt Bakterien und Schleim, wohingegen gekochte Milch leicht und warm an Wirkkräften ist. Kondensmilch (bzw. konzentrierte Milch) ist schwer an Wirkkraft und unverdaulich, wohingegen lauwarme Milch frisch von der Kuh den Eigenschaften und Qualitäten von Nektar gleicht.

Nachdem die Essenz, also die Butter, aus der Milch extrahiert worden ist, kuriert die verbleibende Molke aufgrund von infektiösem Fieber auftretende Ungleichgewichte, Influenza (Virusgrippe), verstreutes Fieber, gestörtes Fieber und Durchfall.

Alle Arten von Yoghurt haben von Natur aus einen sauren

Geschmack und Nach-Verdauungs-Geschmack sowie kühle und schmierig-fettige Wirkkräfte. Sie vertreiben trockenen Stuhl sowie Wind-Fieber und regen den Appetit an. Frische Molke ist zusammenziehend, sauer und leicht an Wirkkräften, vermehrt die Verdauungshitze und entfernt Tumore, Erkrankungen der Milz, Hämorrhoiden und unverdaute Butter. Das Wasser an der Oberfläche von Yoghurt löst die Gedärme, verdünnt den Stuhl und reinigt das Innere der Kanäle. Das bei der Herstellung entstehende Rückstandswasser von Käse vermehrt weder Wind noch Galle, eliminiert aber Schleim. Gekochter Yoghurt beseitigt Flatulenz sowie einen mit Fieber einhergehenden Durchfall.

Die Milchprodukte des Schafes und des weiblichen Yaks haben warme und höchst nahrhafte Wirkkräfte, während die Milchprodukte von Kuh und Ziege kühl und leicht an Wirkkräften sind. Produkte aus der Milch des Dzo haben ausgeglichene warme und kühle Wirkkräfte.

*Wasser*

Die verschiedenen Arten von Wasser sind: Regenwasser, geschmolzener Schnee, Flußwasser, Quellwasser (aus offener Quelle), Brunnenwasser (Quellwasser aus einem Brunnen), Meerwasser und Wasser aus dem Wald. Regenwasser ist von höchster Qualität. Die anderen sind der Reihenfolge entsprechend jeweils an Qualität nachlassend. Regenwasser ist von unbestimmbarem, aber angenehmem Geschmack. Es ist belebend und zufriedenstellend, hat kühle sowie leichte Wirkkraft und ist wie Nektar. Wasser aus geschmolzenem Schnee kommt in rauschenden Strömen. Es ist ein sehr feines und kühles Wasser, welchem die Verdauungskraft schwer widerstehen kann. Ruhige Wasserstellen erzeugen Keime, Elephantiasis und Herzerkrankungen. Gutes Wasser kommt aus einem sauberen Gebiet und ist mit Sonne und Wind in Berührung gekommen. Schlammiges oder sumpfiges Wasser, das Algen, Gras, Blätter oder Bäume mit sich trägt, bzw. sich im Schatten von diesen befindet, wird genau wie mit Salz, Insekten oder Abwassern verseuchtes Wasser alle drei Humores ansteigen lassen.

Kühles Wasser kuriert Ohnmacht, Erschöpfung und Ermüdung, sog. «Kater», Gleichgewichtsstörungen und Schwindelgefühle, Erbrechen, Durst, Fettleibigkeit, Feistigkeit, Erkrankungen von Blut und Galle sowie Vergiftungen. Frisch gekochtes Wasser vermehrt die Verdauungshitze, unterstützt die Verdauung, kuriert Schluckauf, kuriert prompt durch Schleim verursachte Aufblähungen des Unterleibes, kuriert asthmatische Zustände, frische Erkältungen und infektiöse Fieber. Gekochtes und dann wieder abgekühltes Wasser vermehrt die Körperenergie Schleim nicht und kuriert Galle-Zustände. Sollte es aber einen Tag oder länger stehengelassen werden, so nimmt es giftige Eigenschaften an und vermehrt alle drei Humores.

*Alkoholika*

Spirituosen haben süßen, sauren und bitteren Geschmack mit saurem Nach-Verdauungs-Geschmack sowie scharfe, warme, rauhe, dünne und mild abführende Wirkkräfte. Sie erzeugen Hitze, vermehren das Selbstbewußtsein, führen den Schlaf herbei und kurieren Erkrankungen von Schleim und Wind.

Exzessives Trinken verändert den Geist, läßt die Person leichtsinnig und rücksichtslos werden und beraubt sie des Schamgefühls. Während des ersten Stadiums der Vergiftung verbleibt man in einer leichtsinnigen und rücksichtslosen Haltung und hört damit auf, die Meinungen anderer zu tolerieren. Außerdem fühlt man sich angenehm und gelassen. Im zweiten Stadium ist man wie ein verrückt gewordener Elefant und verübt Überschreitungen und Verletzungen der moralischen Disziplin. Im letzten, dritten Stadium liegt man herum wie eine Leiche – unbewußt, nichts mehr wahrnehmend und ohne Bewußtsein.

Frische Spirituosen sind schwer an Wirkkraft, wohingegen gereifte Alkoholika leicht an Wirkkraft sind. Jene von mittlerem Alter vermehren die Verdauungshitze und unterstützen die Verdauung. Gerstenbier, Reisbier und Weizenbier werden dieser

Reihenfolge entsprechend jeweils schwerer, während Bier aus dickschaliger Gerste, aus Sechzig-Tage-Gerste sowie aus geröstetem Getreide dieser Reihenfolge entsprechend jeweils leichter wird. Scharf schmeckende, gereifte Alkoholika kurieren Erkrankungen des Blutes, der Galle und des Schleims.

Dies beschließt das sechzehnte Kapitel über die Prinzipien der Ernährung aus dem QUINTESSENZ-TANTRA, der Geheimen Mündlichen Überlieferung der Acht Zweige der Wissenschaft des Heilens.

# 17 Prinzipien der Ernährung: Ernährungsbeschränkungen

Dann sprach der Weise Rig-pä Je-sche diese Worte: O Großer Weiser, höre! Essen und Trinken ist mit bestimmten Einschränkungen verbunden, nämlich bei giftigen und ungesunden Speisen, welche die Humores ins Ungleichgewicht bringen und einem das Leben wegschnappen. Demgegenüber gilt es, gewappnet zu sein. Zum Beispiel ist im Königlichen Palast ein das Leben erhaltender Heiler-Lehrer damit beauftragt, den König vor Vergiftung durch Essen und Trinken zu bewahren.

Giftige Nahrungsmittel sind ungewöhnlich in Farbe, Geruch und Geschmack. Falls man sie verbrennt, nimmt der Rauch die Färbung des Halses eines Pfauen an. Gleichzeitig werden die Flammen nach einer Seite hin züngeln, und die Funken werden weit herausgeschleudert. Falls solcherart giftige Nahrung von einer Krähe erblickt wird, so wird diese laut krächzen, wohingegen ein Pfau davon hocherfreut sein wird. Wenn man sie einem Hund verabreicht, so wird dessen Magen heiß werden, und er wird sich erbrechen.

Fleisch, das Gift enthält, ist rot, und ein heißes Eisen wird nicht daran haftenbleiben, oder es wird angeschwollen sein. Der Dampf eines solchermaßen präparierten Fleisches oder von Fleisch, welches in Alkohol getaucht wird, reizt die Augen und wird sie zum Brennen bringen.

Eine Person, die Gift eingenommen hat, wird einen trockenen Mund verspüren, schwitzen, in Furcht erzittern, ruhelos sein und mit Schuld und Besorgnis in alle Richtungen blicken. Hat man das obengenannte verstanden, dann sollte man sich künftig davor hüten, anderen Schaden zuzufügen.

Ungesunde Nahrung zu essen ist, als wenn man gemischtes

Gift zu sich nimmt. Die Einnahme von noch nicht gebundenem Yoghurt mit frischen Alkoholika (z. B. Getreidebier) ist ungesund. Ebenso die Kombination von Fisch mit Milch. In ähnlicher Weise ist es ungesund, Milch mit Früchten zu kombinieren oder Vogeleier mit Fisch. Gekochte Hülsenfrüchte mit Rohrzucker und Yoghurt ist eine ungesunde Kombination. Außerdem ist es ungesund, Pilze in Senföl anzubraten. Zudem wäre es ungesund, Huhn mit Yoghurt oder mit einer Kombination aus den gleichen Anteilen von Honig und Samenöl zu sich zu nehmen. In ähnlicher Weise ungesund ist frische Butter, die in einem Bronzegefäß zehn Tage lang aufbewahrt wurde.

Es ist ungesund, Löwenfleisch, das auf einem Feuer aus Berberitzen-Holz geröstet wurde, zu essen. Pilze zu essen, nachdem man pulverisiertes Calcit eingenommen hat, ist ungesund. Eine ungesunde Kombination wäre außerdem Fleisch, das mit weißen Milchprodukten vermischt wurde oder das auch nur in Berührung mit einem weißen Milchprodukt, saurem Alkohol oder geröstetem Getreidemehl gekommen ist. In ähnlicher Weise ungesund wäre es auch, gedünstete bzw. gegarte Nahrungsmittel für sieben Tage verschlossen stehenzulassen, oder eine Kombination von Milch mit irgend etwas Saurem.

Die neuerliche Einnahme von Nahrung, während das zuvor eingenommene Mahl noch immer unverdaut sein sollte, sowie andere ungesunde Nahrungsmittel-Kombinationen verursachen eine nachteilige Reaktion. Die Einnahme von ungewohnter Nahrung oder das Essen zu einer nichtgemäßen Zeit führt zu Vergiftungen. Eine Person, die regelmäßig körperliche Übung betreibt, durch Öl, Ghee etc. bei Kräften gehalten wird, eine starke Verdauungshitze besitzt, sich mit einem starken Körper ausgestattet in der Blütezeit ihrer Jugend befindet und die bis zu einem bestimmten Grade an solcherlei Nahrung gewöhnt ist, wird durch solche Nahrung etc. nicht nachteilig beeinflußt werden. Falls es jemand wünscht, sich weiterhin auf seine bisherige ungesunde Nahrung zu verlassen, oder falls man es wünscht, seine gesunde Ernährung aufzugeben, dann sollte man sich daran gewöhnen, seiner Ernährung entweder sich ständig erhöhende oder vermindernde Mengen beizugeben. Bei abrupter Aufgabe einer bestimmten Ernährungsweise bzw. bei zu schneller Gewöhnung an neue Nahrungsmittel werden die drei Humores sehr schnell aus dem Gleichgewicht geraten.

Ein weiser Mensch wird Nahrungsmittel, die dem Körper nicht förderlich bzw. sogar schädlich sind, vermeiden. Letzteres ist eine Kombination der «Schädiger» (die Humores) und der Objekte der Schädigung (körperliche Bestandteile und Ausscheidungen).

Dies beschließt das siebzehnte Kapitel über Ernährungsbeschränkungen aus dem QUINTESSENZ-TANTRA, der Geheimen Mündlichen Überlieferung der Acht Zweige der Wissenschaft des Heilens.

# 18 Prinzipien der Ernährung: Die richtige Nahrungsmenge

Dann sprach der Weise Rig-pä Je-sche diese Worte: O Großer Weiser, höre! Nehme zu jeder Zeit die richtige Menge an Nahrung zu dir. Auf die Wirkkräfte der Ernährung mag aus ihrem Grade an Schwere bzw. Leichtigkeit geschlossen werden. Falls die Nahrung leicht an Wirkkräften ist, so füllt man den ganzen Magen. Sollte die Nahrung schwer an Wirkkräften sein, so sollte nur der halbe Magen gefüllt werden. Durch diese Erklärung wird man erkennen, wie die Nahrung mit Leichtigkeit und Behagen verdaut werden kann. Dieses Prinzip wird die Langlebigkeit fördern und die Verdauungshitze vermehren.

Falls man nur eine kleine Menge an Nahrung zu sich nimmt, so wird dies weder den Teint sowie die Ausstrahlung noch die körperliche Stärke verbessern, sondern wird alle Arten von Wind-Krankheiten entstehen lassen. Falls man zuviel ißt, so werden Verdauungsstörungen das Ergebnis hiervon sein, und Mucus wird sich vermehren, der die Funktion des wie-Feuer-ausgleichenden Windes im Zwölffingerdarm blockieren wird. Die Verdauungshitze wird hierdurch zurückgehen, und alle Körperprinzipien werden ansteigen. Deshalb sollte man die Nahrung mit der Verdauungshitze kombinieren. Man sollte zwei Teile des Magens mit fester Nahrung und einen Teil mit Getränken füllen. Im vierten Teil des Magens sollte Platz für den wie-Feuer-ausgleichenden Wind, den zersetzenden Schleim und die verdauende Galle bleiben.

Nach dem Essen ist genügend zu trinken. Dies deckt den Nährstoffbedarf und ermöglicht es ihnen, sich im Körper auszubreiten. Hierdurch wird die Nahrung zersetzt, die Verdauung unterstützt, der Körper wird entwickelt, und die körperliche Stärke nimmt zu. Jedoch ist es für Personen, die an Heiserkeit, perforierten Lungen, übermäßigem Schleim im Rachen, gewöhnlichem Schnupfen sowie an Erkrankungen oberhalb des Halsbereiches leiden, schädlich zu trinken.

Falls die Verdauungshitze schwach ist, sollte man nach der Aufnahme von Fleisch Alkohol zu sich nehmen. Bei Aufblähung des Magens aufgrund von Verdauungsstörungen ist gekochtes, noch heißes Wasser nach dem Essen einzunehmen. Ein dünner Mensch, der an Gewicht zuzunehmen wünscht, sollte Alkohol zu sich nehmen, wohingegen ein übergewichtiger Mensch Honig in Wasser trinken sollte, um an Gewicht zu verlieren. Falls man Yoghurt, Alkohol oder Nahrung, die durch Gift oder gepanschten Honig verunreinigt ist, zu sich nimmt, wird das Trinken von kühlem Wasser förderlich sein. Je nachdem, ob man während der Mahlzeit, danach oder zu Beginn etwas trinkt, wird man dementsprechend von mittlerer Gestalt, übergewichtig oder dünn sein.

Die Humores werden nicht den falschen Pfaden folgen, die Verdauungshitze wird erblühen, der Körper wird leicht werden, man wird einen gesunden Appetit haben, die Sinnesorgane werden klar werden, man wird an Stärke zunehmen, und der Stuhl, der Urin sowie Gas werden ohne Schwierigkeiten ausgestoßen werden: All diese Vorteile ergeben sich aus dem Befolgen einer ausgeglichenen Ernährung.

Dies beschließt das achtzehnte Kapitel über Ernährungsbeschränkungen und ausgeglichene Ernährung aus dem QUINTESSENZ-TANTRA, der Geheimen Mündlichen Überlieferung der Acht Zweige der Wissenschaft des Heilens.

# 19 Prinzipien der Arzneien: Geschmacksrichtungen und Nach-Verdauungs-Geschmacksrichtungen

Dann fragte der Weise Ji-lä-kje: O Meister, Weiser Rig-pä Jesche, wie nun können wir über die Prinzipien der vermischten Arzneien lernen? Wir ersuchen den Arzt, den Höchsten Heiler, zu erläutern.

Auf dies hin erwiderte der Lehrer: O Großer Weiser, höre! Die Belehrung über die Prinzipien der vermischten Arzneien, welche die Heilmittel darstellen, um Krankheit zu heilen, werden in vierfacher Weise eingeteilt. Im Hinblick auf: (a) Geschmack und (b) Nach-Verdauungs-Geschmack (Geschmack in der post-digestiven Phase; Kapitel 19), (c) Wirkkraft (Kapitel 20) sowie (d) Methoden des Vermischens (Kapitel 21).

## Geschmacksrichtungen der Arzneien

Geschmack als die erste dieser Unterteilungen hat fünf Aspekte, nämlich: (1) die Grundlage des Geschmacks, (2) Einteilungen, (3) Wesen, (4) Arzneimittel-Gruppen mit gleichem Geschmack sowie (5) die Aufgabe des Geschmacks.

### *Die Grundlagen des Geschmacks sowie dessen Einteilungen*

Die Grundlage des Geschmacks leitet sich aus den fünf Elementen ab. Das Erd-Element stellt das Fundament und die Basis zur Verfügung, das Wasser-Element stellt Feuchtigkeit zur Verfügung, das Feuer-Element erzeugt Hitze, das Wind-Element vermehrt die Bewegung, und das Raum-Element gewährt Platz. Obwohl die Mehrzahl der Arzneien entsprechend dieser Faktoren wachsen, haben sie nicht den gleichen Geschmack. Erde und

Wasser sind süß, Feuer und Erde sind sauer, Wasser und Feuer sind salzig, Wasser und Wind sind bitter, Feuer und Wind sind scharf, Erde und Wind sind zusammenziehend. Durch diese sechs Paare werden die sechs Geschmacksrichtungen gebildet.

*Das Wesen der Geschmacksrichtungen*

Arznei mit dem Wesen von Erde hat schwere, feste, stumpfe, glatte, schmierig-fettige und trockene Wirkkräfte. Ihre Aufgabe besteht darin, die Gliedmaßen zu festigen, den Körper zu bilden und zu festigen sowie ihn zu entwickeln und Wind-Krankheiten zu kurieren.

Arznei mit dem Wesen von Wasser hat flüssige, kühle, schwere, stumpfe, ölige oder geschmeidige Wirkkräfte. Sie stellt Feuchtigkeit zur Verfügung, macht den Körper sanfter, festigt ihn und kuriert Galle-Krankheiten.

Arznei mit dem Wesen von Feuer hat heiße, scharfe, rauhe, leichte, ölige oder bewegliche Wirkkräfte. Sie vermehrt die Körperhitze, läßt die körperlichen Bestandteile reifen, klärt die Ausstrahlung sowie den Teint und kuriert Schleim-Krankheiten.

Arznei mit dem Wesen von Wind besitzt leichte, bewegliche, kalte, rauhe, absorbierende und trockene Wirkkräfte. Sie stärkt und gliedert den Körper, verteilt die Nährstoffe etc. durch den ganzen Körper und kuriert Schleim- und Galle-Krankheiten.

Das Raum-Element ist allen vier Elementen gemeinsam und durchdringt und erfüllt sie sowie alle Arzneien. Seine Funktion ist es, Höhlungen zu gewähren, ausgiebig Raum zur Verfügung zu stellen und Krankheiten, die sich aus einer Kombination aller drei Humores ergeben, zu kurieren. Hierdurch wird klar, daß es, ob natürlicherweise vorkommend oder in eine Vermischung eingebracht, auf dieser Erde nichts gibt, was nicht Medizin ist.

Arzneien mit aufsteigender Kraft haben die Qualitäten von Feuer und Wind, wohingegen die Wirkkraft von Arzneien mit absteigender Kraft von den Elementen Erde und Wasser herrührt. Die Wirkkraft von abführenden Arzneien erfolgt zum größten Teil durch die erste der Geschmacksrichtungen (süß).

Die sechs Geschmacksrichtungen sind: süß, sauer, salzig, bitter, scharf und zusammenziehend. In dieser Reihenfolge der sechs Geschmacksrichtungen ist als Heilmittel immer das vorhergehende kraftvoller als das nächstfolgende. Seinem Wesen nach, so sagt man, ist Geschmack das, was durch die Zunge unterschieden wird. Somit ergibt sich, daß, sollte ein süßer Geschmack erfahren werden, dieser an der Zunge haftenbleibt und, da er wohlschmeckend ist, Verlangen erzeugt. Ein saurer Geschmack läßt einen die Zähne zusammenbeißen sowie das Gesicht verziehen und verursacht die Bildung von Wasser im Mund. Salzigkeit wirkt erhitzend und ist ein den Speichelfluß anregendes Mittel, wohingegen ein bitterer Geschmack den Geruch im Mund reinigt und den Appetit zügelt. Ein scharfer Geschmack verbrennt die Zunge sowie den Mund und verursacht Wasserbildung der Augen, wohingegen ein zusammenziehender Geschmack am Gaumen haftenbleibt und eine rauhe Empfindung erzeugt.

*Arzneimittelgruppen mit gleichem Geschmack*

Entsprechend jeder einzelnen Geschmacksrichtung werden sechs Gruppen von Arzneien aufgelistet. Die Gruppe der Arzneien mit süßem Geschmack beinhaltet Süßholz, Rosinen, Safran, Bambus-Konkrement, Hülsen der Kassie, Polygonatum cirrifolium, Asparagus racemosus, Angelika, Kandiszucker, roher Rohrzukker (getrocknete Melasse), Honig, Fleisch, Butter und dergleichen.

Die Gruppe der Arzneien mit saurem Geschmack beinhaltet Granatapfel, Sanddorn (Hippophae rhamnoides), Chaenomeles tibetica, Myrobalan emblica, Indischer Wacholder, Schizandra sphaerandra, Yoghurt, Molke und Yoghurt-«Kulturen», Getreidebier etc.

Die Gruppe der Arzneien mit salzigem Geschmack beinhaltet Steinsalz, Holzsalz, Hornsalz, schwarzes «sanchal» Salz, weißes Mineralsalz, Mirabilit, Sodasalz (Salpeter), weißes Steinsalz, Aschensalz, Aragonit sowie Natron (doppeltkohlensaures Natrium).

Die Gruppe der Arzneien mit bitterem Geschmack umfaßt den Neem-Baum, Indischen Gentian, Aconitum balfouri, Picrorhiza kurroa, Balsambirne (Momordica charantia, Herpetospermum caudigerum), Kurchi (Hollarhena antidysenterica), Moschus, Gallensaft (tierischen Ursprungs), Indische Berberitze, Malabar-Nußbaum, mineralisches Exsudat, Gentiana straminea, Corydalis edulis etc.

Die Gruppe der Arzneien mit scharfem Geschmack umfaßt schwarzen Pfeffer, wilden Ingwer, Piper longum, frischen Ingwer, Asafoetida, eine Sorte der Anemone rivularis Srub-ka (srub.ka), Tsche-tza (che.tsha), Arisaema intermedium, Zwiebel, Knoblauch etc.

Die Gruppe der Arzneien mit zusammenziehendem Geschmack umfaßt weißes Sandelholz, Terminalia chebula, Emblica officinalis, blaue Utpala-Blume (Nelumbo nucifera), Wiesen- bzw. Weiden-Storchenschnabel, gepulverte Pinienwurzel (Padus asiatica), Eicheln sowie Tibetische Tamariske.

Kampfer und wilder Rhabarber etc. haben eine Kombination der Geschmacksrichtungen. Durch diese ist es möglich, ähnliche Beispiele an Geschmackskombinationen zu erforschen. Vom Kampfer wird gesagt, er habe einen primär bitteren Geschmack mit einer Dreifach-Kombination aus bitter, scharf und zusammenziehend. Vom wilden Rhabarber sagt man, er habe eine Kombination von saurem, süßem und zusammenziehendem Geschmack.

*Darlegung der Funktion des Geschmacks bei Heilung von Krankheiten*

Süßer, saurer, salziger und scharfer Geschmack vertreibt Wind-Krankheiten. Bitterer, süßer und zusammenziehender Geschmack kuriert Galle-Krankheiten, während scharfer, saurer und salziger Geschmack Schleim-Gebrechen kuriert.

Die Aufgabe speziell des süßen Geschmacks ist es, gesund und bekömmlich zu sein. Er vermehrt die körperliche Stärke und die körperlichen Bestandteile und ist förderlich für ältere Menschen, für Kinder, für Unterernährte, bei Heiserkeit und bei perforierten Lungen. Er entwickelt den Körper, heilt Wunden, erhellt die Ausstrahlung und klärt die Sinnesorgane. Süßer Geschmack fördert die Langlebigkeit, erhält den Körper und kuriert Vergiftungen und kombinierte Wind-Galle-Krankheiten. Die Einnahme von süßen Substanzen im Übermaß vermehrt Schleim und Fett, reduziert die Verdauungshitze und erzeugt fleischige Auswüchse, Erkrankungen des Harntrakts, Kropf und Drüsenwachstum.

Sauerschmeckende Substanzen vermehren die Hitze, fördern den Appetit, befriedigen den Geist, spalten Nahrung auf, beseitigen Ungleichgewichte der Körperenergie Schleim und unterstützen die Verdauung. Die äußerliche Anwendung von sauren Substanzen verursacht Empfindungsverlust und bringt blockierten Wind in Bewegung. Die Einnahme saurer Substanzen im Übermaß vermehrt Blut und Galle, macht den Körper schlaff und welk und erzeugt trübes und verschwommenes Sehen, Schwindelgefühl, Ödeme des ersten und zweiten Stadiums, Erysipel, Hautjucken, Pickel, Durst und ansteckende Fieber.

Salziger Geschmack macht den Körper zäh und widerstandsfähig, beseitigt Wirbel des Windes etc. sowie Blockaden der Kanäle etc. Heiße Salzumschläge vermehren den Schweiß sowie die Verdauungshitze und verstärken den Appetit. Die Einnahme von salzigen Substanzen im Übermaß verursacht Haarausfall und vorzeitiges Ergrauen der Haare, vermehrt Faltenbildung, vermindert die körperliche Stärke und erzeugt Durst, Lepra, Erysipel sowie Erkrankungen von Blut und Galle.

Bitterer Geschmack kuriert Appetitlosigkeit bis hin zur Anorexie, Würmer, Durst, Vergiftungen, Lepra, Ohnmacht, infektiöse Fieber, das Erbrechen von Flüssigkeiten und Galle-Krankheiten. Er trocknet Nekrosen, Fett, Schmiere, Mark, Stuhl und Urin aus. Bitterer Geschmack verstärkt außerdem die geistige Wachheit und kuriert Krankheiten der Brust sowie Heiserkeit. Die Einnahme von bitteren Substanzen im Übermaß zehrt die körperlichen Bestandteile auf und vermehrt Wind und Schleim.

Scharfer Geschmack kuriert Krankheiten des Rachenraumes sowie dessen Verengung, Lepra und Ödeme des zweiten Stadiums. Er trocknet Wunden aus, vermehrt die Verdauungshitze, unterstützt die Verdauung und fördert den Appetit. Scharfer Geschmack trocknet außerdem Fett und Nekrose aus, wirkt als Abführmittel und öffnet die Kanäle. Die Einnahme von scharfen Substanzen im Übermaß zehrt den Samen und die Stärke des Körpers auf, verursacht körperliche Mißgestaltung, Frösteln, Ohnmacht und Schmerzen, z. B. in der Taillengegend sowie am gesamten Rücken etc.

Zusammenziehender Geschmack trocknet Blut, Galle, Fett und Nekrosen aus, heilt Wunden, reinigt Fett und erhellt die Ausstrahlung. Die Einnahme von zusammenziehendschmeckenden Substanzen im Übermaß läßt Mucus ansammeln, hält den Stuhl zurück, verursacht die Aufblähung des Unterleibes sowie Krankheiten des Herzens, trocknet Nährstoffe, Flüssigkeit etc. aus und verengt die Mündungen der Kanäle.

Zusammenfassung: Süßer Geschmack kuriert Wind- und Galle-Krankheiten und vermehrt, mit Ausnahme von alter Gerste und dem Fleisch von auf trockenem Land lebenden Tieren, hauptsächlich Schleim. Fleisch vom wilden Yak, Fisch, Hammel und Honig sind förderlich bei Schleim-Krankheiten. Saurer Geschmack kuriert Schleim und vermehrt außerdem Galle. Jedoch werden Blut- und Galle-Krankheiten sowie Fieber durch sauren Myrobalan emblica kuriert. Salziger Geschmack kuriert Wind- und Schleim-Krankheiten und vermehrt, mit Ausnahme von Holzsalz und Steinsalz, Galle. Die übermäßige Einnahme dieser beiden genannten Ausnahmen mit ihren schweren Wirkkräften vermehrt Schleim. Bitterer Geschmack kuriert Galle und vermehrt zudem Schleim/Wind-Kombinationen. Jedoch kurieren die Indische Buche und Herzblättriger Mond-Samen (Tinospora cordifolia) Kombinationen von Schleim und Wind. Scharfer Geschmack kuriert Wind und Schleim und vermehrt, mit Ausnahme von Knoblauch und Piper longum, Galle. Die übermäßige Einnahme scharfschmeckender Substanzen mit ihren leichten und rauhen Wirkkräften vermehrt zudem Wind. Zusammenziehender Geschmack kuriert Galle und erweckt, mit den Ausnahmen von Myrobalan belerica und Myrobalan chebula, hauptsächlich sowohl Schleim als auch Wind.

## Nach-Verdauungs-Geschmack

Nach der Einnahme trifft die Arznei auf die Verdauungshitze und wird dann der Reihe nach durch den zersetzenden Schleim, die verdauende Galle sowie den wie-Feuer-ausgleichenden Wind verdaut. Süßer und salziger Geschmack werden in der nachverdaulichen Phase süß. Saure Substanzen behalten den gleichen Geschmack bei. Die drei Geschmacksrichtungen bitter, scharf und zusammenziehend werden jeweils bitter. Jeder Nach-Verdauungs-Geschmacks kuriert jeweils zwei der drei Humores: süßer Nach-Verdauungs-Geschmack kuriert Wind und Galle, saurer Nach-Verdauungs-Geschmack kuriert Schleim und Wind, bitterer Nach-Verdauungs-Geschmack kuriert Schleim und Galle.

So ward es gesagt. Dies beschließt das neunzehnte Kapitel über die Darlegung der Geschmacksrichtungen und des Nach-Verdauungs-Geschmacks aus dem QUINTESSENZ-TANTRA, der Geheimen Mündlichen Überlieferung der Acht Zweige der Wissenschaft des Heilens.

# 20 Die Prinzipien der Arzneien: Wirkkräfte der Arzneien

Dann sprach der Weise Rig-pä Je-sche diese Worte: O Großer Weiser, höre! Die Wirkkraft von Arzneien wird in zweifacher Weise eingeteilt: (a) Die Wirkkraft des Geschmacks und (b) die natürliche Wirkkraft der Substanz. Dies wird hinsichtlich allgemeiner und spezifischer Unterteilungen gelehrt werden.

## Allgemeine Unterteilung

Zuerst werden die Wirkkräfte, die Stärke und die Sekundär-Qualitäten aller drei Humores erklärt. Die acht Wirkkräfte sind: schwer, ölig, kühl, stumpf, leicht, rauh, heiß und scharf. Die ersten vier Wirkkräfte kurieren Wind und Galle (z. B. schwer und ölig kurieren Wind, bzw. kühl und stumpf kurieren Galle). Die letzten vier Wirkkräfte kurieren Schleim. Die drei Wirkkräfte leicht, rauh und kühl vermehren Wind, während heiß, scharf und ölig allesamt Galle vermehren. Die vier Wirkkräfte schwer, ölig, kühl und stumpf vermehren Schleim. Diese acht Wirkkräfte stellen die Essenz der Sekundär-Qualitäten dar, und da sie mit außerordentlichen Energien ausgestattet sind, werden sie «Kräfte» genannt. Gang-tschen (gang.chen)[1] ist entsprechend der Stärke des Mondes von kühlem Wesen und Big-dsche (hbigs.byed)[2] aufgrund der Stärke der Sonne von warmem Wesen. Deswegen werden sie «Stärken» genannt.

Arzneien mit heißen Wirkkräften kurieren kalte Krankheiten, und Arzneien mit kühlen Wirkkräften kurieren heiße Krankheiten.

Die zwanzig Merkmale von Krankheit werden durch die siebzehn Sekundär-Qualitäten besiegt. Diese sind: Glätte, Schwere, Wärme, Öligkeit, Festigkeit, Kälte, Stumpfheit, Kühle, Geschmeidigkeit, Flüssigkeitsgrad, Trockenheit, Aufnahmefähigkeit, Hitze, Leichtigkeit, Schärfe, Rauhigkeit und Beweglichkeit. Folglich leiten sich die solchermaßen dargelegten Sekundär-Qualitäten hauptsächlich aus den sechs Geschmacksrichtungen ab. Die Geschmacksrichtungen wiederum hängen von der Erde und den restlichen Elementen ab.

Die Wirkkräfte von Schwere, Öligkeit etc. entstehen durch die Geschmacksrichtungen. Die drei verschiedenen Geschmacksrichtungen salzig, zusammenziehend und süß werden in dieser Reihenfolge schwerer. In ähnlicher Weise werden salzig, sauer und süß in dieser Reihenfolge öliger, während zusammenziehend, bitter und süß entsprechend dieser Reihenfolge kühler werden und bitter, zusammenziehend und süß entsprechend dieser Reihenfolge stumpfer werden. Die drei verschiedenen Geschmacksarten sauer, scharf und bitter werden leichter und rauher, wohingegen die drei Geschmacksarten scharf, sauer und salzig der Reihe nach heißer und schärfer werden.

Grundsätzlich sind die Geschmacksrichtungen etc. jeder Substanz am wirkungsvollsten, wenn sie nicht verändert (z. B. raffiniert) wurden. Falls die Geschmacksrichtungen und Wirkkräfte etc. gleich sind, können die individuellen Basis-Elemente, die die Wirkkraft bilden, in ihrem Verhältnis zueinander variieren und die Stärke der Arznei verändern. Durch die Kraft des Vermischens werden Unterschiede in der Stärke der Arzneien auftreten. Sollte die Vermischung unausgewogen sein, so wird der Geschmack gegenüber dem Verdauungsgeschmack überwiegen, und hierdurch wird die Wirkkraft der Arznei neutralisiert werden. Falls alle Inhaltsstoffe in einer ausgewogenen Art und Weise vermischt werden, wird die Arznei durch die Heilkraft ihres Geschmackes wirksam sein. Der Geschmack alleine wird dem Zustand, in Fällen, bei denen die Arznei durch die Heilkraft ihres Nach-Verdauungs-Geschmackes wirkt, nicht abträglich sein. Zum Beispiel kuriert das normalerweise an Wirkkraft heiße Holzsalz eine Galle-Krankheit durch die Heilkraft seines süßen Nachverdauungs-Geschmacks eher, als ihr abträglich zu sein. In anderen Fällen wird die Arznei, selbst wenn dies im Gegensatz zum Geschmack steht, durch die Heilfähigkeit ihrer Wirkkraft wirken. Zum Beispiel kuriert die bittere Indische Buche durch ihre warme Wirkkraft Wind- und Schleim-Zustände, anstatt Wind und Schleim zu vermehren. Deswegen sollte die Vermischung der Arzneien durch eine Kombination der durch ihren Geschmack wirkenden Inhaltsstoffe mit den durch ihre Wirkkraft oder ihrem Nach-Verdauungs-Geschmack wirkenden Inhaltsstoffe ausgeführt werden.

## Spezifische Unterteilung

Die Darlegung der Wirkkräfte der einzelnen natürlichen Substanzen hat acht Unterteilungen:

(1) kostbare Metall-Arzneien
(2) Stein-Arzneien
(3) Erd-Arzneien
(4) Baum-Arzneien
(5) Harze
(6) Pflanzen
(7) Kräuter
(8) Produkte tierischer Herkunft

### *1. Die Wirkkräfte der kostbaren Metalle*

**Gold:** Gold hat zweiunddreißig Bezeichnungen, und es gibt zwei Sorten: rotes und gelbes Gold. Man sagt, daß Me-sän (me.zan)[3] Gold aus dem Dzam-bu-Fluß (hdzam.bu) aß und dieses durch seinen Kot nach China und Hor[4] gelangte. Aus diesem roten Gold fertigten die Einheimischen sehr wohlklingende Glocken. Eine andere Sorte des roten Goldes, das Dze-kjim (dzhye.khyim) genannt wird, gleicht rostigem, rotem Kupfer. Wenn man eine Aconitum-Lösung (Eisenhut) darauf tropft, dann nimmt es einen Regenbogenschimmer an. Es ist hierdurch ein ausgesprochen guter Erkennungstest für Gift. Gelbes Gold gibt es ebenfalls in zwei Sorten: Eine ausgezeichnete Sorte und eine gewöhnliche Sorte. Die in der Qualität ausgezeichnete Sorte kommt in der Form von nicht getriebenem bzw. nicht gehämmertem Gold vor, während die gewöhnliche Sorte gelb mit einem rötlichen Schimmer ist. Andere Sorten haben entweder einen bläulichen Schimmer oder sie sind sehr blaß. Zur Unterscheidung, ob es sich bei einer Probe um Gold handelt oder nicht: künstliches Gold hat zusammenziehenden Geschmack und hat kühle Verdauungskraft. Der *Acht-Zweige-Text* gibt diesbezüglich folgendes an: «Geradeso wie Wasser nicht an den Blütenblättern des Lotus haften bleibt, so wird die Einnahme von Gold davor bewahren, daß sich Gift im Bereich der Gliedmaßen festsetzt.» Gold fördert die Langlebigkeit, stärkt ältere Menschen, wirkt als Gegenmittel zu Vergiftungen durch Edelsteine und vertreibt Geister und Nagas[5].

**Silber:** Silber hat zehn Bezeichnungen und wird aus Erz herausgeschmolzen. Es gibt zwei Sorten: «Ziegensilber» und «Schafssilber». Allerdings wird Hor-Silber heutzutage Silber-kha genannt. Chinesisches Silber wird ona-kha, indisches Silber ba, Mon-Silber tram-kha und russisches Silber dra-men genannt. All diese sind «Ziegensilber». Silber aus Kham wird Sho-kha-ma (zho.kha.ma) genannt. «Schafssilber» bezieht sich auf Silber, das aus Eisen, Zinn, Blei, Kupfer etc. gewonnen wird. Silber kann außerdem aus Holz und Erde extrahiert werden. Es besitzt den gleichen zusammenziehenden Geschmack und Nach-Verdauungs-Geschmack wie Gold und trocknet durch seine Wirkkraft Lymphkrankheiten, Eiter und Blut aus.

**Kupfer:** Kupfer hat zwölf Bezeichnungen. Die ausgezeichnete Qualität ist natürlichen Ursprungs. Sogenanntes Eisenkupfer ist dunkelrot, rauh und herausgeschmolzen. «Goldkupfer» hingegen ist rot und biegsam. Dieses sowie die anderen Sorten haben einen süßen und nach-verdaulichen Geschmack sowie kühle Wirkkraft. Kupfer trocknet Eiter aus und kuriert Fieber der Lungen und der Leber.

**Eisen:** Eisen hat neun Bezeichnungen. Es hat seinen Ursprung in Eisenerz, Magneteisenstein (Magnetit), Dung-tse-(mdung.rtse-) Stein[6] sowie in Tieren. Es kann sowohl schwarz als auch weiß sein und in vier Sorten auftreten. Im übrigen hat Eisen einen sauren Geschmack und kühle Wirkkraft, wodurch es Lebervergiftungen, Erkrankungen der Augen und Ödeme der ersten Stufe kuriert.

Hiermit ist die Unterteilung über schmelzbare Metalle beendet.

**Türkis:** Türkis gibt es in zwei Sorten: eine hervorragende und eine gewöhnliche Sorte. Unter den hevorragenden Sorten ist Drug-kar (drug.dkar) blaßblau und sehr hell scheinend, während Drug-mar (drug.dmar) in einem hell scheinenden Rötlich-Blau und schmierig-fettig vorkommt. Die dritte Sorte, Judschang (g-yu.spyang), ist noch heller scheinend als die zwei ersten Unterarten. Unter den gewöhnlichen Sorten gleicht Bar-ju (bar.g-yu) der Drug-mar-Sorte, und Ju-ngön (g-yu.-sngon) gleicht der Drug-kar-Sorte. Außerdem gibt es einen chinesischen Türkis. Türkis kuriert Vergiftungs-Fieber und Fieber der Leber.

**Perle:** Perle hat sieben Bezeichnungen. Rakta mutika, die erste Sorte, wird als höchst wertvoll erachtet, da sich Buddhas als das rote Geschöpf manifestierten, von dem man die rote Perle erhalten kann. Die zweite Sorte, Gandza Mu-tig (gandza.mu.tig), ist glitzernd weiß und kommt aus dem Inneren des Schädels bzw. Stoßzahnes des Elefanten. Die dritte Perlensorte heißt Wa-lu Mu-tig (wa.lu.mu.tig). Sie ist leuchtend blau, stammt aus Südindien und wird in den Blättern des Du-ja-(du.ya-)Baumes gefunden, nachdem es geregnet hat. Die vierte Sorte, Ram-pa Mu-tig (ram.pa.mu.tig), ist leicht grünlich und hat die Größe einer Erbse. Sie wird nach dem Regen in den Blättern des Bananenbaums in Ost-Indien gefunden. Die fünfte Sorte, Mä Mu-tig (smad.mu.tig), ist leuchtend rot und kommt aus dem Westen von Hor, wo sie im Gehirn einer bestimmten Schlangenart gefunden wird.

Die sechste Perlensorte, Shing-pi-ka Mu-tig (shing.pi.ka.mu.-tig), variiert in der Größe und hat ein blaßgelbes Leuchten. Sie kommt aus dem Magen eines Meeresgeschöpfes, das Pang-tsi (spang.rtsi) genannt wird. Dieses gleicht einer Auster und wird bei Sri Lanka gefunden.

Alle Perlensorten ohne Augen sind männlichen Geschlechts. Jene mit vielen Schichten werden als weiblich angesehen. Perlen bewahren vor dem Verlust der Gehirnflüssigkeit und kurieren alle Arten von Vergiftungen.

**Perlmutt:** hat drei Bezeichnungen. Ihre Wirkkräfte sind der von Perlen nicht unähnlich.

**Gehäuse der großen Meeresschnecke:** Das Gehäuse der Meeresschnecke hat fünf Bezeichnungen. Es gibt hervorragende und gewöhnliche Sorten. Die hervorragende Sorte Jä-kjil (g-yas.hkhyil; wörtl.: «Rechts-im-Uhrzeigersinn-Wirbelspirale») inkarniert sich fünfmal als Meeresschnecke und ist lilienweiß mit einer im Uhrzeigersinn gedrehten Spirale. Eine weitere hervorragende Sorte, Si-dung (gzi.dung), hat eine rote Farbe. Die gewöhnlichen Sorten werden an der gegen den Uhrzeigersinn gedrehten Spirale erkannt. Außerdem gibt es eine «dornige» Meeresschnecke, zer-ma-tschän (tsher.ma.chan). Alle vier Sorten trocknen Eiter aus, perforieren Wirbel aus Eiter etc. (d. h., sie penetrieren durch Wind gebildete, semi-liquide Ansammlungen von Eiter etc. in der Form von Wirbeln, brechen diese auf und sorgen so dafür, daß sie sich nicht verfestigen), kurieren Knochenfieber und sind förderlich für die Augen.

**Koralle:** Koralle hat drei Bezeichnungen. Es ist eine Art Baum, der in Gestein und Sand am Meer wächst. Der *Vajra-Dakini*-Text sowie auch andere Texte erklären, daß sie als mit roten Spitzen und einer weißen Wurzel vorkommend bekannt ist. Es existiert zudem eine schwarze Sorte. Die rote Koralle kuriert Fieber der Leber, Fieber der Kanäle und Fieber aufgrund von Vergiftungen.

**Lapislazuli:** Lapislazuli hat vier Bezeichnungen und ist ein blauer Stein. Die goldfleckige Art wird «Gold-Lapis» genannt, während die einfache einfarbige Art «Stein-Lapis» genannt wird. Beide Arten kurieren Vergiftungen, Lymphkrankheiten und Lepra.

*2. Die Wirkkräfte von Stein-Arzneien*

Mug-po Bal-gjab (smug.po.sbal.rgyab; wörtl.: «Brauner Froschrücken-Stein»): **Hämatit:** Es gibt zwei Sorten. Die Sorte des «männlichen Frosches» ist braun, hart, schwer und gleicht dem Rücken eines Frosches. Die qualitativ hochwertigere Sorte trägt das Muster einer Stupa und hat große Unebenheiten, wohingegen die gewöhnliche Sorte nur kleine Unebenheiten aufweist. Die qualitativ bessere Sorte des «weiblichen Frosches» trägt ein Lotus-Muster und hat keine Unebenheiten. Die gewöhnliche Sorte hat keine Unebenheiten und kein Muster. Beide Sorten extrahieren, trocknen und stoßen Lymphe aus, erhalten Knochen-«Harz» sowie das Gehirn und heilen Frakturen.

Kar-po Bäl-gjab (dkar.po.sbal.rgyab; wörtl.: «Weißer Froschrücken-Stein»): **Stalaktit:** Hämatit: Gleicht dem weißen Tschig-thub (chig.thub; weißer Pyrolusit) und dem braunen Tschig-thub (brauner Pyrolusit). Er ist hart, schwer und spitz. Der männliche Typus trägt ein Stupa-Muster, während der weibliche Typus ein Lotus-Muster hat. Sie entsprechen in der Qualität den beiden obengenannten Arten von braunem Stein. Bezüglich des weißen und des braunen Pyrolusit: Die qualitativ hochwertige Sorte gleicht Eis, ist sanft und spitz und zerbricht in nadelartige Stücke. Manche Menschen nannten die braune Sorte aufgrund ihres starken Geruches «Steinkampfer». Er ist dunkelbraun und wie Schiefer geformt. Der weiße Typus hat dieselben Wirkkräfte wie der braune «Froschrücken»-Stein.

Gang-thig (gangs.thig; wörtl.: «Schneetropfen»): **Smithsonit:** Calamin: Eine Sorte des Smithsonits ist eine weibliche Quarzart mit weißer Farbe. Sie gleicht einem Schwamm, ist biegsam und weich. Eine andere Sorte wird in der Form weißer Kügelchen in der Größe einer Erbse gefunden. Beide Arten kurieren Fieber der Leber.

Khab-len (khab.len): **Magneteisenstein:** Magnetisches Erz: Er hat vier Bezeichnungen, und es gibt auch vier Sorten: Gug-dsche (hgugs.byed), Tschö-dsche (gchod.byed), Big-dsche (hbigs.byed) und Kor-dsche (skor-byed). Er kommt in qualitativ hochwertigen, mittleren und gewöhnlichen Qualitäten vor. Die hochwertige Sorte wird südlich des Berges Meru gefunden. Hier gibt es einen Magneteisenstein in der Form eines Löwen. Deswegen zeigt eine Kompaßnadel hier in Richtung Norden. Magneteisenstein mittlerer Qualität kommt aus China und kann eine Kette von zehn hintereinander liegenden Nadeln zusammenhalten. Die gewöhnliche Sorte ist dunkelbraun und zieht Nadeln an. Magneteisenstein kann Pfeilspitzen, Kugeln, Schrapnelle etc. durch den Verdauungstrakt herausziehen bzw. ausstoßen und kuriert Krankheiten des Gehirns, der Knochen und der Kanäle.

Be-nab (be.snabs): **Gelber Halloysit:** gibt es in zwei Sorten, nämlich blaßgelb und gelblichbraun. Er kuriert Frakturen sowie Vergrößerungen der Drüsen und stimuliert das Wachstum des Fleisches (Muskulatur etc.).

man(y)jira: **fossiler Muscovit:** Ophicalcit: Zur-khar (zur.mkhar)[7] behauptet, daß es sich um einen harten schwarzen Stein handelt, der zur Bewahrung von Quecksilber während des Verarbeitens notwendig sei. Gön-män-pa (gon.sman.pa) und Kjem-tse-wang (skyem. ts(h)e. dwang)[8] behaupten hingegen, es handle sich um einen glänzenden Stein in der Farbe der Leber. Er kommt in veränderlichen Farben vor und trägt das Muster eines Ziegen- oder Schafhorns. Die männliche Sorte ist rauh, und die weibliche Sorte ist glatt. Die mittleren Qualitätssorten werden als in natürlicher Weise vorkommend betrachtet. Alle Sorten von Muscovit kurieren Knochenfieber.

Phag-go (phag.mgo): **Schweinekopf-Fossil:** Es hat die Form eines Schweinekopfes und ist orange. Heilt Krankheiten der Knochen und drainiert Anhäufungen von Lymphe.

Dsche-go (bye.mgo): **Spatzenkopf-Fossil:** Spiriferoides: Cyrtiospirifer sinensis: Die hochwertige Sorte ist von leichtem Blau, glatt und klein. Die gewöhnliche Sorte ist blaßrot, groß und rauh. Sie gleicht dem Kopf eines Falken. Beide Sorten unterstützen das Wachstum des Fleisches.

Ser-do (gser.rdo): **Golderz:** hat drei Bezeichnungen. Hier wird es mit zwei Bezeichnungen benannt: Dschang-khog (byang.khog) und Mig-nä-dü kji Pa-dscha (mig.nad.dus.-kyi.pa.bya). Es ist von unbestimmbarer Form, braun und gelb. Wenn man es zerbricht, wird im Inneren ein goldener Glanz sichtbar.

Ngül-do (dngul.rdo): **Silbererz:** hat drei Bezeichnungen und ist von unbestimmter Form. Es ist braun an der Außenseite und hat im Inneren einen silbrigen Schimmer. Durch Schmelzen von Silbererz wird Silber gewonnen. Beide der obengenannten Sorten von Erzen drainieren Lymphanhäufungen.

Tang-sil (stang.zil): **Massicotit:** hat vier Bezeichnungen. Es handelt sich um einen schwarzen Stein, der in glitzernde, nadelartige Stücke zerbricht. Er ist von solch schwarzer Farbe, daß man sagt, er gleiche dem Haar des Buddha.

Ser-sil (gser.zil): **Vermiculit:** Litharge: bleihaltiges Mineraloxid: Gleicht Golderz und kommt in verschiedenen Formen vor. Es handelt sich um einen weichen Stein, der in lange, leuchtende, nadelartige Stücke bricht.

Ngül-sil (dngul.zil): **Mineralsulphat aus Kalzium:** Kalkcarbonat: Variiert in der Form und ist weicher als Silbererz. Es hat einen grünlichen Schimmer und bricht in nadelartige Stücke. Alle drei Sorten des sil beseitigen Verfärbungen der Knochen.

Tru-schi (gru.bzhi; wörtl.: «Quadratischer Stein»): eine **Pyrit**-Art, z. B. aus Galena oder Analcit: hat sieben Bezeichnungen: Pha-wang-long-bug (pha.wang.long.bug), Pha-wang-tscho-long (pha.wang.cho.long) etc. Es gibt zwei Sorten: schwarz und weiß sowie gelb und braun. Die weißen oder gelben Sorten sind günstig für die Augen, und die schwarzen oder braunen Sorten helfen gegen Tollwut. Ihre allgemeinen Wirkkräfte sind die Heilung von Erkrankungen des Gehirns und Drainage von Lymphanhäufungen.

Tschog-la-ma (chog.la.ma) oder Gja-tsäl (rgya.mtshal): **Zinnober:** Kommt in zwei Sorten vor: rot und weiß. Neben der natürlich vorkommenden Form wird es auch künstlich aus Silber-Orpiment hergestellt. Die dunkelrote Sorte zerbricht in glitzernde, nadelartige Stücke. Beide Sorten erhalten die Kanäle sowie die Knochen-«Harze». Die weiße Sorte kuriert Pockenfieber.

Do-lä (rdo.klad; wörtl.: «Steinhirn»): **Halloysit:** ist ein weißer «pickeliger» Stein, der wie ein Gehirn aussieht. Er fördert das Gehirn und stimuliert das Wachstum des Fleisches.

Li-tri (li.gris): **Rotes Blei:** Minium: hat sechs Bezeichnungen. Eine rauhe Sorte wird aus Stein, eine glatte Sorte aus der Erde und eine klebrig-haftende Sorte aus Holz gewonnen. Eine künstliche Sorte wird in Nepal aus Blei gewonnen. Alle Sorten von rotem Blei bringen Nekrosen zum Stillstand.

Do-tschu (rdo.chu; wörtl.: «Steinwasser»): Eine Art des **Actinolit:** hat zwei Bezeichnungen und trägt ein Riffelmuster. Er wird an heißen Quellen gefunden. Der Malaya-Kommentar besagt, daß der weiße Typus Do-gjü (rdo.rgyus; wörtl.: «Steinsehne») genannt wird und der blaue Typus Thing-gju (mthing.rgyus; wörtl.: «Indigosehne») oder Actinolit-Asbest. Die gelbe Sorte heilt Frakturen.

Do-tri (rdo.mkhris): **Gelber Ocker:** Argile glauconicus: Die hochwertige Sorte hat eine gelbe, galle-artige Farbe und ist von unbestimmter Form. Sie haftet an der Zunge und hat einen etwas bitteren Geschmack. Die gewöhnliche Sorte ist bitter und von unbestimmter Farbe. Beide Sorten verengen die Mündungen der Kanäle.

Scha-kar (bshah.dkar): **Zinnerz:** wird mit Kupfer vermischt, um Glockenmetall herzustellen, und schaut in seinem natürlichen Zustand aus wie Silbererz. Es unterstützt Wachstum des Fleisches.

Dong-rö (Idong.ros): **Realgar:** Rotes Optiment: hat drei

Bezeichnungen und ist ein orangefarbenes Mineral mit charakteristischem Eigengeruch.

Ba-la (ba.bla): **Gelbes Orpiment:** Arsenolit: hat vier Bezeichnungen. Es hat einen blasseren, gelblicheren Schimmer als der rote Typus und einen charakteristischen Eigengeruch. Beide Sorten von Orpiment gebieten bösartigem Wachstum der Drüsen sowie Nekrosen Einhalt und schützen vor durch Geister verursachtem, infektiösem Fieber.

Do-söl (rdo.sol): **Kohle:** ist, ähnlich wie die Holzkohle, von schwarzer Farbe und hat auch den gleichen Verwendungszweck. Sie löst Steine auf (Gallensteine, Nierensteine etc.) und verengt die Mündungen der Kanäle.

Ba-nu (ba.nu): **Carbonat aus Kreide:** ist ein Stein in der Form eines Kuheuters und von unbestimmter Farbe. Wenn er zerbrochen wird, riecht er wie verbranntes Horn. Es gibt glatte und rauhe Sorten, die der männlichen respektive der weiblichen Art entsprechen. Zudem gibt es einen neutralen Übergangstypus.

Do-gjü (rdo.rgyus; wörtl.: «Steinsehne»): **Actinolit:** Stibin: Ein glatter, weißer Stein mit der Struktur einer Sehne. Die blaue Sorte wird Thing-gjü (mthing.rgyus; wörtl.: «Indigosehne») und die grüne Sorte Pang-gjü (spang.rgyus; wörtl.: «Weidensehne») genannt. Kalkcarbonat und die drei Sorten des Actinolit heilen Krankheiten der Ligamente und der Sehnen.

Ti-tse (ti.ts(h)e): **Galenit:** Dieser Stein kann geschmolzen werden, um Blei zu gewinnen. Die hochwertige Sorte ist gelb, und die gewöhnliche Sorte ist rot. Er heilt Wunden und hilft bei Erkrankungen der Augen und bei «Körpergeruch».

Tsäl (mtshal): **Chinesisches Zinnober(rot):** Dies bezieht sich auf quecksilberhaltige Sulfid-Erze oder Zinnober. Es hat acht Bezeichnungen und variiert in der Farbe, ist aber meist schwarz. Es heilt Wunden und kuriert Fieber der Lungen, der Leber und der Kanäle.

Lig-bu-mig (lig.bu.mig): **Malachit:** Skt.: potanchala: hat zwei

Bezeichnungen und ist, Sur-khar (zur.mkhar) zufolge, eine Sorte des Tang-sil (stang.zil) (siehe oben). Andere wiederum behaupten, es wäre eine schwerere Sorte des Dung-tse (mdung.rtse) oder ein brauner Dung-tse. Der Pă-kar tschun-po-(*Pad.dkar.chun.po*; Bouquet des Weißen Lotus-)Text gibt folgendes an: «Malachit ist in seiner natürlichen Form ein orangener, blauer oder grüner Stein und ist mit einem Auge geschmückt. Es ist ein wertvoller Stein, der aus dem Wasser erhalten wird. Er hat die Wirkkraft, den Schaden, der aus den 28 Konstellationen der sich bewegenden Sterne resultiert, z. B. Epilepsie, zu bezwingen.» Die höchste Sorte hat neun Augen, und die hochwertige Sorte ist hart, glänzend und schwarz, mit einem weißen Auge.

Tsag (btsag): **Roter Ocker:** Halloysit: hat zwei Bezeichnungen und wird in Form eines roten Steines gefunden. Jug (yug) ist eine blaue Sorte des Halloysit. Roter und blauer Halloysit kurieren Krankheiten der Augen sowie Knochenfieber und trocknen Anhäufungen von Lymphe aus.

Tschong-shi (chong.zhi): **Calcit:** hat fünf Bezeichnungen. Es gibt fünf hauptsächliche Sorten. Es bringt Durchfall zum Stillstand, kuriert Schleim-Fieber und ist ein wesentliches Bestandteil der Essenz-Extraktions-Verbindung.

Do-thäl (rdo.thal; wörtl.: «Steinasche»): **Kalkstein:** gibt es in vielen Sorten und Farben. Er wird reichlich an heißen Quellen gefunden und ist umgangssprachlich als Do-sho (rdo.zho; wörtl.: «Steinyoghurt») bekannt. Gebrannter Kalkstein löst abdominale Schleim-«Tumore» auf.

A-schig (ha.shig): **Talk:** hat vier Bezeichnungen (Thö-lo-kor; thod.lo.kor etc.). Er ist weiß, rot, blau, schwarz oder von unbestimmter Farbe. Obwohl er hart aussieht, ist er dennoch weich, und man kann auf ihm zeichnen. Er hat eine reinigende Wirkung bei Erkrankungen der Kanäle.

Mo-do (mo.rdo; wörtl.: «weiblicher Stein»): Zum Beispiel Nieren- oder Gallensteine, die bei einer Frau entfernt wurden. Diese weiblichen Steine sind förderlich bei der Heilung von

Steinerkrankungen bei Männern und umgekehrt. Ein bestimmter, sehr ähnlicher, glatter Stein, den man an Flußbänken findet, ist hilfreich bei Blutgerinnseln und Steinvergiftungen, wenn man ihn in Form eines kalten Umschlags anwendet.

*3. Die Darlegung der Wirkkräfte von Erd-Arzneien*

Ser gji Tsche-ma (gser.gyis.bye.ma): **Goldener Sand:** Wurde vormals fälschlicherweise als die kleinen Samen eines Baumes bzw. einer Pflanze namens Dwön-pö Gjü-pa (dwon.pohi.-rgyug.pa) identifiziert. In Wirklichkeit handelt es sich um eine sandartige Substanz, die man an den Ufern von Seen findet. Die hochwertige Sorte ist gelb. Die gewöhnliche Sorte ist rauchig gefärbt und hat bitteren und scharfen Geschmack. Da die Substanz heutzutage reichlich vorgefunden wird, ist die Möglichkeit der Verwechslung sehr gering. Beide Sorten kurieren Nierenkrankheiten und Harnverhaltung.

sindur: **Limonit:** Natürliches Bleioxid: Hat sechs Bezeichnungen. Der Name «sindur» bedeutet Ra-tschag (ra.chags) oder Blut, da es als das Menstruationsblut der Dakinis[9] angesehen wird. Er bildet sich in Höhlen sowie an den Ufern von Seen und gleicht in der Farbe dem roten Blei, z. B. rötlichgelb. Er heilt Fieber in den Kanälen und Verletzungen der Vollorgane. Limonit trocknet außerdem Eiter sowie Blut aus und ist günstig bei Wunden aufgrund von Verbrennungen.

Se-tsa (ze.tsha): **Salpeter:** Mirabilit: hat vier Bezeichnungen und wird in Höhlen und an alten Lehmwänden vorgefunden. Er hat eine weiche, ölige Struktur und schmeckt wie das Salz aus Seen. Die unechte Sorte ist weiß und kristallklar. Er löst Steine auf (z. B. in den Nieren, der Gallenblase etc.), entfernt Calculi sowie Tumore infolge von Steinbildung und löst Harnverhaltung.

Ja-ba-scha-ra (ya.ba.gsha.ra): **Pottasche:** Aragonit: Der *Dö-dschor-(hdod.hjor-)Kommentar* gibt an, daß eine salzige Verbindung (Pottasche) an der Oberfläche von kalzinierter blauer Gerste erscheint, wenn man diese über Nacht stehenläßt. Eine alternative Übersetzung wäre, daß Ja-ba (ya.ba) Gerste bedeutet und scha-ra (gsha.ra) Transformieren. Der *Da-ba-(zla.ba-)Text* besagt, daß es sich um die Asche von verbrannter Gerste handelt. Hinsichtlich der Wirkkräfte sagt der *Da-ser-(zla.zer-)Text*: «Das gebrannte Gerstensalz, Ja-ba-ka-ra (ya.ba.ka.ra), kuriert Tumore sowie Erkrankungen des Herzens und Ödeme der ersten Stufe. Heutzutage bildet es sich an der Basis von Felsbrocken, sieht aus wie weißes Salz und gibt, wenn es zwischen den Fingern zerdrückt wird, ein knirschendes Geräusch von sich. Insofern ist es kaum möglich, es mit anderen Salzen zu verwechseln.» Es vermehrt Hitze und reinigt Tumore.

Bül-tog (bul.tog): **Natron (Natriumbicarbonat):** hat fünf Bezeichnungen, z. B. Dzi-bu-ka (mdzi.bu.ka), Tibetisches Salz etc. Natron hat, ähnlich der Erde Ma-nu (ma.nu), einen bitteren Geschmack. Da es im Tee verwendet wird, gibt es wenig Verwechslungsmöglichkeiten. Es bringt Nekrosen zum Stillstand, verdaut unverdautes, geröstetes Körnermehl und kuriert Vergiftungen.

Mu-si (mu.zi): **Schwefel (Sulphur):** hat sechzehn Bezeichnungen. Er wird an heißen Quellen gefunden. Es gibt weiße, schwarze und gelbe Sorten. Die schwarze Sorte hat nochmals zwei Unterarten. Weitere Details können in anderen Texten gefunden werden. Die hervorragende Sorte ist gelb, und die gewöhnliche Sorte gleicht Bernstein. Die weiße Sorte, die mit Erde vermischt wird, färbt sich nach der Verarbeitung oftmals gelb. Gelber Schwefel vertreibt Geister und trocknet Eiter, Blut, Lymphe etc. aus. Schwarzer Schwefel riecht wie Horn. Die beste Sorte hiervon ist scheinend. Der gewöhnliche schwarze Schwefel riecht wie verbranntes Horn und kuriert Erysipel und ansteckende Krankheiten.

Nag-tsur (nag.mtsur): **Schwarzer Alunit:** Vitriol: hat sechs Bezeichnungen und ist grünlichgelb. Wenn man es kocht, verfärben die Blasen dieses Minerals bei Kontakt Kupfer rot. Tropft man es in eine Abkochung aus Myrobalan chebula, so verfärbt sich diese schwarz. Die gelbe Sorte, Ser-tsur (ser.mtsur; Fibroferrit), wird zum Färben von Wolle verwendet. Eine Lösung aus Myrobalan chebula wird sich gelb verfärben, wenn man es beimischt. Die letztgenannte Sorte sowie schwarzes Alunit (Nag-tsur; nag.mtsur) bringen Nekrosen zum Stillstand, extrahieren Tumore und sind außerdem hilfreich bei Haarausfall.

Big-pän (big.pan): **Chalcanthit:** (skt.: Nilathota): Es ist blau und hat ähnliche Eigenschaften wie Tsur (mtsur). Es gibt zwei Sorten des weißlichen Typus mit zwei verschiedenen Geschmacksrichtungen, wie beim Tsur. Alle Sorten beseitigen kleine Abszesse, lösen Tumore auf, kurieren Konjunktivitis und lindern Wind-Fieber.

Do-dreg (rdo.dreg; wörtl.: «Steindreck»): eine **Flechten**-Art: Parmelia saxatilis: hat dreizehn Bezeichnungen und wird an den nach Norden weisenden Schattenseiten von Felsen gefunden. Es gibt rote, gelbe, weiße, grüne und schwarze Sorten. Unter diesen ist die rote Sorte am besten. Sie kuriert Vergiftungen und chronische Fieber.

Drag-schün (brag.zhun): **Mineralisches Exsudat:** ein haftendes Steinexsudat; es hat acht Bezeichnungen und ist im Sanskrit als «shila jatu» bekannt. Es wird an der nach Norden zeigenden Seite von Felsen gefunden und ist in der Farbe ähnlich der roten Abkochung der Färber. Es gibt fünf Sorten oder, in bezug auf die detailliertere Klassifizierung des Wurzel-Tantras, sechs Sorten. Es ist hilfreich bei allen Arten von Fieber. Speziell bei der Heilung von Magenfieber, Leberfieber und Nierenfieber gilt es als wirksames Mittel. Außerdem ist es förderlich bei Wind-Krankheiten, vor allem der «Steifer-Oberschenkel»-Wind-Krankheit, und zudem unübertrefflich als Substanz für die Essenz-Extraktion.

*4. Baum-Arzneien*

Baum-Arzneien werden in zehnfacher Weise eingeteilt: Wurzeln, Stiele, Stämme, Äste und größere Zweige, Stengel, Rinde, Säfte, Blätter, Blüten und Früchte. Harze und Absonderungen werden aus Gräsern und Bäumen sowie von Tieren gewonnen. Pflanzen-Arzneien werden in fünffacher Weise eingeteilt: Wurzeln, Stämme, Blätter, Blüten und Früchte. Die Reihenfolge dieser zehn Einteilungen wird im Wurzeltext als Erstes, Zweites, Drittes, Siebtes und Achtes erklärt. Hinsichtlich der Reihenfolge vom Vierten bis zum Sechsten nehmen manche Gelehrte an, daß die Reihenfolge von Kampfer bis Adlerholz die Baum-Arzneien beinhaltet und in der Reihenfolge von Tiergalle bis Utpala dementsprechend die Unterteilung der Säfte enthalten ist. Von dort an bis zum Beginn der Unterteilung über Kräuter ist dann die Unterteilung über Pflanzen enthalten. Diese Reihenfolge besitzt Gültigkeit. Jedoch ergeben sich in vielen Unterteilungen, die das Vermischen von Arzneien behandeln, Zweifel an der obengenannten Reihenfolge. Zum Beispiel scheint die eigentliche Klassifizierung genau entgegengesetzt zu sein. In der obengenannten Unterteilung über Baum-Arzneien gibt es insgesamt zehn Unterabteilungen. Es werden aber nur vier Beispiele angegeben. Beachte: Es können nicht alle zehn Teile in nur vier Beispielen enthalten sein. Deshalb können die drei Unterteilungen, nämlich die Vierte, Fünfte und Sechste, nicht mit der Reihenfolge der ursprünglichen zehn Unterteilungen erklärt werden.

Hier folgt die Erklärung der Indikationen und Wirkungen der Wirkkräfte der einzelnen Arzneien.

Ga-bur (ga.bur): **Kampfer:** hat zehn Bezeichnungen: Bhima-Baum, Kan(g)-tsa (kan(g).tsa), Tsing-ging (ts(h)ing.ging) etc. Er hat einen blaßgelben Stamm und große, grüne Blätter sowie rötliche Blüten und gelbe Samen. Es gibt drei Sorten von Kampferharzen, nämlich: Schel-ga-bur (shel.ga.bur), welches weiß sowie spröde und zerbrechlich wie Eis ist; das leuchtendgelbe sowie faltige Tang-sil (stang.zil) und Mang-ga-bur (mang.ga.bur), welches in langen, leuchtendgelben Stücken vorkommt. Alle drei

Sorten beseitigen hohe Fieber auf dynamische Art und Weise und merzen hartnäckige, chronische Fieber vollkommen aus.

Tsän-dän kar-po (tsan.dan.dkar.po): **Weißes Sandelholz:** Rotes Sandelholz, braunes Sandelholz und Su-ru Schug-pa (su.ru.shug.pa) sind einige der vielen Arten von Sandelholz. Die beste Sorte des weißen Sandelholzes, «Pfeil» genannt, läßt Butter gefrieren, wenn man es in diese legt. Sein Ursprung ist in Malaya (dem Berg der Kränze), und es gibt eine Vielzahl an Arten. Der Stamm des Baumes ist weiß mit grünen Blättern und hat einen charakteristischen, wohlduftenden Eigengeruch. Weißes Sandelholz kuriert Fieber der Lungen und des Herzens sowie gestörtes Fieber.

Tsän-dän mar-po (tsan.dan.dmar.po): **Rotes Sandelholz:** hat zehn Bezeichnungen. Es hat einen roten Stamm, leuchtendgrüne Blätter, rote Blüten und rote, leicht pelzige Hülsen. Diese Art des Sandelholzes ist schwer und gleicht Horn. Es hat einen süßen, wohlriechenden Duft. Es gibt zwei Arten: rot und braun. Es kuriert Fieber des Blutes.

A-ga-ru (a.ga.ru): **Adlerholz** bzw. **Aloeholz:** Aquilaria agallocha: hat acht Bezeichnungen. Der Name A-ga-ru bedeutet auf tibetisch «nicht schwer». Es gibt eine schwarze und eine gelbe Art. Adlerholz hat bitteren Geschmack sowie rauhe Wirkkraft und gehört zur Gruppe der warmen Arzneimittel. Die beste Art, die schwarze, hat ähnliche Blätter wie Artemisia, mit grünen Stengeln sowie leuchtenden blauen Blüten und hervortretenden Wurzeln, die dem Horn eines wilden Yaks gleichen. Die gelbe Art hat zwei Unterarten: Die erste Unterart hat einen großen Stamm mit kleinen, abgerundeten, gelblichgrünen, pelzigen Blättern und wohlriechenden blaßblauen Blüten. Die andere gelbe Unterart wird Bah-schig (hbab. shig) genannt und hat einen großen braunen Stamm mit leuchtenden blaßblauen Blüten. Aus dem grauen Adlerholz wird Papier hergestellt. Es hat einen gelben Stamm in der Form eines «Weidenrohres». Dieser Typus hat grüne Blätter und leuchtende weiße Blüten.

Adlerholz, dessen Harz und flüssige Bestandteile anfangen zu kochen und einen starken Geruch verbreiten, wenn man es auf ein Feuer legt, ist von guter Qualität. Es kuriert Fieber des Herzens und Fieber des Lebenskanals.

*5. Harze*

Gi-wam (gi.wam): **Gallensaft tierischer Herkunft:** hat sieben Bezeichnungen. Es wird gesagt, daß man die hochwertige Sorte aus der Leber eines Elefanten erhält. Der Gallengang eines Stieres, Schweines etc. ist aber abenso eine allgemein verbreitete Ursprungsquelle. Die braune Sorte ist wesentlich besser als die gelbe Sorte. Es kuriert infektiöses Fieber, Vergiftungen, Fieber der Leber sowie Fieber der Hohlorgane.

Tschu-gang (chu.gang): **Bambus-Konkrement:** hat vier Bezeichnungen. Das echte Bambus-Konkrement wird im Inneren des Bambus gefunden und ist gelblichgrau mit unbestimmbarem Geschmack. Die mineralische Art ist so weiß wie Natriumcarbonat (Natron). Je nach Qualität gibt es hiervon zwei Sorten. Konkrement von guter Qualität ist weiß und ohne Geschmack. Es kuriert alle Arten von Erkrankungen der Lungen und beseitigt Wundfieber.

Gur-kum (gur.kum): **Safran:** Crocus sativus: Carthamus tinctorius: hat dreißig Bezeichnungen. Safran wurde durch den Arhat Nji-ma-gung-pa (nyi.ma.gung.pa) vom «Berg des Wohlgeruches» gebracht und in Kaschmir angepflanzt. Die beste Sorte hat rötlichgelbe, außerordentlich leuchtende Blüten. Nepalesischer Safran ist einfach zu erkennen, da seine Stengel so hoch wie ein Mensch sind und er große Blütenblätter mit kurzen Stempeln, die von den Blütenblättern nicht verdeckt werden, hat. Er ist von mittlerer Qualität. Safran von guter Qualität ist rot und hart. Der in Tibet wachsende Safran ist kaum zu verwechseln. Alle drei Sorten kurieren alle Arten von Erkrankungen der Leber und verengen die Mündungen der Kanäle.

Sug-mel (sug.smel): **Kleinerer Kardamom:** Elettaria cardamomum: hat vier Bezeichnungen. Die hochwertige Art hat einen schwarzen Stengel, grüne Blätter und eine weiße, dreikantige Hülse. Mön-sug (mon.sug) kann als Ersatz für den kleineren Kardamom verwendet werden, der alle Arten von kalten Nieren-Krankheiten und Wind-Krankheiten kuriert.

Dza-ti (dza.ti): **Muskat:** Myristica fragrans: hat fünfzehn Bezeichnungen und stammt vom Sching-na-ma-(shing.sna.ma-) Baum. Er hat einen weißen Stamm, grüne Blätter, gelbe Blüten und übelriechende braune Früchte, die klappern, wenn man sie schüttelt. Muskat beseitigt Wind-Krankheiten und kuriert Herz-Krankheiten.

Li-schi (li.shi): **Gewürznelke:** hat vier Bezeichnungen, und es gibt zwei Arten. Die eine Art gleicht einer Vase, während die andere einem Kupfernagel ähnlich sieht. Sie kuriert Krankheiten des Lebenskanals, kalte Wind-Krankheiten und Heiserkeit.

Ka-ko-la (ka.ko.la): **Größerer Kardamom:** Amomum subulatum: hat zwölf Bezeichnungen. Er hat grüne Blätter sowie einen grünen Stengel mit einer dickhäutigen, faltigen Frucht. Die hochwertige Art ist hohl und glatt mit einer dünnen Haut und scharfen, spitzen Enden. Er kuriert kalte Krankheiten des Magens und der Milz.

La-tsi (gla.rtsi): **Moschus:** hat zwanzig Bezeichnungen. Es wird aus den Hoden des Moschushirschen gewonnen. Die körnige Art ist die hochwertige, wohingegen die schlechtere Art nichtkörnig ist. Moschus kuriert Vergiftungen, Würmer, Krankheiten der Nieren und der Leber, septische Zustände und infektiöse Erkrankungen (einschließlich infektiösem Fieber), Krankheiten der Augen sowie Erkrankungen der Kanäle, durch Nagas und Geister verursachte Erkrankungen und Harnverhaltung.

Dom-tri (dom.mkhris): **Gallensaft des Bären:** hat sieben Bezeichnungen. Im Sommer ist der Gallensaft goldfarben, während er im Winter türkisfarben ist. Gallensaft von guter Qualität bildet im Wasser die Form eines hängenden Fadens. Er verengt die Mündungen der Kanäle, bringt Nekrosen zum Stillstand, läßt neues Fleisch wachsen und hilft bei Erkrankungen der Augen.

Utpala (ut.pa.la): **Blauer Lotus:** Nelumbo nucifera: Meconopsis (Scheinmohn): hat fünf Bezeichnungen. Je nach Farbe kommt er in vier verschiedenen Sorten vor, nämlich: weiß, rot, gelb und blau. Die Blätter sind grün und geformt wie ein Schwert. Stengel, Knospen und Blätter sind mit einem Pelz bedeckt. Seine Samen sind in der Größe den Senfsamen ähnlich. Er kuriert alle Fieber der Lungen und Leber.

Na-ga-ge-sar (na.ga.ge.sar): **Mesua ferrea: Quispalis sinensis:** Man findet drei heterogene Arten sowohl in Nepal als auch anderswo. Blatt und Stamm gleichen jenen des Walnußbaumes. Die Fruchtstengel sind dornig, und die Knospen wachsen alle in die gleiche Himmelsrichtung. Die getrockneten roten Blüten gleichen einem sternförmig flach nach außen gespreizten Kupfergefäß. Er hat einen weißen Stamm. Na-ga Pü-pa (na.ga pus.pa; die Stempel) kurieren Lungenfieber, Na-ga Ge-sar (na.ga ge.sar; die Blütenblätter) kurieren Fieber der Leber, und Pad-ma Ge-sar (pad.ma ge.sar; der Blütenkelch) kuriert Herzfieber.

Si-ra kar-po (zi.ra.dkar.po): **Samen des weißen Kreuzkümmels:** Cuminum cyminum: hat fünf Bezeichnungen. Es handelt sich um eine kultivierte Pflanze mit schmalen, schwertförmigen, gelappten Blättern. Die Blüte gleicht einer weißen Blütendolde, und der Same sieht dem des Fenchels ähnlich. Der Same besitzt scharfen und süßen Geschmack und kuriert durch seine Wirkkräfte Schleim-Krankheiten und Verdauungsstörungen. Gelber Kümmel (Bupleurum chinense = Chinesisches Hasenohr) wird von der gelbblühenden Variante gewonnen. Beide Sorten kurieren Lungenfieber.

Si-ra nag-po (zi.ra.nag.po): **Samen des schwarzen Kümmels:** Carum carvi: hat vier Bezeichnungen. Er besitzt einen langen, schlanken und hohlen Stiel sowie kleine, blaue Blüten und kleine, runde, glänzende Blätter. Die Samen sind schwarz und dreikantig, haben süßen Geschmack und ölige Wirkkraft. Die tibetische Variante hat große Blätter und birgt die Samen in Hülsen. Alle Behauptungen, sie hätte weder Samen noch Blüte, sind unbegründet. Diese Sorte wird dazu verwendet, kalte Krankheiten der Leber zu kurieren.

La-la-phü (la.la.phud): **Trachyspermum amni sprague:** Cnidium monnieri L.; Skt. jawani (Ajovan-Kümmel): hat drei Bezeichnungen. Die Pflanze hat grüne Blätter und einen grünen Stiel. Je nach Farbe der Blüten und Samen gibt es drei Sorten: weiß, schwarz oder gelb. Der Same gleicht Fenchelsamen, und der am stärksten riechende Same zeigt die beste Qualität an. Eine Sorte mit geringerer Qualität gibt es in Tibet. Alle Sorten kurieren Erkrankungen des Magens sowie kalte Krankheiten.

So-ma-ra-dza (so.ma.ra.dza): **Hanf:** Cannabis medica hat dreizehn Bezeichnungen. Er wird in tiefliegenden, bewirtschafteten Gebieten angebaut und hat einen langen, schlanken Stamm. Der Same hat einen süßen Geschmack, ist leicht ölig an Wirkkraft und kuriert Wind-Krankheiten, Lymph-Krankheiten und Würmer. Die Hülse ist dreikantig, enthält kleine, nierenförmige Samen und trägt das Muster des Rückens eines Eichhörnchens. Dier hochwertige Sorte wächst in Südindien und Mon (Nepal, Sikkim und Bhutan), während man die gewöhnliche Sorte überall findet. Cannabis medica kuriert Hautkrankheiten und lymphatische Zustände.

Thal-ka Dor-dsche (thal.ka.rdo.rje): **Senna:** Cassia tora: hat vier Bezeichnungen. Senna hat kleine Blätter und Früchte, einen leicht bitteren Geschmack und trocknet Anhäufungen der Lymphe aus. Des weiteren hat sie ein grünes Blatt und einen grünen Stamm, eine gelbe Blüte und eine gelbe, faltige Samenhülse. Der Same gleicht dem Sexualorgan eines Hundes. Die harte Sorte gilt als hervorragend. Die gewöhnliche Sorte hat eine dünne Samenhülse und einen weicheren Samen mit einer Bänderung. Alle Sorten haben die gleiche Anwendung wie der obengenannte *Cannabis*.

Ser-gji Me-tog (gser.gyi.me.tog): **Balsambirne** (bzw. **-gurke):** Momordica charantia: Herpetospermum caudigerum Wall: hat dreizehn Bezeichnungen. Sie ist eine Kletterpflanze mit einem langen, dünnen Stamm sowie großen Blättern und leuchtendgelber Blüte. Die Frucht gleicht einem Handbohrer. Balsambirne kuriert Fieber der Hohlorgane und Fieber der Galle. Ihre Hautschale ist förderlich bei Hämorrhoiden.

Ser-gji Pü-bu (gser.gyi.phud.bu): **Thladiantha harmsii cogn:** Hat eine dem kopflosen Schu-wa(shu.wa-)Käfer gleichende Frucht, bitteren Geschmack und rauhe Wirkkraft. Sie kuriert Vergiftungen sowie Galle-Schleim-Kombinationen und hat brechmittelartige Wirkung. Sie ist ebenfalls eine rankende und kriechende Pflanze mit einem linierten, grünen Stengel und Fruchtstamm. Die gelbe Blüte gleicht einer Eichel. Die hochwertige Sorte hat eine bittere, schwarze Frucht mit rauher Wirkkraft, und die gewöhnliche Sorte hat eine gelbe Frucht. Beide Sorten wirken als Brechmittel bei Galle-Krankheiten.

Dug-mo-njung (dug.mo.nyung): **Kurchi:** Holarrhena antidysentereica Wall: Cynanchum sibiricum: hat zwanzig Bezeichnungen. Kurchi hat grüne Stengel und Blätter und eine blaßgelbe Blüte. Die Samenhülse hat eine «schwangere» Erscheinung, und der Same gleicht der Zunge eines Vogels. Die hochwertige Sorte ist größer und männlich, wohingegen die gewöhnliche Sorte kleiner und weiblich ist. Beide kurieren Galle-Krankheiten und bringen fieberhafte Durchfälle zum Stillstand.

Gün-trum (rgun.hbrum): **Rosine:** Weintraube: hat vier Bezeichnungen. Sie ist eine der fundamentalen Früchte und wächst an bewaldeten Hängen. Die Weinpflanze hat kleine runde Blätter, einen langen Stamm, der jener der Clematis gleicht, und eine kleine, schwer zu unterscheidende, rote Blüte. Die Frucht ist leuchtend rötlichgelb, mit einem süßen, leicht sauren Geschmack. Während es die Wirkkraft hat, Durchfall zu beenden, verursacht die übermäßige Einnahme Durchfall. Eine langspitzige, rötlichgelbe Sorte der Rosine kommt aus Go-kar (mgo.dkar) in Tibet. Aus Kaschmir kommt eine gelbe, samenlose und außerordentlich süße Rosine in der Größe einer Erbse. Aus Kham kommen eine rote und eine schwarze Rosinensorte und aus Dag-po (dag.po) eine blaue Sorte. Die obengenannten Sorten der Rosine sind in absteigender Reihenfolge an Qualität beschrieben, die hochwertige Sorte zuerst. Sie kurieren Erkrankungen der Lungen und reinigen Fieber.

Bu-su (hbu.su): **Koriander:** Coriandrum sativum: hat zwanzig Bezeichnungen. Koriander ist eine unübertreffliche Arznei. Blatt, Stengel und Blüte gleichen denen des Fenchels. Die Frucht sieht einem tibetischen Reisealtar, der um die Hüften getragen wird, ähnlich. Seine Wirkkraft beseitigt Schleim-Krankheiten, und die hochwertige Sorte löst braunen Schleim auf. Die unterschiedlichen Sorten des Korianders variieren leicht in den Gelb- bzw. Schwarztönungen der Samen. Die Samen kurieren Magenschleim, Fieber sowie Durst und sind hilfreich bei Wind-Krankheiten.

Tar-bu (star.bu): **Sanddorn:** Hippophae rhamnoides: hat vierzehn Bezeichnungen. Sanddorn ist ein außerordentlich dorniger Busch mit Früchten, die einem Vogelküken gleichen. Er hat sauren Geschmack, «sticht» an der Zunge, d. h., er ist sehr scharf, und kuriert Erkrankungen der Lungen. Diese Pflanze wird auch Ge-wa-sching (ge.wa.shing) genannt. Es gibt weiße und schwarze Sorten. Die weiße Sorte hat eine kleine, ungefähr erbsengroße, gelbe Frucht, die außerordentlich sauer ist. Als Konzentrat zubereitet, ist es auswurffördernd, löst Blutgerinnsel und Schleim auf, kuriert Fieber und ist günstig bei Kolik.

Se-jah (bse.yah): **Tibetische Zierquitte: Scharlachquitte: Chaenomeles tibetica:** Chaenomeles lagenaria: Der Trungpe-*(dkhrungs-dpe-)*Text gibt hierzu an: «Es handelt sich um einen großen Baum mit großen Blättern und weißen Blüten. Seine Hülsen enthalten Körnchen, die jenen des Bengalischen Kino-Baumes ähnlich sind. Er hat sauren und leicht süßlichen Geschmack und ist von nektargleichem Gewinn bei Erkrankungen der Ohren. Das Blatt, der Stamm und die Blüte gleichen dem Apfelbaum. Eine Sorte hat eine Frucht, die einer unreifen Walnuß gleicht. Sie verändert ihre Farbe im Herbst nicht.» Chaenomeles kuriert Schleim und Fieber.

Se-tru (se.hbru): **Granatapfel:** Punica granatum: hat sieben Bezeichnungen und ist ein dem Wesen nach an Wirkkraft heißer

Baum in der Form eines Schirmes. Er hat kleine, runde Blätter und eine außerordentlich anziehende und bezaubernde weiße Blüte. Die Frucht ist mit Samen gefüllt und geformt wie ein Flaschenkürbis. Sie hat sauren und süßen Geschmack mit schmierig-fettiger Wirkkraft. Granatapfel kuriert kalte Wind-Krankheiten und ist unübertrefflich in der Vermehrung der Verdauungshitze. Zudem kuriert er alle Erkrankungen des Magens, vermehrt die Verdauungshitze und beseitigt Schleim-Krankheiten sowie kalte Krankheiten.

Na-le-scham (na.le.sham): **Schwarzer Pfeffer:** Piper nigrum: hat vier Bezeichnungen: Schi-tru (shi.kru), Pha-wa-ri (pho.wa.ri), Drö-män (drod.sman) und Ril-mo (ril.mo). Die Blätter und der Stamm sind grün mit dünnen Zweigen. Die obengenannten Bezeichnungen beziehen sich auf die Pfefferkörner. Die weiße Sorte wird Schi-tru (shi.kru) genannt. Sowohl die schwarze als auch die weiße Sorte kurieren Schleim, kalte Krankheiten sowie Erysipel und sind hilfreich bei Nachtblindheit[10].

Pi-bi-ling (pi.bi.ling): **Langer Pfeffer:** Piper longum: hat dreiunddreißig Bezeichnungen. Das Blatt und der Stamm sind grün mit gelben Blüten. Der rauhe Typus hat langgezogene Samen mit dumpfem, dunkelblauem Schimmer. Klassifiziert man bezüglich der Unterarten, so ist die hervorragende bzw. weibliche Sorte dünn und wie «die Hüfte einer Ameise», und der männliche Typus ist sperrig und wuchtig. Beide Arten kurieren alle kalten Krankheiten, Wind-Krankheiten und Erkrankungen der Milz.

Män-ga (sman.sga): **Ingwer:** Zingiber officinale: hat sechzehn Bezeichnungen. Wilder Ingwer hat süßen sowie scharfen Geschmack und heilt Wunden. Seine Blätter und Stengel sind grün, und die Wurzel hat einen rosafarbenen Schimmer mit harten Punkten. Einige Sorten sind weiß und glänzend. Die unterschiedlichen Sorten des Ingwers, auch Dön-tra (don.gra) enthaltend, vermehren die Hitze im gesamten Körper, steigern den Appetit und beseitigen Schleim-Wind-Kombinationen. Ga-scher (sga.gsher) ist eine Unterart des Wilden Ingwers. Diese kurieren

Schleim-Wind-Kombinationen, lösen Blutgerinnsel auf und helfen beim sog. «Kater».

Tsi-tra-ka (tsi.tra.ka): **Ceylonesischer Bleiwurz:** Plumbago zeylanica: hat siebzehn Bezeichnungen. Sein Geschmack ist außerordentlich scharf. Der Trung-pe-*(hkhrungs.dpe-)*Text nennt Bleiwurz den König der Hitze. Es wächst in heißen Gebieten und hat flache, wellenförmige Blätter sowie längliche, orangefarbene Hülsen, die zahlreiche Samen enthalten. Bleiwurz hat die Wirkkraft des Feuers, um die Verdauungs- sowie die Körperhitze zu vermehren. Es löst kalte Wind-Krankheiten und Tumore auf und kuriert Ödeme der zweiten Stufe, Hämorrhoiden, Würmer und Lepra.

Sching-tsa (shing.tsha): **Zimt:** Cinnamonum tamala: hat sechzehn Bezeichnungen und vermehrt die Verdauungshitze. Zimt wächst in dichten Wäldern und hat einen harten Stamm sowie kleine Blätter. Es gibt Sorten mit dicker und mit dünner Rinde. Der Typus mit dünner Rinde ist heißer an Wirkkraft als der Typus mit dicker Rinde, der eine ausgeglichene Wirkkraft besitzt. Zimt hat scharfe, süße, zusammenziehende und salzige Geschmacksrichtungen. Er kuriert kalte Krankheiten des Magens und der Leber sowie Wind-Krankheiten.

Karany-ja (karany.ja): **Indische Buche:** Pongamia pinnata (Pongam-Ölpflanze): Caesalpina sepiaria Roxb.: hat vierzehn Bezeichnungen. Der Meister Ju-thog-pa (gyu.thog.pa)[11] sagte, es handle sich um dieselbe Pflanze wie Dscham-trä (hjam.hbras; welche ein anderer Teil des gleichen Baumes ist). Andere wiederum nehmen an, daß es Sin-bu-mar-leb (bsrin.bu.dmar.leb; Mar-ru-tse [mar.ru.tse], der Bengalische Kino-Baum; Hindi: palasha) sei. Es ist der Same eines an Wirkkraft heißen Baumes, der einen von Natur aus außerordentlich bitteren Geschmack und Nach-Verdauungs-Geschmack hat und einem Schlangenei ähnlich sieht. Indische Buche gibt es in schwarzen und grünen Sorten. Sie ist heutzutage sehr selten. Sie vermehrt die Verdauungshitze.

Sching-kün (shing.kun): **Stinkasant: Asafoetida:** Ferula

narthex: hat vierzehn Bezeichnungen. Es gibt ihn in zwei Sorten. Eine hiervon ist das Harz des Pokka-Baumes. Ein weißer Faden, der an diesem Baum gerieben wird, färbt sich blau. Die andere Sorte ist rettichartig, und ihre Wurzel ist zur Hälfte über der Erde sichtbar. Sie ist blaßgelb und enthält einen milchigen Saft. Asafoetida ist ein Wurmmittel und kuriert kalte Krankheiten sowie Herz-Wind.

Dschi-tang-ga (byi.tang.ga): **Embelia ribes** («Falscher Schwarzer Pfeffer»): hat vier Bezeichnungen. Embelia hat einen langen, dünnen Stamm und kleine, blasse, rauhe Blätter mit kleinen rötlichblauen Blüten sowie Früchte, die aussehen wie von einem Hagelsturm verstreute Kichererbsen. Die Frucht hat süßen und sauren Geschmack, kuriert Würmer sowie parasitäre Verseuchungen und vermehrt die Verdauungshitze.

Ma-ru-tse (ma.ru.tse): **Bengalischer Kino-Baum: Palasha-Baum:** Butea frondosa: hat acht Bezeichnungen. Er wächst in heißen Gebieten und hat ein blaues, rauhes Blatt sowie einen schlanken Stamm, eine gelbe Blüte und eine orangefarbene Frucht. Er hat bitteren und süßen Geschmack, wirkt anthelminthisch (wurmtötend) und kuriert Schleim und Rheumatismus.

Go-dsche (go.bye): **Ostindischer Tintenbaum: Semecarpus anacardium:** Momordica cochinchinensis: Es gibt sie in schwarzer und weißer Sorte. Die Haut der Frucht wird zusammengepreßt wie die Öffnung einer Tasche, und sein Saft gleicht Blut. Es ist ein Wurmmittel, beseitigt Knochenwachstum und kuriert Infektionen des Magens.

Pö-kar (spos.dkar): **Harz des weißen Sal-Baumes:** Shorea robusta: Boswellia: hat sieben Bezeichnungen, zum Beispiel Gugül kar-po (gu.gul.dkar.po). Er hat einen braunen Stamm mit leuchtendgelbem Schein, grünen Blättern, einer gelben Blüte sowie weißes Harz in der Farbe von Pferdezähnen. Es reinigt Anhäufungen der Lymphe und trocknet diese an der jeweiligen Lokalisation aus. Die gewöhnliche schwarze Sorte kommt nicht zur medizinischen Anwendung.

Gu-gül (gu.gul): **Indischer Bedellium-Baum:** Comniphora mukul: hat elf Bezeichnungen und ist auch als (Sching-)dre-dschig [(shing.)hdre.hjigs] bekannt. Es gibt eine weiße und eine schwarze Sorte. Der Stamm ist rötlichgelb, hat viele Rindenschichten sowie grüne Blätter. Das klare, dunkle Harz dieses Baumes entspricht dem weißen Typus, während das Harz des schwarzen Typus schwarz und trübe ist. Beide Sorten vertreiben Nagas sowie durch Geister verursachte infektiöse Erkrankungen, Erd-Geister, infektiöse Degeneration des Bindegewebes, Verlagerung der Unterschenkel-Muskulatur zur Körpervorderseite, schmerzhafte Infektions-Krankheiten, Wind-Krankheiten und die «Steifer-Oberschenkel»-Wind-Krankheit.

Schel-ta (shel.ta): **Kiefernharz:** Pinus griffithii: hat drei Bezeichnungen: Thang-tschu (thang.chu) etc. Es bewahrt und speichert Knochen-«Harz» sowie Knochenlymphe.

Gja-tsa (rgya.tsha): **Salz aus Seen:** hat sieben Bezeichnungen. Es gleicht Kalzit und hat, ähnlich wie Tsur (mtshur; Alunit), einen scharfen Geschmack. Das Salz aus Seen ist ein Wurmmittel, neutralisiert alle Arten von Giften, reinigt Krankheiten der Kanäle, beseitigt Entzündungen im Rachenbereich und Diphtherie, beseitigt überschüssiges Wachstum des Fleisches und kuriert Urinverhaltung.

Gjam-tsa (rgyam.tsha): **Steinsalz:** hat neun Bezeichnungen. Es handelt sich um ein klares, kristallines Salz, das aus Steinen gewonnen wird, und gleicht dem männlichen Calcit (Pho-tschong; pho.chong). Steinsalz hat leicht süßen Geschmack und kuriert Schleim-Wind-Kombinationen, Verdauungsstörungen sowie kalte Krankheiten.

Tsche-jang-tsa (lce.myang.tsha): **Holzsalz:** wird aus dem Ast eines Baumes gewonnen, der in heißen Gegenden, z. B. nach Süden weisenden Tälern, wächst. Es hat einen rötlichen Schimmer. Holzsalz und Steinsalz sind die hochwertigen Arten von Salzen. Holzsalz wird in der gleichen Art und Weise wie Steinsalz angewendet, und ist außerdem gut für die Augen.

Kha-ru-tsa (kha.ru.tsha): **Schwarzes «Sanchal»-Salz:** hat neun Bezeichnungen. Es gibt einen roten und einen schwarzen

Typus. Jenes von hochwertiger Qualität ist sehr klar. Künstliches Schwarzes Salz gilt als gewöhnlich.

Tsab-ru-tsa (tsabs.ru.tsha): **Weißes Mineralsalz:** Fels-Halit: hat fünf Bezeichnungen. Es gibt natürliche und künstliche Arten. Die gute Qualität des weißen Mineralsalzes ist weiß und gleicht Dung-tse (mdung.rtse). Bei der unechten Art handelt es sich einfach um ein weißes Salz. Sowohl schwarzes als auch weißes Mineralsalz vermehren die Verdauungshitze und werden zur Behandlung von Blähungen des Unterleibes sowie gegen Aufstoßen, Flatulenz und Schleim-Wind-Kombinationen angewendet.

Ra-tsa (rwa.tsha) und Thal-tsa (thal.tsha): **Hornsalz** und **Salz aus der Asche:** Bei beiden handelt es sich um unechte Salze. Sie haben keine bestimmte Farbe und kurieren kalte Krankheiten der Hohlorgane.

Dze-tsa (mdze.tsha): **Weißes Steinsalz:** Es gleicht klaren, getrockneten Blasen des Tsur (mtshur; Alunit) auf Felsen, löst Blutgerinnsel auf und drainiert Anhäufungen von Lymphe aus Wunden.

Tsa-la (tsha.la): **Borax:** hat fünf Bezeichnungen, z. B. Dartsur (dar.tshur), Dar-män (dar.sman). Borax wird aus Seen gewonnen. Die hochwertige Art hat eine kristalline Erscheinung. Die gewöhnliche Art wird Dsche-Trün-ma (bye.brun.ma) genannt. Beide Arten heilen Wunden, lösen Blutgerinnsel auf, wirken als Abführmittel und trocknen Anhäufungen von Lymphe aus.

Ba-tsa (lba.tsha): **Sodasalz:** Salpeter: ist eine Salzart und gleicht den kristallinen Klumpen des «Fels-Zuckers». Salpeter hat einen extrem stark salzigen Geschmack und beseitigt Kropf. Sollte Salpeter nicht vorhanden sein, so ist das Salz vom Boden in Höhlen ein passender Ersatz.

A-ru-ra (a.ru.ra): **Myrobalan chebulia:** Terminalia chebula: hat elf Bezeichnungen. Der Trung-pe-Text sagt: «Myrobalan chebulia hat einen großen Stamm, dicke grüne Blätter und eine gelbe Blüte. Die Anzahl der unterschiedlichen Arten der Früchte wird mit acht, sieben oder fünf angegeben. Die Rinde gleicht jener des Walnußbaumes, und die mittlere Rinde ist grünlichgelb. Die Früchte können schwarz oder gelb sein. Die gelben Früchte haben acht oder fünf Unterarten.» Myrobalan chebulia hat fünf Geschmacksrichtungen, salzig ausschließend, ist lebensspendend, vermehrt die Verdauungshitze, wirkt verdauungsfördernd und ist gesund und nahrhaft für den Körper. Es kuriert alle sich aus Wind, Galle und Schleim ergebenden Krankheiten. Die fünf Sorten sind: Nam-gjal (rnam.rgyal; «Sieger»), Dschig-me (hjigs.med; «furchtlos»), Dü-tsi (bdud.rtsi; «Nektar»), Phel-dsche (hphel.byed; «vermehrend») und Kem-po (skem.po; «trocken»).

Nam-par Gjäl-wa (rnam.par.rgyal.wa; «Sieger») hat sechs Bezeichnungen. Es gab ihn nur zu den Zeiten Ju-thog-pas (gyu.thog.pa)[11]. «Sieger» gleicht dem «Nacken» eines Kürbis und hat alle sechs Geschmacksrichtungen. Die Frucht der Ser-dog-(gser.mdog-)Sorte hat jedoch auch einen «Nacken», und sie ist größer als die Frucht aller anderen Sorten. Sie stellt somit einen passenden Ersatz dar. Wenn man die wirkliche «Sieger»-Sorte erhalten könnte, so hätte dies den Vorteil, daß man damit sowohl Krankheiten der drei Humores Wind, Galle und Schleim als auch alle heißen und kalten Erkrankungen heilen könnte. Die Anwesenheit dieser Frucht ist, genau wie ein wunscherfüllendes Juwel, ausgesprochen vielverheißend und besonders förderlich zur Erfüllung aller Ziele.

Dschig-me (*hjigs.med*; «furchtlos») hat sechs Bezeichnungen und fünf Facetten. Sie ist schwarz, außerordentlich in die Länge gezogen und wird bei Augenkrankheiten und gegen verschiedene Arten von Geistern empfohlen.

Dü-tsi (*bdud.rtsi*; «Nektar») hat sechs Bezeichnungen und ist auch als Scham-thug (sham.thug) bekannt. Die Frucht ist gelb, hat dickes Fleisch und befähigt einen zur Zunahme von Körpergewicht.

Phel-dsche (*hphel.byed*; «zunehmend») hat drei Bezeichnungen und hat eine abgerundete Form wie eine Vase. Diese Sorte wird bei Wunden empfohlen.

Kem-po (*skem.po*; «trocken») hat zwei Bezeichnungen. Die

Frucht hat dünnes Fleisch und viele Falten. Sie kuriert Galle-Krankheiten bei Kindern.

Andere Sorten beinhalten die gelbe Sorte Ser-dog (gser.mdog) die langspitzige Sorte Tschu-njung (mchu.snyung), im Sanskrit als *naritaka* bekannt, sowie die körnerlose Sorte Nag-tschung (nag.chung).

Ba-ru-ra (ba.ru.ra): **Myrobalan belerica:** Terminalia belerica: hat elf Bezeichnungen. Es handelt sich um einen großen Baum mit blassem, gelbem Stamm und matten, flachen Blättern sowie kleinen, weißen Blüten. Verglichen mit Myrobalan chebulia ist die Frucht sanfter. Die Sorte von guter Qualität ist klein und gelb. Die gewöhnliche Sorte hat eine größere Frucht. Beide Sorten kurieren Schleim- und Galle-Krankheiten, Lymph-Krankheiten und Ungleichgewicht des Windes.

Kju-ru-ra (skyu.ru.ra): **Myrobalan emblica:** Emblica officinalis: hat elf Bezeichnungen. Sie wächst in heißen Gebieten und hat einen hohen, geschmeidigen Stamm mit großen Blättern und matten, orangefarbenen Blüten. Die weißliche Frucht ist von guter Qualität, während die schwarze Sorte als gewöhnlich gilt. Beide Sorten kurieren Schleim- und Galle-Krankheiten, Krankheiten des Blutes, Wind-Ungleichgewichte und Polyurie.

Njing-scho-scha (snying.zho.sha): **Gelbpflaume: Spondias axillaris roxb.:** hat zwei Bezeichnungen. Der Trung-pe-Text erklärt hierzu: «Es ist eine Sorte der Spondias, die Herz-Krankheiten kuriert und in bewaldeten Tälern wächst. Der Baum hat einen großen Stamm und dicke Blätter. Die Blüte ist weiß und von außerordentlich anziehendem Äußeren, während die Frucht wie ein Herz geformt, schwarz und rauh ist. Es kuriert Fieber des Herzens.»

Khäl-scho-scha (mkhal.zho.sha): **Schwertbohne: Juckbohne:** Canavalia gladiata: Mucuna prurita: Der Trung-pe-Text besagt: «Die Schwertbohne hat einen schlanken Stamm und glatte Blätter. Die Blüte ist von anziehendem Äußeren und Indigo-schimmernd, während die gelben Hülsen schwarze, nierenförmige Samen von süßem Geschmack und öliger Wirkkraft enthalten.» Sie kuriert Nieren-Fieber.

La-gor-scho-scha (gla.gor.zho.sha): **Entada scandens:** Entada phaseoloides: auch bekannt als Tscher-pa-scho-scha *(mcher.pa.zho.sha)* oder Lang-mig (*glang.mig*; wörtl.: «Kraft der Milch» oder «Auge des Stieres»). Sie ist leicht mit der Schwertbohne zu verwechseln, hat einen kleinen, schlanken Stamm sowie ein dickes, rundes Blatt und eine weiße Blüte. Die herzförmigen Hülsen enthalten schwarz-weiß gestreifte nierenförmige Samen mit dickem Zentrum. Die milzförmige Sorte ist von hervorragender Qualität und kuriert Fieber der Milz.

A-drä (a.hbras): **Kern der Mangofrucht:** Mangifera indica: Terreya nucifera: hat vier Bezeichnungen. Der Baum hat einen kleinen Stamm mit einem Blatt, das jenem des Himalaya-Rhabarbers gleicht. Er hat blaue schirmförmige Blüten und eine Frucht mit süßem und saurem Geschmack, die den Hoden eines Hirschbockes gleicht.

Sra-drä (sra.hbras): **Schizandra chinensis:** Milletia pachycarpa: Eugenia jambolana (Jambolana-Pflaume): Smilax bockii: hat zwei Bezeichnungen. Es handelt sich um einen Baum von moderater Größe mit Blättern, die jenen des spa.ma (eine Wacholdersorte) gleichen. Die Samen sind klein, schwarz, hart und geformt wie eine Vase.

Dscham-drä (hjam.hbras): **Indische Buche:** Pongamia pinnata (Pongam-Ölpflanze): Pongamia glabra: Caesalpina crista: Es wird gesagt, dies sei dieselbe Pflanze wie Karany-ja (karany.ja). Sie hat sieben Bezeichnungen. Sie hat einen großen, schwarzen Stamm sowie vereinzelte dornige Blätter, eine gelbe Blüte und eine lange Hülse, die grüne, klappernde Samen enthält. Diese Pflanze sowie der Kern der Mangofrucht und Schizandra chinensis kurieren kalte Nieren-Krankheiten.

Drä-go (hbra.go): **Dattel:** Polygonum convulvulus: Sie hat einen süßen Geschmack. Der Stamm ist rot, mit grünen Blättern und gelben, weißen oder blauen Blüten. Die Frucht der hochwertigen Sorte ist als Am-rar (a.mrar) bekannt. Eine Sorte hat einen roten, dornigen Stamm mit grünen Blättern, weißen Blüten und einer Frucht, die der Zitze einer Stute gleicht. Sie ist auch als Hare-nu-ka (ha.re.nu.ka) bzw. Ma-nu-ta-ka (ma.nu.rta.ska) oder Tschi-pa-khar (chi.pa.khar) bekannt. Sie kuriert braunen und gelben Schleim sowie Erkrankungen des Magens und ist als Beifügung geeignet bei Wind-Fieber, Blut-Fieber, von Geistern verursachtem Wahnsinn und als Aphrodisiaka.

Ma-nu-pa-tra (ma.nu.pa.tra): **Deutsche Schwertlilie: Iris germanica linn:** Aristolochia sp. (Pfeifenwinde): Inula racemosa (Alant): hat fünf Bezeichnungen. Die nach oben hin wachsenden Blätter sind türkisfarben mit silbernem, pelzigem Rücken. Die Wurzel ist weiß, und die Blüten sind leuchtend gelb und wohlriechend. Sie hat einen scharfen und bitteren Geschmack, mit süßem und saurem Nach-Verdauungs-Geschmack und kuriert Wind- und Blut-Krankheiten sowie Fieber.

pushkaramula: **Alant: Inula racemosa:** Aplotaxis lappa: Iris germanica (Deutsche Schwertlilie): Vladimiria souliei: hat fünf Bezeichnungen. Es wird gesagt, sie sei die Wurzel von Iris germanica etc. Sie wird kultiviert, und ihre Blüte und ihr Blatt gleichen jenen des Ampfers. Die Wurzel ist weiß und kuriert Schleim-Fieber.

Ru-ta (ru.rta): **Alpenscharte: Saussurea lappa:** Costus speciosus: hat zehn Bezeichnungen. Sie hat ein gelblichgrünes Blatt sowie eine weiße Blüte und schwarze oder weiße Wurzeln in der Form eines Geweihes. Sie löst sowohl Wind- und Blut-Krankheiten auf als auch Blähungen des Unterleibes, Lungenkrankheiten, Diphtherie, Entzündungen im Halsbereich, Abszesse im Kehlbereich etc. und überschüssiges Wachstum des Fleisches. Es gibt viele verschiedene Klassifizierungen der Alpenscharte. Die Gelehrten des Altertums klassifizierten acht verschiedene Arten. Selbst der Typus Ma-nu (ma.nu), der als Ma-nu-schu-zur (ma.nu.shu.zur; Iris germanica) bekannt ist, wurde in verschiedenster Art und Weise identifiziert, zum Beispiel mit grünen Blättern, weißen Blüten und gelber Rinde an den Stengeln sowie den Blütenstengeln. Eine Sorte von Ma-nu (ma.nu) mit blassen Blättern, die Se-sching (se.shing) genannt wird, ist eine Kletterpflanze an Bäumen wie dem Bambus oder der Zedernkiefer. Andere Sorten von Ma-nu können in ihren jeweiligen Kapiteln studiert werden, da sie in dieser Unterteilung von geringerer Bedeutung sind.

Jung-wa (yung.wa): **Gelbwurz: Safranwurz: Kurkuma:** Curcuma longa: hat drei Bezeichnungen. Das Blatt ist ähnlich jenem des Knoblauchs. Die Wurzelrinde ist rötlichgelb und in Tibet als gelber Ingwer bekannt. Er hat einen leicht bitteren Geschmack und neutralisiert Gift, bringt Nekrosen zum Stillstand, löst Infektionskrankheiten auf und ist förderlich bei Polyurie.

Schu-dag (shu.dag): **Kalmus-Wurzel:** Acorus calamus: hat sieben Bezeichnungen. Acorus wächst im Wasser, und die Blätter gleichen den Schößlingen von Reis. Es gibt schwarze und weiße Sorten der Wurzeln. Beide haben scharfen Geschmack und rauhe Wirkkraft. Die weiße Wurzel ist wohlriechend sowie süß schmeckend und wird in Naga-Arzneien und in Weisheitspillen verwendet. Sie ist nützlich bei Vergiftungen. Die schwarze Wurzel wird in der Medizin eher allgemein empfohlen. Beide Sorten kurieren Verdauungsstörungen, vermehren die Verdauungshitze und kurieren Abszesse im Bereich der Kehle, alle Arten von infektiösen Erkrankungen, von Geistern verursachte Krankheiten und Lymph-Krankheiten.

Pu-schel (pu.shel): **Khus-Khus-Gras:** Vetiveria zizanioides: Dendrobium curcuminatum (hochwertige Orchidee): Belamacanda chinensis (Leopardenblume): hat elf Bezeichnungen. Sie wächst an Flußbänken und hat Stengel ähnlich dem Kusha-Gras. Die Wurzel riecht wie Kampfer. Bringt Erbrechen zum Stillstand, kuriert Schleim-Fieber sowie Hämorrhoiden und befreit von Harnverhaltung.

Weiße und braune Khjung-der (hkhyung.sder; wörtl.: «Kralle des Garuda»): **Gambier: Uncaria rhynchophylla** (Spitzklette): Nauclea rhynchophylla: Die weiße Sorte gleicht der Kralle des Garuda, während die braune Sorte dem Fuß einer Krähe ähnlich sieht. Der erstgenannte Typus hat schwarze Stengel und grüne Blätter. Beide Sorten kurieren alle Arten von Fieber, die durch Vergiftungen verursacht werden.

Pah-wo (dpah.wo): **Phytolacca esculenta** (weiße Kermesbeere): **Scutellaria baicalensis** (Helmkraut): Pyhtolacca acinosa (gelbe Kermesbeere): Beispielsweise wächst die gelbe Sorte in weichem Boden, hat eine kleine gelbe Blüte und eine hohle, gelbe Wurzel. Sie hat bitteren Geschmack, kühle Wirkkraft und neutralisiert Gift. Diese gelbe Sorte ist nur aufgrund ihrer Farbe zu unterscheiden. Sie hilft bei Krankheiten von Pferden und Maultieren. Die wilde Sorte gleicht der weißen Sorte, hat aber wie rankende Kartoffeln geformte Wurzeln. Sie ist als Nar-ma-nur-mar (nar.ma.nur.mar) bekannt. Alle drei Sorten kurieren durch Vergiftungen verursachtes Fieber.

Bong-nga kar-po (bong.nga.dkar.po): **Weißer Eisenhut:** Aconitum naviculare Stapf.: Aconitum sinense: Aconitum heterophyllum: Er hat zehn Bezeichnungen. Es gibt vier Sorten: weiß, rot, gelb und schwarz. Die schwarze Sorte ist ausgesprochen giftig. Die weiße Sorte hat einen bitteren Geschmack und neutralisiert Gift. Die letztgenannte Sorte hat kleine, spitze Blätter mit sieben oder acht Läppchen. Der Stiel ist klein und biegsam. Die Blüten sind blaßblau mit einem rötlichen Schimmer. Er kuriert infektiöse Fieber mit Vergiftungen und Galle-Fieber.

Bong-nga mar-po (bong.nga.dmar.po): **Roter Eisenhut:** Aconitum sp.: Er hat eine purpurrote Blüte sowie eine rote Wurzel, bitteren Geschmack und ist ein Gegenmittel für Gift.

Bong-nga ser-po (bong.nga.ser.po): **Gelber Eisenhut:** Aconitum autumnale: Er hat eine gelbliche Blüte, bitteren Geschmack, kühle Wirkkraft und wird bei Fieber aufgrund von Vergiftungen sowie infektiösem Galle-Fieber empfohlen. Die Wurzeln des Roten und des Gelben Eisenhutes kurieren Fleischvergiftungen und Vergiftungen durch Schwarzen Eisenhut (Aconitum ferrox Wall).

Sching-ngar (shing-mngar): **Süßholz:** Glycyrrhiza glabra: hat fünfzehn Bezeichnungen. Süßholz hat gelblichgrüne festgewachsene Blätter. Die hochwertige bzw. männliche Sorte wird kultiviert. Die weibliche Spezies wächst nahe an Flußbänken. Der neutrale Typus wächst in bewaldeten Gegenden nahe an

Flußbänken. Süßholz hat eine gelbe Wurzel, süßen Geschmack und kuriert Erkrankungen der Lungen und Krankheiten der Kanäle.

Le-tre (sle.tres): **Herzblättriger Mondsame:** Tinospora cordifolia: hat sieben Bezeichnungen, süßen Geschmack und kuriert verschiedene Krankheiten. Er ist ein grundlegender Bestandteil in Essenz-Extraktions-Vermischungen. Mondsame ist eine gelblichblaue Kletterpflanze mit vielen kleinen weißen Drüsenknoten. Er ist günstig bei Gicht.

Kanda-ka-ri (kanda.ka.ri): **Solanum xanthocarpum: Rubus saxatilis** (Steinbrombeere): hat zwanzig Bezeichnungen. Sein hölzerner Stamm gleicht dem einer jungen Wildrose und hat blaßgelbe Blüten. Salamin ist ein kleines, dorniges Kraut, das Trauben roter Beeren mit süßem und zusammenziehendem Geschmack trägt. Mondsame und Salamin kurieren Wind-Fieber, infektiöse Fieber und Husten.

Ga-dra (ga.dra): **Brombeere: Rubus idaeus:** Debregeasia edulis: Solanum indicum: hat vierzehn Bezeichnungen, z. B. Tag-tser (stag.tsher; Salsola collina = Salzkraut) und brihati. Es ist ebenfalls bei Wind-Fieber und infektiösem Fieber hilfreich.

Tig-ta (tig.ta): **Tarant: Swertia chiarata:** hat sechs Bezeichnungen. Eine als Gja-tig (rgya.tig) bekannte Art hat dunkelblaue oder gelblichgrüne Stengel, dessen Inneres weich ist. Die Blätter wachsen als gegenständige Paare in Intervallen entlang des Stengels. Diese Spezies mit seiner gelben Blüte gilt als die hochwertige Art. Zudem gibt es eine nepalesische Art und eine gewöhnliche Art aus Tibet. Alle drei kurieren alle Arten von Galle-Fieber.

Ba-scha-ka (ba.sha.ka): **Malabar-Nußbaum:** Adhatoda vasica: Veronica ciliata Fisch (Tibetischer Ehrenpreis): hat zwölf Bezeichnungen. Er wächst in bewaldeten, nach Süden weisenden Tälern, hat einen großen Stamm, dicke Blätter und leuchtend blaßgelbe Blüten. Zudem hat er bitteren Geschmack und kühle Wirkkraft. Von den vielen Sorten sind die weißen, roten und blauen Sorten hervorragend. Eine an Qualität mittlere Sorte findet man in Tibet. Er kuriert Blut-Fieber, Vergiftungen, schmerzhafte infektiöse Fieber, Erkrankungen der Leber sowie Erkrankungen der Galle.

Ba-le-ka (ba.le.ka): **Pfeifenblume: Aristolochia saccata Wall** (eine Windenart): Aristolochia contorta: Akebia quinata: Menispermum dahuricum: hat sechs Bezeichnungen. Es handelt sich um einen sich windenden Busch, ähnlich der Klematis. Er hat weder Frucht noch Blüte, bitteren Geschmack, rauhe Wirkkraft und kuriert Schleim, schmerzhafte infektiöse Fieber und Blut-Krankheiten. Aristolochia kuriert zudem Fieber der Lungen, der Leber und der Hohlorgane.

(Li-)Ga-dur ([li.]ga.dur): **Storchenschnabel:** Geranium pratense: Erodium stephanium: Bergenia crassifolia: Rhodiola wallichiana: Der männliche Typus hat sieben Bezeichnungen und der weibliche Typus sechs. Die Pflanze hat ausgeglichene heiße und kalte Wirkkraft sowie scharfen und süßen Geschmack, kuriert Erkrankungen der Lungen und reduziert Schwellungen. Sie hat dicke Blätter, ähnlich wie Reisschößlinge. Die Wurzel gleicht einem verwitterten Drüsenknoten. Die Blüte hat ein rosafarbenes Inneres und gleicht dem Schnabel eines Vogels. Die gewöhnliche Variante wächst in Tibet und hat rosafarbene Stengel. Alle Arten kurieren infektiöse Fieber, Fieber der Lungen und Fieber der Kanäle.

Tab-seng (stab.seng): **Eucommia ulmoides:** Fraxinus rhynchophylla: Esche: hat fünf Bezeichnungen. Es wird behauptet, sie sei eine weiße oder blaue Sorte des Dschi-zhur-(spyi.zhur-)Baums (Terminalia tomentosa). Sie wächst in bewaldeten, nach Süden weisenden Tälern. Die Borke gleicht der des Dschjar-pa (sbyar.pa; Pappel). Das Blatt ist blaßgrün. Gibt man einen Teil der mittleren Schicht der Borke in Wasser, so hinterläßt dies eine säulenartige Spur. Die Pflanze verbindet Knochenbrüche und kuriert Knochen-Fieber.

Drön-sching (sgron.shing): **Eisenblättrige Tanne (Kiefer):** Pinus picea: Pinus massionana: Pinus tabulaeformis: Pinus silvestris: hat drei Bezeichnungen, zum Beispiel rasna. Sie hat scharfen

Geschmack und trockene, rauhe Wirkkraft. Pinus hat einen großen Stamm, vereinzelte Nadeln sowie einen langen, duftenden Zapfen und bringt ein brennbares, harziges Öl hervor. Sie kuriert Wind-Schleim-Kombinationen, kalte Lymph-Krankheiten und löst Tumore auf. Die Wurzel ist förderlich bei gynäkologischen Erkrankungen.

Kjer-pa (skyer.pa): **Indische Berberitze:** Berberis aristata: Berberis asiatica: hat elf Bezeichnungen. Sie kuriert Vergiftungen, chronisch-infektiöse Fieber und Augenkrankheiten. Die Pflanze hat eine silbrige Rinde, eine gelbe Blüte und eine rote oder blaue Beere. Die gelbe Mittelschicht der Rinde kuriert Galle-Erkrankungen sowie Nieren-Fieber und stärkt die Augen.

Se-gö (se.rgod): **Wildrose:** Rosa avidularis: Rosa sericea: Rosa laevigate: hat zwei Bezeichnungen. Bezüglich der weiblichen Sorte ist das Innere des Stammes rot, mit brauner Rinde und roter Blüte. Die Wurzeln gleichen Eisenhaken, und die Hagebutten sind rötlichgrün und pelzig. Der Stamm der männlichen Sorte ist hohl, braun und ohne Dornen. Indische Berberitze und Wildrose binden Gifte und kurieren Lymphkrankheiten. Wildrose wird außerdem zur Anwendung bei durch Geister verursachten Krankheiten empfohlen.

Seng-deng (seng.ldeng): **Gelbholzige Akazie: Catechu-Baum:** Acacia catechu: hat dreiundzwanzig Bezeichnungen. Der Stamm ist sehr groß und außerordentlich hart, und die Blätter gleichen Schweineborsten. Sein Geschmack ist leicht bitter. Andere Arten des Catechu-Baumes enthalten hinsichtlich der Farbe Tsän-dän Seng-deng (tsan.dan.seng.ldeng; wörtl.: «Sandel-Catechu»), Kjer Seng-deng (skyer.seng.ldeng; wörtl.: «Berberitzen-Catechu») und Som Seng-deng (gsom.seng.ldeng). Das Konzentrat des Catechu-Baumes ist als Khji-la-wa-ri (khyi.la.wa.ri) bekannt. Er trocknet schlechtes Blut und Anhäufungen von Lymphe aus.

So-tscha (so.cha): **Sesbania-Baum:** Sesbania grandiflora: Randia dumentorum (Tintenbeere): Aesculus chinensis: hat neun Bezeichnungen. Er hat scharfen Geschmack, leicht ölige Wirkkraft und ist ein Brechmittel bei allen Arten von Schleim-Krankheiten. Der Stamm ist groß, weiß und hart, mit dünnen, glänzenden Blättern und blaßgelben Blüten. Die Nuß gleicht dem Hoden eines alten Mannes und enthält einen Kern, der dem des Rizinusöl-Samens, also der Rizinus-Bohne, gleicht. Es ist ein hervorragendes allgemeines Brechmittel bei allen Arten von Erkrankungen.

Dän-rog (dan.rog): **Rizinusöl-Pflanze:** Croton tiglium (Kroton-Ölbaum): hat sieben Bezeichnungen. Sie ist ein Brechmittel sowie ein Abführmittel bei Schleim und bei tri-humoralen, also alle drei Humores betreffenden Krankheiten. Croton hat einen grünen Stamm und grüne Blätter, wobei diese jedoch manchmal auch rot sein können. Der Stamm und die Stengel sind hohl. Die Blätter können neun oder fünf zugespitzte Läppchen aufweisen. Sie hat weiße Blüten und dornige Hülsen, welche außerordentlich weiche, schwarze Bohnen enthalten, die als Dza-ji-pha-la (dza.yi.pha.la) bekannt sind. Die letztgenannte Sorte wird als die hervorragende Sorte betrachtet.

Dän-tra (dan.khra): **Ricinus communis:** Wunderbaum: Sie wächst als Kletterpflanze an schattigen, bewaldeten Orten an großen Bäumen, und ihr Blatt ist ein wenig rauh. Die Pflanze hat gestreifte Körner, ähnlich wie diejenigen der obengenannten Sorte, und gleicht außerdem dem Samen des Bur-wa-ke-tschä (sbur.wa.ske.bchad). Die schlechtere Sorte hat einen schwarzen Kern, der dem Rücken eines Frosches gleicht.

Shri-khanda (shri.khanda): **Wolfsmilch: Euphorbia sp.:** Fritillaria verticillata: Stewartia sp.: hat acht Bezeichnungen. «shri-khanda» bedeutet Päl-gji Dum-bu (dpal.gyi.dum.bu; wörtl.: «Ein Teil des Herrn»). Es handelt sich um einen großen, blauen Baum mit ausladenden Ästen, nicht unähnlich einem alten Mann. Er hat zusammenziehenden und leicht bitteren Geschmack. Die Äste bringen einen weißen, yoghurtartigen Saft hervor, der geschmolzen wird, um das Konzentrat zu gewinnen. Der mindere Typus wächst in Nepal und auch anderswo. Dies ist eine abgerundete, blattlose Pflanze, die einen ähnlichen Saft enthält. Rizinusöl-Samen und Shri-khanda zählen zu den drastischen Abführmitteln. Shri-khanda heilt außerdem Abszesse.

Dong-ga (dong.ga): **Abführende Kassie:** Hülsen der Kassie: Cassia fistula Linn (Röhrenkassie): hat sieben Bezeichnungen. Sie hat süßen und leicht scharfen Geschmack und reinigt alle Arten von Krankheiten. Abführende Kassie ist eine Kletterpflanze, die in heißen Gegenden wächst und große Blätter besitzt. Die Hülse gleicht einem mit Blut gefüllten Darm. Sie kuriert Erkrankungen der Leber und ist ein mildes Abführmittel.

Ka-pe (ka.ped): eine Sorte der **Quitte:** Aegle marmelos Corr. (Bengalische Quitte/Belbaum): Citrullus vulgaris: Cucurbita pepo (Gartenkürbis): Lagenaria siceraria (Flaschenkürbis): hat dreizehn Bezeichnungen. Sie hat leicht sauren Geschmack und heilt Wunden und Erkrankungen der Lungen. Ka-pe ist eine Kletterpflanze ähnlich der Balsambirne. Die Blätter sind denen des Ba-lo (ba.lo; Malve) während der Blüte ähnlich. Ka-pe ist der männliche Typus und hat die Form eines etwas rötlichen Kürbisses, der von Saddhus als Wassergefäß getragen wird. Der weibliche Typus wird bilwa genannt.

Da-trig (da.trig): **Schizandra:** Schizandra sphaerandra Stapf. f. pallida Smith: Rhus semilata (Sumach): hat sieben Bezeichnungen. Sie hat süßen und sauren Geschmack und wächst in heißen Gegenden. Der Stamm ist groß und hart, mit grauer Rinde, einer kleinen roten Blüte und Beeren, die den Eiern von Schafsläusen gleichen.

Mag (smag): **Pulverisierte Wurzel:** z. B. eines alten Kiefern- oder Pinienbaumes: Padus asiatica: hat drei Bezeichnungen. Es gibt eine rote und eine weiße Sorte.

Mön-tscha-ra (mon.chha.ra): **Indische Eiche (Eicheln):** Quercus semicarpifolia Sm.: Quercus lanuginosa: hat sechs Bezeichnungen. Sie hat ein abgerundetes Blatt, ähnlich dem Teeblatt, und kleine Dornen sowie Früchte, die dem Muskat gleichen. Die schwarze Sorte bringt ein Harz hervor, das Blut gleicht. Aegle marmelos, Schizandra, Kiefernwurzel und Eicheln bringen alle Arten von heißem und kaltem Durchfall zum Stillstand.

*6. Darlegung der Wirkkräfte von Kräutern*

Hong-len (hong.len): **Picrorhiza-Gras:** Picrorhiza kurroa: Picrorhiza scrofulariaefolia: Lagotis glauca (Lagotis-Gras): hat sieben Bezeichnungen, zum Beispiel Pu-tse-schel (pu.tse.shel). Es wächst in steinigen Wiesen und hat blaue Blüten, die dem Kot von Geiern gleichen, sowie pelzige, scharfkantige Blätter und eine Wurzel, die einem Wurm gleicht. Die mindere Sorte gibt es als männlichen und als weiblichen Typus. Die letztgenannte blüht nicht. Picrorhiza-Gras trocknet schlechtes Blut aus, kuriert gestörtes Fieber, Fieber der Vollorgane und Wind-Krankheiten, z. B. «steifer Oberschenkel» (La-reng; brla.rengs).

Pang-tsi-Do-wo (spang.rtsi.do.wo): **Pterocephalus hookeri hook:** Saussurea nepalensis: hat zehn Bezeichnungen. Dies umfaßt drei Sorten des Tschig-thub kar-po (chig.thub.dkar.po), welche bei infektiösem Fieber des Dünndarms verwendet werden[13]. Es hat große, blanke Blätter, bitteren Geschmack, eine weiße Blüte, die dem Kopf eines alten Mannes gleicht, und lange Stengel. Die Unterart kuriert gestörtes infektiöses Fieber.

Die zweite Sorte (Trang-tsi; sbrang.tsi) Dschar-bag(-tschän) (hbyar. bag[.chan]) ist ähnlich. Sie kuriert Krankheiten des Harntrakts, Polyurie, chronische Krankheiten und Fieber der Harnblase.

Lug-tsi (lug.rtsi): **Alpenscharte: Saussurea uniflora:** hat dunkle, wohlriechende Blüten. Alle drei Arten kurieren infektiöses Fieber, Vergiftungen und chronische Fieber.

Re-kön (re.skon): **Lerchensporn: Corydalis edulis:** Potentilla tanacetifolia (Fingerkraut): Potentilla supina: hat sieben Bezeichnungen, z. B. Tsi-mar (rtsi.dmar) und Phug-rön-kang-tschä (phug.ron. rkang.bchas). Es wächst in steinigen Wiesen, hat abgespreizte Blätter wie Nelumbo nucifera («Utpala») sowie eine vereinzelte Wurzel mit acht Ranken. Die Blüte ist gelb und bewahrt Tautropfen. Sie ist sehr wohlduftend und hat einen außerordentlich bitteren Geschmack. Corydalis ist hämostatisch und kuriert durch braunen Schleim ausgelöste Fieber der Kanäle und mit Fieber einhergehende Ruhr.

Kji-tsche (kyi.lche): **Gentiana straminea Maxim:** Swertia petiolata (weißblütiger Tarant): hat vierzehn Bezeichnungen, z. B. Scha-lang (sha.lang). Die Pflanze hat lange, glatte, dicke, grüne Blätter und weiße Blüten, ähnlich dem Gentiana algida (Pang-gjän; spang.rgyan; Weißer Enzian). Der Stengel ist rot, und die Samen sind so dunkel wie Eisenfüllungen. Der Geschmack ist bitter mit rauher Wirkkraft. Die schwarze Sorte (Gentiana dahurica; schwarzblühender Enzian) wächst an schattigen Orten und hat dünnere Blätter als die weiße Sorte. Sie hat blaubraune Blüten und Stengel, reduziert Schwellungen und kuriert Skrofulose[14]. Beide Arten kurieren Fieber der Hohlorgane und Gallen-Fieber.

Sum-tschu-tig (sum.chu.tig): **Steinbrech: Saxifraga pasumensis** Marq. et Shaw. f. integrifolia Jesir: Gentiana amarella: Wächst in steinigen Wiesen und hat kleine, flache grüne Blätter, wie der Schnabel des Ko-ma-(rko.ma-)Vogels. Steinbrech hat, ähnlich dem Lotus, Trauben aus kleinen, blaßgelben Blüten und rötlichgelbe pelzige Stämme. Er kuriert Fieber der Leber und Galle-Fieber.

Tri-jang-ku (pri.yang.ku): **Drachenkopf: Dracocephalum tangutium myxim: Callicarpa macrophylla** Vahl: hat sechs Bezeichnungen, z. B. Tsi-bu (rtsi.bu). Die Pflanze hat bittersüßen Geschmack, ist hämostatisch, heilt Wunden, trocknet Lymph-Anhäufungen aus, kuriert alle Arten von Fieber der Leber und hat unvorstellbare Qualitäten. Die Stengel sind dünn, mit blauen Blättern und Blüten. Sie kuriert Fieber des Magens und der Leber.

Sang-tig (zangs.tig): **Kupferfarbener Enzian: Gentiana** sp.: Gueldenstaedtia multiflora (eine Art des Roten Enzians): Er wächst an trockenen Orten und hat ein grünes Blatt sowie Blütenblätter, die ein wenig jenen der Senfblüte gleichen. Gentiana sp. hat rote Stämme, viele hieraus abzweigende Stengel, eine blaßrote Blüte und bitteren Geschmack. Roter Enzian kuriert infektiöse Fieber.

Tschag-tig (lchags.tig): **Eisenfarbener Enzian: Gentianopsis paludosa** (Monro) Ma.: Lomatogonium sp.: hat zwei Bezeichnungen. Wächst in Gruppen und hat kleine Blätter, lange blaue Blüten mit zugespitzten Blütenblättern und dünne, schwarze Stengel. Sein Geschmack ist bitter, und er kuriert Wundfieber sowie infektiöse Fieber. Sowohl Roter Enzian als auch Gentianopsis kurieren Galle-Fieber.

Ser-tig (gser.tig): **Swertia angustifolia:** Swertia wolfgangiara: Swertia vacillans: hat ein gelblichgrünes Blatt in der Form des Schnabels des Ko-ma-(rko.ma-)Vogels sowie bläulichgelbe Blüten, die wie der Ngur-pa-(ngur.pa-)Vogel gesprenkelt sind. Sie hat bitteren Geschmack und kuriert Krankheiten des Blutes, der Galle und infektiöse Fieber.

Sro-lo (sro.lo): **Fetthenne (Rote Rhodiola): Rhodiola saera** (Prain) Fu: Strobilanthes japonicus (rote Sorte);

Sug-dra (sug.hdra): **Solms-Laubachia eurycarpa** (Maxim) Botsch: Gypsophila daburica (braune Sorte): Es gibt zwei Arten der Sro-lo (sro.lo). Die weiße Art (Cochlearia scapiflora = weißes Löffelkraut; Cochlearia rusticana; Platycodon grandiflorum) wächst an steinigen, beschneiten Bergen und hat eine dünne Wurzel mit großem Stamm und Rinde. Sie hat ein dickes, glänzendes Blatt und eine Blüte von außerordentlich anziehender Erscheinung. Weiße Sro-lo (sro.lo) kuriert Erkrankungen der Lungen sowie Ruhr. Der braune Typus, Sug-dra (sug.hdra), hat eine Pfahlwurzel, woraus der Stamm entspringt, braune Stengel, eine weiße Blüte, die Tautropfen bewahrt, sowie eine große, flache, mondsichelartig geformte Hülse. Es gibt außerdem eine Unterart dieser Sorte mit dünnen Hülsen. Alle Arten des Sro-lo kurieren Fieber der Lungen.

Gjab-kji-ma (gyab.kyi.ma): **Wintergrün: Pyrola incarnata:** Pyrola rotundifolia (Rundblättriges Wintergrün): Chrysosplenium nepalense (Milzkraut): ist außerdem als Da-wa sil-wä Dü-tsi (zla.wa.hsil.wahi.bdud.rtsi; wörtl: «kühler Mondnektar») bekannt und wächst an steilen Hängen. Blatt und Blüte sind blaßblau, sie hat einen bitteren Geschmack und ist ein vielfältiges «Allround»-Brechmittel. Die großblütige Variante ist die König-Sorte, die kleinblütige die Königin-Sorte. Es gibt außerdem eine Klassifizierung entsprechend der gelben, weißen, roten und blauen oder goldenen, silbernen, kupfernen und eisernen Sorte. Pyrola beruhigt und reinigt alle Arten von Galle-Krankheiten.

Gang-ga-tschung (gang.ga.chung): **Kleiner Enzian: Gentiana urnula** H. sim: Gentiana depressa: Leonurus sibiricus: wächst in steinigen Wiesen und ist eine vierspitzige, achtseitige, wie ein Banner geformte Pflanze mit einer glockenförmigen Blüte. Sie hat einen bitteren Geschmack sowie kühle Wirkkraft und löst Vergiftungen und durch Fieber verursachte Ruhr auf.

Dscha-gö-pö (bya.rgod.spos): **Rittersporn: Delphinium brunonianum** Royle: Delphinium cashmirianum: hat sechs Bezeichnungen. Wächst in steinigen Wiesen, hat dicke Blätter und eine blaßblaue, nach Moschus riechende pelzige Blüte, die wie der Kopf einer Eule geformt ist. Sie vertreibt Geister, löst infektiöse Fieber mit Vergiftungen auf und heilt Insektenstiche.

Ju-mo-röl-gong-wa (yu.mo.srol.gong.wa): **Gelbe Soroseris:** eine Sorte der **Soroseris hookeriana** Stebb: Lactuca sibirica (Lattich): wächst in steinigen Wiesen und hat bläulichgrüne Blätter, ähnlich jenen des Löwenzahns. Sonoseris hat eine hohle, dicke, massige, kammartig geformte Blüte, die entweder blau, gelb oder weiß ist. Die Wurzel ist außerordentlich bitter und heilt Schädelbrüche und Fieber mit Vergiftungen.

Ju-mo-de-dschin (yu.mo.mde.hbyin): **Paraquilegia microphylla** Royle (Schein-Akelei): Dianthus superbus: Erodium stephanium (Storchschnabelart): wächst auf Felsen etc. und hat vereinzelte bläulichgrüne Blätter. Es gibt weiß-, rot- und blaublühende Sorten mit gelbem Stempel. Sie veranlaßt das Ausstoßen eines toten Fötus und wirkt als schmerzstillendes Mittel bei der Extraktion von im Körper feststeckenden Kugeln, Projektilen etc.

Dar-ja-kän (dar.ya.kan)[15]: **Moerhingia latifolia** (L) Tenzl. (= eine Mieren-Art): Draba nemorosa: Scabiosa comosa: Lepidium apetalum: Astragalus tongolensis Ulbr. (Tragant): Sie ist eine seltene und geheime Medizin mit grenzenlosen Eigenschaften und wurde in verschiedenster Weise durch die verschiedenen Gelehrten klassifiziert. Sie wächst zwischen Steinen und Felsen, hat ein dünnes dreigezacktes Blatt und eine bittere, gelbe Wurzel. In Vermischungen kuriert sie die vierhundertvier Arten von Krankheit. Blatt und Wurzel variieren in verschiedenen Blaßblau-Tönungen, während die Blüten sowohl bläulich als auch leicht braun oder blaßgelb, blau oder rot sein können. Sie hat lange, dünne Hülsen, die kleine, schwarze Samen enthalten, sowie steife Blätter und Stamm. Die weißblühende Sorte hat vier Blütenblätter, und ihre Samen gleichen Lapis. Im Kalachakra-Tantra ist sie als Kha-rag-trö-dar-ja-kän (kha.rag.krod.dar.ya.kan) bekannt, hat grüne Blätter und Stengel und trocknet Anhäufungen von Lymphe in der Brust aus, verbindet Schädelbrüche, erhält das Knochen-«Harz» und ist förderlich bei Ödemen.

Ta-pag (rta.lpags; wörtl.: «Pferdehaut»): eine Art der **Lamiophlomis rotata** (Benth) Kude: Marrubium incisum (Weißer Andorn): Colqhounia coccinea: gibt es als in den Bergen sowie im Flachland wachsende Sorte. Die Pflanze hat dicke, rundgesprenkelte Blätter und einen dornigen, vierkantigen Stamm. Die Blüte kann rosa oder weiß sein. Die Berg-Variante hat bitter-süßen Geschmack, und man behandelt Wurm-Besiedlungen mit ihr. Die Flachland-Variante hat warme und trockene Wirkkraft. Sie erhält Knochen-«Harz» und drainiert Lymph-Anhäufungen.

A-bi-scha (a.bi.sha) oder A-bi-ka (a.bi.ka; wörtl.: «Nicht-Gift»): **Fritillaria-Lilie: Fritillaria delavayi** Franch.: Fritillaria cirrhosa: Lilium nepalense: Uraria crinita: hat sechs Bezeichnungen. Die Pflanze hat eine braune, hängende Blüte, einen braunen Stamm, grüne Stengel und eine sechskantige Hülse, die flache Samen enthält. Fritillaria hat süßen Geschmack sowie kühle Wirkkraft und heilt Schädelbrüche und durch Vergiftungen verursachtes Fieber.

Tag-scha (stag.sha; wörtl.: «Tigerfleisch»): **Fingerkraut: Potentilla discolor:** Calophaca crassicaulis: Oxytropis chiliophylla Royle (weißer Spitzkiel): hat fünf Bezeichnungen. Es hat leicht bitteren Geschmack und bezwingt Geister durch seinen süßen Wohlgeruch. Die weiße Variante hat ein grünes Blatt und grünen Stengel sowie eine vereinzelte Wurzel, aus der sich viele Stengel verzweigen. Die Blüte ist rötlichblau, ein wenig rauh und hat die Form von dreikantigen Ohren (vergleiche: Mais). Die schwarze oder blaue Sorte hat ein gelblichgrünes Blatt, das kleiner als das der weißen Sorte ist, und eine große Hülse. Sie hat einen strengen Geruch, heilt Wunden, kuriert septische Krankheiten und Vergiftungen, bringt Ruhr zum Stillstand, reduziert Schwellungen und wirkt als ein Brechmittel.

Pang-gjän Kar-po (spang.rgyan.dkar.po): **Gentiana algida** Pall (weiße Sorte): Gentiana triflora: Sie hat bitteren Geschmack, kleine längliche grüne Blätter und eine weiße, blaue oder gestreifte Blüte. Gentiana kuriert Krankheiten des Rachens und durch Vergiftungen verursachtes Fieber sowie infektiöses Fieber.

Ju-gu-sching (yu.gu.shing): **Ehrenpreis: Veronica longiflora:** Veronica incana: Senecio dianthus Franch (weiße Sorte): Cacalia quinquelobus (Greiskraut): Sambucus adnata Wall (schwarze Sorte des Holunders): hat neun Bezeichnungen. Von der braunen Sorte wird gesagt, es handle sich um Dar-ja-kän (dar.ya.kan). Sie wächst in sehr heißen Gegenden. Die weiße Sorte hat ein großes, gelapptes Blatt, mit blaßgrüner Oberseite und brauner Unterseite. Sie hat kleine, leicht pelzige Blüten, bitteren Geschmack, kühle Wirkkraft und bezwingt Geister durch ihren durchdringenden Geruch. Die im Flachland wachsende schwarze Sorte hat dunkelgrüne Blätter, die dem Löwenzahn gleichen. Beide Arten heilen Wunden, kurieren durch Vergiftungen verursachte Fieber und vertreiben Geister.

Tsä (rtsad): **Pleurospermum**-Species von Tsä-gö (rtsad.rgod; wilde Art): Pleurospermum hookeri C. B. Clarke: ein Rippensame: hat zwei Bezeichnungen. Er hat einen schwarzen Stengel, flache, grünlichbraune, hohle Samen, feine, glatte, blaue Blätter und einen aufrechtstehenden Stengel sowie blaßgelbe Blüten. In der Umgebung dieses Krautes wachsen niemals giftige Pflanzen. Die gewöhnliche Sorte wächst auf hartem Grund, hat ein gelapptes Blatt, einen dünnen Stengel und eine kleine, weiße Blüte, ähnlich dem Fenchel. Sie hat bitteren Geschmack, rauhe Wirkkraft und kuriert alle Arten von Fieber.

Gu-thub (rgu.thub) oder Lang-tschen-tschig-thub (glang.-chen.chig.thub): **Scutellaria baicalensis:** wächst an schattigen, steinigen Hügeln und hat eine große «elefantenartige» Wurzel. Sie hat kleine Blätter und Blüten sowie dunkelrote, schirmförmige Früchte. Die gewöhnliche Sorte ist die gelbe Art der Pah-wo (dpah.wo; Scutellaria), mit Blatt und Stengel, die als Lang-tschen (glang.chen) bekannt ist. Sie hat eine riesige Zapfenwurzel, bitteren und zusammenziehenden Geschmack, kühle Wirkkraft und kuriert alle Arten von Fieber.

Dum-tag (ldum.stag): **Brechnuß: Strychnos nux-vomica:** hat fünf Bezeichnungen, z. B. Gja-tso-dum-tag (rgya.-mtso.ldum.stag) oder Go-dschi-la (go.byi.la). Sie wächst als Kletterpflanze an großen Bäumen in heißen Gegenden, hat einen weißen, blaugetönten Stengel, grüne Blätter, eine weiße Blüte und eine gelbe Hülse. Strychnos hat bitteren Geschmack und rauhe Wirkkraft. Die Samen werden Dscha-phur-leb (bya.-hphur.leb) genannt. Pleurospermum, Scutellaria und Strychnos kurieren Vergiftungen.

A-dschag (a.byag): **Wilde Wucherblume: Chrysanthemum tatsiense:** Inula britannica: Tanacetum sp. (Rainfarn): Pyrethrum barbigera: Ist auch als Ser-dschom (gzer.hjoms) bekannt und hat fünf Bezeichnungen. Sie hat leicht bitteren Geschmack und kuriert infektiöse Degeneration des Gewebes. Der Stengel ist biegsam, mit gelber Blüte, wie ein goldener Schirm, und einem dunkelgrünen, rauhen Blatt. Sie heilt Schädelbrüche, trocknet Anhäufungen von Lymphe aus und ist förderlich bei schmerzhaftem, infektiösem Fieber.

Tser-ngön (tsher.sngon): **Blauer stacheliger Scheinmohn:** Meconopsis horridula Hook f. et. Thoms: hat vier Bezeichnungen. Er wächst an hohen, steinigen Hügeln und Bergen, hat ein kleines, schwertförmiges grünes Blatt, einen braunen Stengel und blaue Blüten von anziehendem Äußeren mit gelben Staubgefäßen. Da er von feinen Dornen überdeckt wird, schaut er sehr grob aus. Blauer Scheinmohn hat einen bitteren Geschmack und heilt Schädelbrüche, erhält Knochen-«Harz» und kuriert Knochenfieber.

Mug-tschung-dän-jön (smug.chhung.mdan.yon): eine Art des **Blauen Mohns:** Meconopsis integrifolia: wird von manchen Mug-tschung ber-go (smug.chhung.ber.mgo) genannt und hat ein grünes, schwertförmiges Blatt, eine braune Blüte mit gelben Staubgefäßen. Da auch er von kleinen Dornen bedeckt ist, gleicht er dem Blauen Mohn. Sein Geschmack ist leicht bitter. Er hat die gleichen Anwendungsbereiche wie der oben beschriebene Blaue Mohn.

Ser-kü (gser.skud; wörtl.: «Goldfaden»): **Goldene Seide: Cuscuta sinensis:** Usnea diffracta: Parmelia saxatilis (Silberne Seide): Sie hat einen schlanken, gelben Stengel und bitteren Geschmack. Die Sorte mit weißem Stengel ist wuchtiger und als Ngül-kü (dngul.skud; «Silberfaden») bekannt. Sie hat bitteren Geschmack und kuriert Fieber der Lungen, der Leber und der Kanäle sowie durch Vergiftung verursachtes Fieber.

Lug-ru (lug.ru; Mug-po [smug.po]): **Läusekraut: Pedicularis oliveriana** Prain: Pedicularis pectinata: Pedicularis pyramidate: Sie ist auch als Thäl-tre (thal.tre) bekannt. Es gibt eine rote, gelbe und braune Sorte. Sie hat ein langes, gelapptes, grünes Blatt und eine braune Blüte, die das Muster eines Schafshornes trägt. Die braune Pedicularis-Sorte hat bitteren Geschmack, flüssige Wirkkraft und bindet Gifte, kuriert Fleischvergiftungen sowie braunen Schleim, Fieber der Kanäle, mit Fieber einhergehende Ruhr, stimuliert das Haarwachstum und wandelt graue in schwarze Haare um. Die rote Pedicularis unterscheidet sich von der obengenannten durch die Farbe der Blüte.

Lug-ru ser-po (lug.ru.ser.po): **Läusekraut: Pedicularis longiflora** Rudolph var. tubiformis (Klotz) Tsoong: Pedicularis tenuirostris: Pedicularis bicomuta: Sie wächst in schattigen Wiesen und hat eine gelbe Blüte, ähnlich der braunen Sorte. Sie bindet Gifte und trocknet Eiter-«Reservoirs» aus.

Tschu-rug (chhu.rug; Schäl-lag [shal.lag]): **Halerpestes Sarmentosa** (Adams): hat vier Bezeichnungen. Sie wächst selbst im Winter, nahe an Flüssen und hat eine türkisfarbene Wurzel, ähnlich einer zusammengerollten Schlange, sowie ein wie Froschfüße geformtes türkisfarbenes Blatt. Die mindere Sorte hat ein stark gelapptes Blatt. Beide Sorten sowie die obengenannte Pedicularis trocknen Ansammlungen von Flüssigkeit aus. Halerpestes sarmentosa kuriert zudem Knochenfieber.

Se-wä Me-tog (se.wahi.me.tog): **Wildrose:** Rosa roxburghii: Rosa sericea Lindl (Hagebutte): Rosa avicularis: hat fünf Bezeichnungen. Es gibt eine schwarze und eine weiße Art. Es handelt sich um einen großen, dornigen Busch mit kleinen, runden, ein wenig rauhen Blättern sowie weißer Blüte und roten Hagebutten. Sie hat süßen und sauren Geschmack, ölige Wirkkraft, kuriert Galle-Krankheiten und lindert Wind-Ungleichgewichte.

Bu-su-hang (hbu.su.hang): **Lotus corniculata:** Medicago sativa (eine Klee-Art): Trigonella pubescens (= Schabzigerklee): hat drei Bezeichnungen. Er wächst in Feldern, hat eine glänzende Samenhülse und kuriert Fieber der Nieren, der Lungen und des Herzens. Die weibliche Sorte hat ein rauhes Blatt und Stengel sowie gelbe Blüten und Samenhülsen. Die männliche Sorte hat schlanke, sich ausbreitende Stengel und kleine, runde, grüne Blätter sowie gelbe Blüten, aber keine Hülsen. Beide Sorten heilen Wunden und kurieren Erkrankungen der Lungen.

Gong-thog-pa (sgong.thog.pa) oder Gong-thog-bar (sgong.-thog. hbar): **Erysimum altaicum:** Erysimum diffusum Ehrh. (= Schötterich): hat fünf Bezeichnungen. Erysimum hat eine weiße Zapfenwurzel. Blatt und Stengel gleichen denen der Senfpflanze, wobei der Stengel einzeln steht. Außerdem besitzt er eine gelbe Blüte und dünne Samenhülsen, die gelbe Samen enthalten, welche als Dre-pä-kha (hdre.pad.kha) bekannt sind. Erysimum kuriert Fleischvergiftungen, gestörtes Fieber, Erkrankungen der Lungen, Krankheiten des Blutes und Pocken.

A-trong (a.krong; weiße Art): **Schwarzes Sandkraut: Arenaria capillaris** Poir: Stellaria palustris Ehrh. (gewöhnliche Art): Gypsophila daburica: Artemisia spice: Artemisia hedinii (schwarze Sorte des Beifußes): Es gibt vier Sorten, z. B. Khän-pa A-trong (mkhan.pa.a.krong), Phur-mo A-trong (phur.-mo.a.krong). Zudem zwei Sorten der Tsa A-trong (rtsa.a.krong), die glänzend wie Tautropfen sind und untenstehend beschrieben werden. Die schwarze Sorte hat einen kleinen Stamm, dünne Stengel und vereinzelte blaue Blätter mit kleinen Einkerbungen. Die weiße Sorte hat einen dicken Blattstengel, große Blätter und gelbe Blüten. Der Baum mit gleichem Namen hat einen dünnen Stamm und eine Überfülle an kleinen, runden, verstreut wachsenden Blättern. Alle Arten kurieren Fieber der Lungen.

Tshar-hong (tshar.hong): **Einjähriger Beifuß: Artemisia annua:** Artemisia sieveresiana Willd: Es wird behauptet, er wäre eine Sorte des Khän-pa (mkhan.pa). Es gibt eine weiße, eine schwarze und eine blaßbraune Sorte. Die braune Sorte ist ein dikker Busch mit vielen Zweigen. Er hat scharfen und bitteren Geschmack und einen strengen Geruch. Die weiße Sorte hat ebenfalls einen starken Geruch. Alle drei Sorten kurieren Fieber des Rachens und Erkrankungen der Lungen.

Tang-kün (tang.kun): eine Sorte des Dills, **Peucedanum** sp. (weiße Sorte): Cnidium dahuricum: Chaerophyllum reflexum: Es gibt zwei Sorten. Die weiße Sorte hat lange, gelbliche Stengel und dünne, vereinzelte Blätter sowie eine gelbliche Blüte, scharfen Geschmack und durchdringenden Geruch. Die schwarze Sorte hat Blätter, Stengel und Wurzel ähnlich der Angelica und eine gelbe, duftende Blüte, die mit einem schwarzen «Pelz» bedeckt ist. Beide Sorten kurieren Fieber des Herzens, Vergiftungen und Wind-Schleim-Krankheiten.

Se-gö (se.rgod): **Wilde Rose** (weibliche Sorte): Rosa macrophylla: Es gibt eine hervorragende und eine gewöhnliche Unterart. Sie wächst an sehr hoch gelegenen Hügeln. Ihre Hagebutten kurieren Fieber der Leber und durch Vergiftungen verursachtes Fieber.

Schug-pa tsher-tschän (shug.pa.tsher.chan): **Sabina recurva** (= Sadebaum; Harriet) Antoine: Juniperus recurva (Wacholder): Empetrum niger (Schwarze Krähenbeere): hat acht Bezeichnungen. Es gibt drei Sorten: Gja-sung (rgya.sung; Wacholder), Lha-schug (lha.shug) und Schug-tser (shug.tsher). Sie hat einen kleinen, dornigen Strunk und kuriert Fieber der Nieren, infektiöse Degeneration des Gewebes, Erkrankungen der Lymphe und heilt Wunden. Das Blatt wird zur Anwendung bei Krankheiten der unteren Anteile des Dünndarms empfohlen. Es wird gesagt, daß die Frucht das Hervorragendste sei, um Fieber in den Gliedmaßen zu kurieren, um Lymph-Anhäufungen auszutrocknen und als Bestandteil der Essenz-Extraktions-Vermischung zu fungieren.

Kjer-pa (skyer.pa): Blüte und Frucht der **Indischen Berberitze:** Berberis aristata D. C.: Berberis asiatica: Hat eine gelbe Blüte und eine rötlichblaue Frucht, die Ruhr zum Stillstand bringt.

Thang-trom (thang.phrom): **Stechapfel:** Datura stramonium: Datura alba (weiße Art) und Anisodus luridus Link et Otto: Scopolia lurida (schwarze Art): hat dreizehn Bezeichnungen, zum Beispiel Dha-du-ra (dha.du.ra). Es gibt eine weiße und eine schwarze Sorte. Datura wächst an hoch gelegenen Hügeln und in steinigen Wiesen. Die weiße Art hat ein dickes, grünes Blatt und eine dicke, dunkelrote Blüte sowie eine große Samenhülse. Die schwarze Sorte wächst im Flachland und hat einen großen Stamm, runde grüne Blätter sowie eine blaßbraune Blüte und Samenhülse. Datura hat scharfen Geschmack, kuriert infektiöse Degeneration des Gewebes, wunde Stellen und Schwellungen und ist zudem ein Aphrodisiakum.

Lang-thang-tse (lang.thang.tse): **Bilsenkraut:** Hyoscyamus niger Linn: hat neun Bezeichnungen. Bilsenkraut wächst in Gärten und hat einen langen, dünnen Stamm sowie eine runde, vasenförmige Hülse, welche dem Sesamsamen gleichende Samen enthält, und besitzt ein gelapptes, grünes Blatt. Beide, Datura und Stechapfel, sind anthelminthisch (= Wurmmittel).

Srin-sching-na-ma (sring.shing.na.ma): **Abutilon avicennae:** Daphne odora: Stellaria media (= Vogelmiere): hat vier Bezeichnungen. Sie hat eine silberne Rinde und vereinzelte grüne Blätter sowie lange, biegsame, bräunliche Stengel. Zudem hat die Pflanze tiefrote Blüten und leuchtendrote Früchte, die sich nach der Reifung schwarz verfärben. Die mindere Sorte hat dünne Stengel und dunkelgrüne, gelappte Blätter sowie weiße Blüten. Die Frucht von Abutilon hat den gleichen Anwendungszweck wie Datura und vermehrt die Verdauungshitze.

Dre-ma (dres.ma): **Schwertlilie: Iris ensata** Thumb: Iris decora: Iris lactea Pall.: Es gibt drei Sorten, wobei die männliche Sorte zwei Bezeichnungen, die weibliche drei und die geschlechtslose Sorte zehn Bezeichnungen hat. Die männliche Sorte hat dicke, geradlinige Blätter und eine rötlichbraune Blüte. Die wild wachsende Sorte hat kleinere Früchte. Die weibliche Sorte hat eine blaue Blüte sowie ein biegsames Blatt und wird zur Herstellung von Seilen verwendet. Die geschlechtslose Sorte hat eine unattraktive, graue Frucht und eine rötlichblaue Blüte. Ihre Blütenblätter sind anthelminthisch, verschaffen Erleichterung bei Krämpfen, neutralisiern Gifte und sind ein allgemeines Abführmittel.

Kar-po-tschig-thub (dkar.po.chig.thub): Bei einer Art handelt es sich um **Ginseng** (Panax major Burk., Panax notoginseng Burk.). Er wächst an steilen Abhängen. Blatt und Hülse gleichen denen der Datura. Die Pflanze hat eine Wurzel, die einem getrockneten Rettich gleicht, sowie lange, dünne Stengel und schlanke, flache, grüne Blätter. Eine zweite Art hat wellenförmige Blätter. Die Wurzeln beider Arten binden Gifte, heilen septische Krankheiten und sind anthelminthisch.

A-wa (a.wa): **Segge: Carex** sp.: Lloydia serotina Reichb.: Es gibt drei Arten. Die Pflanze ist ein Gras mit langen, runden, hohlen, empfindlichen Stengeln, das auf nordwärts gerichteten Felsen wächst. Es hat weder Blüte noch Frucht oder Hülse. Die mindere Sorte, A-wa-dar-dschang (a.wa.dar.dpyangs), gleicht einem Faden und hat weder Blüte noch Frucht. Beides ist an der weiblichen Sorte zu finden. Alle Arten helfen bei wunden Stellen an der Brust sowie bei Augenkrankheiten, stimulieren das Wachstum der Zähne und vertreiben Geister.

Zhim-thig-le (zhim.thig.le): **Geranium dahuricum:** Plectranthus sp. (Chinesischer Harfenstrauch; schwarze Sorte): Geranium pratense (Wiesen-Storchenschnabel): Euphrasia requellii Wettstein. (Augentrost): Marrubium incisum (Weißer Andorn): hat fünfzehn Bezeichnungen. Die Pflanze hat einen viereckigen Stamm mit vielen Gelenken, viereckige Stengel und ein Blatt, das dem der Nessel gleicht, aber keine Stacheln aufweist. Die Blüte ist blaßgelb und bitter, mit schwarzer Frucht. Die schwarze Sorte hat ein rauhes, schwarzes Blatt sowie einen viereckigen, kapuzenförmigen Stengel, eine rote Blüte und dreikantige, schwarze Samen, die gebrochenem Buchweizen gleichen. Sie hat süßen Geschmack und ölige Wirkkraft. Die mindere Sorte hat ein weiches, glänzendes Blatt und harte, viereckige Stengel sowie bräunliche oder bläuliche Blüten und ölige Wirkkraft. Geranium kann auch kleine, runde, gelappte Blätter und Blüten mit fünf Blütenblättern haben. Alle drei Hauptarten lösen Katarakte sowie andere Augen-Krankheiten auf und sind anthelminthisch.

Par-pa-ta (par.pa.ta): **Gemeiner Erdrauch:** Fumaria officinalis Linn: Hypecoum leptocarpum Hook f. et Thoms (= Gehörntes Kumin): hat sechzehn Bezeichnungen. Die Pflanze hat grüne oder blaue Blätter sowie einen langen, dünnen Stengel und eine Beere in der Form einer Kichererbse. Erdrauch kuriert durch seinen bitteren Geschmack und seine kühle Wirkkraft infektiöse Fieber, durch Vergiftungen verursachtes Fieber und Galle-Fieber.

Dva-wa (dva.wa): eine Art von **Typhonium giganteum** Engl.: Arisaema intermedium: Arisaema lobatum: Arisaema consanguineum (= Feuerkolben): hat zehn Bezeichnungen. Es gibt zwei Sorten. Die hochwertige, wild wachsende Sorte wächst an Hügeln, während die gewöhnliche Sorte in Feldern wächst. Die Pflanze hat ein dickes, glänzendes Blatt sowie eine blaßgelbe Blüte und Früchte, die einer großen Menge von Korallen gleichen. Typhonium besitzt scharfen Geschmack und warme Nach-Verdauungs-Wirkkraft. Ihre Wurzel ist anthelminthisch, beseitigt Knochenauswüchse und kuriert Schwellungen, wunde Stellen und überflüssiges Wachstum des Fleisches. Die Frucht ist in Fällen von Vergiftungen hilfreich.

Dam-bu-ka-ra (hdam.bu.ka.ra): **Gemeiner Tannenwedel: Hippuris vulgaris:** Juncus grisbachii (= Binse): Eleocharis palustris (= Sumpffried/Simse): Die Pflanze wächst im Wasser und hat ein langes, dünnes, eingerolltes Blatt. Die hervorragende Sorte hat süßen Geschmack und kuriert Knochenfieber, perforierte Lungen und braunen Schleim. Die gewöhnliche Sorte wächst in Wasserbassins und hat ein der Zwiebel gleichendes Blatt. Diese Sorte hat süßen Geschmack sowie glatte Wirkkraft und kuriert Knochenfieber. Die unterschiedlichen Sorten der Hippuris kurieren Fieber der Lungen, der Leber und der Kanäle.

Tri-ta-sa-dzin (hbri.ta.sa.hdzin): eine Sorte der **Wilden Erdbeere:** Fragaria nilgeerensis Schlecht: Fragaria indica (= Indische Erdbeere): Saxifraga flagellaris (= Steinbrech): Cuscuta europaea (= Nessel-Seide): hat zwei Bezeichnungen, z. B. glang. Sie hat kleine, blaue Blätter und einen roten Stengel sowie kleine, blaßgelbe Blüten, eine leicht süßlich schmeckende Frucht und lange Ausläufer. Fragaria wirkt als ein Brechmittel bei Eiter-, Blut- und Lymph-Krankheiten sowie bei Krankheiten des Oberkörpers.

Dscha-po-tsi-tsi (bya.po.tsi.tsi): **Celosia cristata** L.: Goniolimon speciosum L Boiss: Limonium (statice) flexuosum L (Rtze.): Ceratostigma minus: hat zwei Bezeichnungen und gleicht Ma-ma-go-tschag (ma.ma.sgo.lchags) und Lug-ru-mug-po (lug.ru.smug.po). Die Pflanze hat eine blaue oder gelblichblaue Blüte und eine rote Frucht. Sie ist auch als Dü-tse ahu tsi (bdud.rtse.aahu.rtsi) oder Kju-rug-ma (skyu.rug.ma) bekannt. Sie verhütet und kontrolliert übermäßigen Menstruationsfluß, ist hämostatisch sowie bestens förderlich bei Schädelfrakturen und Verletzungen. Sie verbindet Knochenbrüche.

Schu-mo-za (shu.mo.za): **Wilde Möhre: Daucus carota:** Trigonella foenum-graecum (= Bockshornklee): hat zwei Bezeichnungen. Die Pflanze wächst in Feldern. Blatt und Blütenblätter sind wie jene der Kichererbsenpflanze. Die Hülse (Frucht) gleicht dem Fuß eines Huhnes, und der Same sieht ähnlich aus wie die Hoden eines Kindes. Kuriert Eiter in den Lungen und Durchfall.

Nji-wa (snyi.wa): **Glockenwinde: Codonopsis convolvulacea** Kurz: Fritillaria thunbergii: hat sieben Bezeichnungen. Sie ist, ähnlich der Clematis, eine Kletterpflanze und hat ein dünnes, grünes Blatt und eine glockenförmige Blüte, ähnlich der Utpala. Die Wurzel hat überwiegend süßen Geschmack, steigert den Appetit und den Geruchssinn und kuriert Fieber der Kanäle und des Herzens.

Lug-mur (lug.mur): **Brandkraut: (Leucas) Phlomis kawaguchii** Murata: Phlomis tuberosa: Auch als Pi-pi-lug-mur (pi.pi.lug.mur) bekannt. Sie hat pelzige, gelblichgrüne Blätter, vierkantige Stengel und braune Blüten. Die Frucht hat süßen Geschmack und kuriert Erkrankungen der Lungen. Sowohl Codonopsis als auch Leucas kurieren Fieber des Brustkorbs und gewöhnliche Erkältungen.

Gjer-sching-pa (gyer.shing.pa): **Braunwurz: Scrophularia incisa:** Scrophularia ningpoensis Hemsl: Tournefortia sibirica: Die hervorragende Sorte hat ein sehr dichtes Wachstum und ist schwarz, während die gewöhnliche Sorte in feuchten Gegenden wächst und einen roten Stengel, eine gelbe Blüte und einen Samen, der dem des Zanthoxylum (Gjer-ma; gyer.ma) gleicht, hat. Kuriert alle Arten des Pocken-Fiebers.

Me-tog-ser-tschen (me.tog.ser.chhen): **Mohn: Papaver nudicaule** L.: Trollius asiaticus (= Asiatische Trollblume): Tagetes erecta L.: Die Pflanze wächst auf trockenem Untergrund und hat eine große, gelbe Blüte sowie kleine, pelzige, gelappte Blätter und kurze Stengel. Sie hat bitteren Geschmack, verbindet Wunden und heilt Nekrosen der Kanäle.

Drag-kja-ha-wo (brag.skya.ha.wo): **Corallodiscus-Farn: Corallodiscus kingianus** (Craib) Burtt: Dryopteris fragrans (= Wurmfarn): Woodsia glabella: hat vier Bezeichnungen, z. B. Ming-po-dün-gji Sring-tschig-ma (ming.po.bdun.gyi.sring.-gchig.ma; wörtl.: «die einzige Schwester von sieben Brüdern») und Lön-po-re-räl (blon.po.re.ral; «Farn-Minister»). Die Pflanze wächst neben Felsen und hat ein großes, dickes, steifes, gelapptes, flaches Blatt sowie eine blaue Blüte, die mit Alterung weiß wird. Corallodiscus hat bitteren und süßen Geschmack und neutralisiert Gifte, bringt Ruhr mit Fieber zum Stillstand, heilt Wunden, Erkrankungen der Nieren und Krankheiten der Samenblase (Bläschendrüsen).

Drag-pö (brag.spos): **Frauenhaarfarn: Lepisorus waltonii** ching: Lepisorus scolopendrium: hat vier Bezeichnungen, z. B. Tsün-mo-re-räl (btsun.mo.re.ral) etc. Die Pflanze hat schwertförmige, schmale, gelbe Blätter mit vier Läppchen an der Basis, die von Tautropfen überzogen ist. Mindestens zwei ähnliche Unterarten wurden mittlerweile identifiziert. Lepisorus heilt Wunden, trocknet Eiter aus, erhält Knochen-«Harz», kuriert Fieber der Kanäle und ist hilfreich bei Verletzungen sowie bei Vergrößerungen des Zwerchfells.

Gja-pö (rgya. spos): **Steinklee: Melilotus suaveolens** Idb.: Melilotus parviflora: hat zehn Bezeichnungen. Die Pflanze hat lange, dünne Stengel sowie eine gelbe Blüte, angenehmen Geruch, bitteren Geschmack und kühle Wirkkraft.

Pang-pö (spangs.spos): **Moschuswurzel** bzw. **Nardenähre:** Nardostachys jatamansi D. C.: hat fünfundzwanzig Bezeichnungen. Sie wächst in schattigen Wiesen und hat einen braunen Stengel, ein türkisfarbenes Blatt sowie eine außerordentlich wohlriechende rote Blüte. Sowohl Melilotus als auch die Nardenähre kurieren chronische Fieber sowie durch Vergiftungen verursachte Fieber und vertreiben Geister.

Jang-tsi-trä (myang.rtsi-spras) oder Ser-po Trag-kang (ser.po.-khrag.rkang) oder Lo-mar-ngo-trin (lo.mar.sngo.spring): **Goldfaden:** Coptis teetoides: Adonis sibirica: hat sieben Bezeichnungen. Er hat ein glänzendes, dünnes, gelapptes Blatt sowie schlanke, biegsame Stengel und eine gelbe, pelzige Blüte. Goldfaden hat bitteren und zusammenziehenden Geschmack, trocknet Flüssigkeiten aus (Flüssigkeits-Anhäufungen, Eiter etc.), kuriert infektiöse Fieber und heilt Wunden. Die gewöhnliche Sorte ist als Ngo-trin-trag-kang (sngo.spring.khrag.rkang) oder Dumbu-tschag-kju-tschän (ldum.bu.lchags.kyu.chan) bekannt. Sie hat einen langen, leicht gelben Stengel, vereinzelte grüne Blätter und einen leicht bitteren Geschmack. Außer den flüssigkeitsaustrocknenden Eigenschaften hat sie dieselben Anwendungsmöglichkeiten wie die obengenannte hochwertige Sorte.

Gü-drü (rgud.drus): **Greiskraut: Senecio scandens** Buch.Ham: Senecio frabri L.: Galium boreale L. (= Laabkraut): Die Pflanze hat ein dünnes, glattes Blatt sowie weiße Blüten mit einem rötlichen Schimmer, die an jeder der Achseln herauswachsen. Zudem hat sie ein Samen enthaltendes Ovar und besitzt einen scharfen und bitteren Geschmack. Die Blüte kann auch blaßblau und leicht gelblich sein. Die gewöhnliche Sorte hat ein langes, schlankes, gelapptes Blatt und eine gelbe Blüte. Beide Arten heilen Wunden, verbinden durchtrennte Kanäle, kurieren Kolik sowie Wundfieber und werden bei Fieber, infektiösem Fieber und Vergiftungen empfohlen.

Bam-po (hbam.po): **Mädesüß:** Filipendula vestita (Wall ex G. Don) Myxim: Achillea setacea: hat zwei Bezeichnungen. Die Pflanze wächst an Wiesenrändern. Ihr Blatt sowie ihre Blüte und ihr Stengel gleichen denen des Fenchels. Sie ist übelriechend und hat einen dicken, schleimartigen Geschmack. Hätte sie weniger Blätter, so würde man sie sehr leicht mit Tsä (rtsad) verwechseln. Die männliche Sorte hat eine Blüte mit Stengel, die weibliche bzw. schwarze Sorte jedoch nicht. Beide Sorten reduzieren Schwellungen, beseitigen innerliche Abszesse (Ulcera) und Vergrößerungen der Drüsen.

Me-tog-lug-mig (me.tog.lug.mig; wörtl.: «Schafsaugen-Blume»): **Aster: Aster barbellatus:** Aster heolini: Aster flaccidus Bge.: wächst in steinigen Wiesen und hat kleine, abgerundete, blaßblaue Blätter sowie einen schlanken, braunen Stengel und blaue Blüten mit gelben Stempeln. Sie hat leicht bitteren Geschmack, neutralisiert Gifte und kuriert ansteckende Fieber.

Khän-pa (mkhan.pa): **Beifuß:** Artemisia sieversiana: Artemisia frigida: Artemisia vulgaris: hat drei Bezeichnungen. Es gibt drei Arten. Er hat eine graue Erscheinung und eine wohlriechende, gelbe Blüte sowie kleine, gelappte Blätter, die nahe am Boden wachsen. Die Pflanze ist auch als A-trong (kar-mo) (a.krong [dkar.mo]) bekannt. Sie reduziert Schwellungen und ist hilfreich bei Wunden, Abszessen und Krankheiten des Dickdarms und des Dünndarms. Die weiße Art hat einen dünnen Stengel und ein blaßblaues Blatt, und die rote oder braune Art bringt Samen hervor. Sie ist hämostatisch und reduziert Schwellungen der Gliedmaßen. Die weiße Unterart hilft bei Erkrankungen der Nieren und wird für Essenz-Extraktions-Vermischungen empfohlen.

Tschu-ma-tsi (chhu.ma.rtsi): eine Art des **Indischen Rhabarbers:** Rheum nobile Hook f. et. Thoms: Oxyria digyna (Berg-Sauerampfer): Polygonum polystachyum (= Knöterich): auch als Tsi-tag-mo (rtsi.stag.mo) bekannt. Manche sagen, die Pflanze würde einem weißen Vogel auf einem Ast gleichen, während andere es Kha-gro-la-phug (mkhah.hgro.la.hphug) nennen. Wieder andere identifizieren es als eine scharf-schmeckende Pflanze, der Tschag-tig-(lchags.tig-)Pflanze gleichend. Alles hiervon ist falsch. Die Pflanze wächst in schlammigen Gebieten und Feldern. Die hervorragende bzw. schwarze Sorte hat ein bläulichgrünes, lanzettenförmiges Blatt und einen roten Blütenstand sowie rote Stengel. Die weiße Sorte hat lange, grüne Stengel und ein schwertförmiges Blatt sowie eine rosa Blüte, die eine geradlinige Samenhülse hinterläßt. Sie hat einen bitteren Geschmack. Beide Arten reinigen Anhäufungen der Lymphe und Ödeme.

Dschi-tser (byi.tsher): **Fagonia cretica** Linn: Xanthium sibiricum Patr.: Xanthium strumarium (= Spitzklette): hat drei Bezeichnungen. Sie wächst in sandigen Gegenden und hat ein kleines, dunkles, dickes Blatt sowie einen kurzen, dicken, harten, dunklen, gelblichgrünen Stengel und sich an Kleidung heftende Kletten. Fagonia hat bitteren Geschmack und rauhe Wirkkraft. Sie kuriert infektiöses Fieber, Vergiftungen, Fieber der Nieren und lindert Harnverhaltung.

De-wa (de.wa): **Sibirische Primel: Primula sibirica** Jaqueum (das Kraut): **Silberpappel: Populus alba:** Populus bonatii (der Baum): hat vier Bezeichnungen. Das De-wa-Kraut hat eine dunkelblaue Blüte und wächst bis zu einer Höhe von vier Fingerbreiten. Die gewöhnliche Art hat ein dickes Blatt. Der De-wa-Baum hat eine weißliche Borke und viele harte Knoten im Stamm. Kuriert infektiöse Fieber und stechende Schmerzen.

Tsa-tri (rtsa.mkris): **hochwertige Saudistel: Ixeris gracilis** D. C.: Cierhita macrorhiza: Sonchus sp. (= minderwertige Saudistel): hat zwei Bezeichnungen. Sie hat eine gelbe Blüte mit vier Blütenblättern sowie ein dem Löwenzahn gleichendes rauhes, grünes Blatt und milchigen Saft. Ixeris kuriert Galle-Krankheiten.

Re-räl (re.ral): eine **Farn-Art:** Adiantum pedatum L.: Adiantum aspidium: hat fünf Bezeichnungen, z. B. Gjäl-po-re-räl (rgyal.po.re.ral; wörtl.: «Königs-Farn») und Dün-bu-re-räl (ldun.bu.re.ral): Wächst auf dem Strunk von Bäumen und hat eine pelzige Wurzel, die dem Schwanz eines Affen gleicht, sowie leicht süßen Geschmack und kühle Wirkkraft. Die Form des Blattes gleicht einer züngelnden Flamme.

Dum-bu-re-räl (ldum.bu.re.ral): **Dryanaria propinqua:** Polystichum squarrosum: Man sagt, dies wäre der «Königs-Farn», während Trag-pö (brag.spos; Lepisorus) der «Königinnen-Farn» und Trag-kja-ha-wo (brags.skya.ba.wo; Corallodiscus) der «Minister-Farn» seien.

Hom-bu (hom.bu) oder Tschu-sching-hom-bu (chhu.shing.-hom.bu): **Tibetische Tamariske:** Myricaria germanica Beaucv: Myriacaria prostrata (= Rispelstrauch): hat sechs Bezeichnungen. Er wächst an Flußufern und in sandigen Gegenden, hat einen hohen, braunen Stengel und rötlichbraune Blütentrauben sowie ein dünnes, grünes Blatt und bitter-süßen Geschmack. Adiantum und Myricaria neutralisieren Fleischvergiftung sowie vermischte Gifte und kurieren Galle-Fieber. Die äußerliche Anwendung von Myricaria ist hilfreich bei wunden Stellen von Sur-ja (sur.ya)[16].

Schu-khän (zhu.mkhan): Blatt des **Lodh-Baumes: Saphirbeere/Lotosrinde:** Symplocos racemosa Roxb.: Symplocos paniculata: Symplocos crataegoides: hat fünfzehn Bezeichnungen, z. B. Seng-trom (seng-phrom). Die hochwertige Sorte hat einen großen Stamm sowie ein großes, dickes, gelblichgrünes Blatt und ist als Pang-schün (spang.zhun) bekannt. Die gewöhnliche Sorte ist als Nag-schün (nags.zhun) bekannt und hat ein dunkelgrünes Blatt.

Tsö (tshos): **Bastard-Teak:** Butea monosperma (Lam.) Kuntze (Bengalischer Kino-Baum): Lithospermum officinale var. erythrorhizon: Laccifer lacea Kerr.: hat acht Bezeichnungen, darunter z. B. Gja-kjeg (rgya.skyegs) oder Ke-schu-ka-(ke.-schu.ka-)Baum. Die Blüten sind innen rot, mit gelben Stempeln und schwarzer Unterseite der Blütenblätter. Je nach Jahreszeit gibt es zwei Arten von Harzen, die als Tro-tso (dro.tsho) und Nag-rug (nag.hrug) bekannt sind.

Tsö (btsod): **Indischer Krapp** oder Färberröte: Rubia cordifolia Linn. (= Ostindischer Krapp): Rubia tinctorium: hat dreizehn Bezeichnungen. Es handelt sich um eine Kletterpflanze, die sich aber auch am Boden ausbreitet. Sie hat ein grünes Blatt und dünne Stengel. Lodh, Bastard-Teak und Krapp kurieren sich ausbreitendes Fieber der Lungen und der Nieren.

Tscham-pa (lcham.pa): **Quirlblättrige Malve:** Malva verticillata Linn: Dalbergia lanceolaria: hat sechs Bezeichnungen, z. B. Nji-ga (nyi.dgah; Bezeichnung der geschlechtslosen Sorte) und Phor-dog-dän (phor.mdog.ldan). Der männliche Typus ist als Ba-dog-dän (ba.mdog.ldan) bekannt. Sie hat einen langen Stengel sowie ein blaues Blatt und eine weiße oder blaßbraune Blüte. Nji-ga (nyi.dgah; die geschlechtslose Sorte) ist auch als

A-dza-ka (a.dza.ka) bekannt. So verweist z. B. der erstgenannte Name auf das Blatt und der letztgenannte auf den Samen. Die Pflanze hat süßen und zusammenziehenden Geschmack, kuriert Harnverhaltung, Durchfall, Fieber der Nieren, stillt den Durst und trocknet Eiter in Wunden aus. Die männliche Sorte, oder Ha-tschi-me-tog (ha.lchi.me.tog; Blüte), bringt nächtliche Ergüsse zum Stillstand. Die als Pa-la (pa.la) bekannte Wurzel hilft bei zehrenden Erkrankungen und Appetitlosigkeit (bis hin zur Anorexie).

Drag-tscham (brag.lcham): **Bergenie: Bergenia ciliata:** Pyrola rotundifolia (= Rundblättriges Wintergrün): Pyrola incarnata: Sie wächst auf Steinen und hat ein dickes, rundes, glänzendes, grünes Blatt mit Tautropfen sowie eine rote oder weiße Blüte. Diese Pflanze heilt Wunden.

Ta-mig (rta.rmig; wörtl.: «Huf des Pferdes»): **Epimedium grandiflorum:** Aristolochia contorta (Pfeifenblume): Asarum heterotropoides (= Haselwurz): Viola biflora (= Zweiblütiges Veilchen): Sie wächst an der Basis von Steinen und hat ein gelapptes Blatt sowie eine gelbe Blüte. Sowohl Blatt als auch Blüte sind geformt wie der Huf eines Pferdes. Durch die Abwesenheit von Stengel und Zweigen wächst das Blatt direkt aus dem Boden (aufliegendes Wachstum). Epimedium verengt die Öffnungen der Kanäle.

Tra-ma (gra.ma): **Erbsenstrauch: Caragana franchetia** Kom: Caragana brevifolia: Caragana pygnaea: Es handelt sich um einen dornigen Busch mit einer mattweißen Blüte und weißem Holz, das durch einen Spalt von der Rinde getrennt ist. Er hat bitteren Geschmack und kühle Wirkkraft. Seine Wurzel kuriert Fieber des Fleisches und der Kanäle.

Dzo-mo (mdzo.mo): **Erbsenbusch: Caragana jubata** Poir: Caragana gerardiana: Es handelt sich um einen dornigen Baum, der größer als Tra-ma (gra.ma) und von einem weißen «Pelz» bedeckt ist. Er hat eine gelbe Blüte und ein dem Sandelholz ähnliches Holz. Caragana löst Blutgerinnsel auf und kuriert Fieber des Blutes.

Phang-ma (phang.ma): **Eleagnus pungens:** Lycium barbarum: Lycium chinense (= Bocksdorn): Leonurus heterophyllus Sweet (= Herzgespann): Die Pflanze hat dünne Blätter und einen blassen Stamm, aus welchem die Zweige horizontal herauswachsen. Sie hat einen süßschmeckenden, rötlichbraunen Samen, der in zwei Arten, schwarz und weiß, vorkommt. Kuriert Fieber des Herzens und gynäkologische Erkrankungen.

Srä-kar-wa (srad.dkar.wa): eine Art des **Tragant:** Astragalus yunnaneansis: Oxytropis oxyphylla (= Spitzkiel): hat zehn Bezeichnungen. Es gibt drei Arten: weiß, schwarz und Dsche-hu-srä-ma (bye.hu.srad.ma). Die hochwertige bzw. weiße Art wächst in sandigen Gegenden und hat ein weißes, pelziges Blatt und Stengel sowie eine leuchtendweiße Blüte, die Schleim-Krankheiten kuriert. Die gewöhnliche Sorte hat einen bläulichen Schimmer und reinigt Ödeme der ersten und dritten Stufe. Die Art Dsche-hu-srä-ma (bye.hu.srad.ma) hat Blatt und Blüte ähnlich den obengenannten Arten sowie eine Samenhülse in der Form einer Tasche und kleine, harte Samen. Sie trocknet Anhäufungen der Lymphe aus.

Dschi-rug (byi.rug): **Kamm-Minze: Katzenminze: Elscholtzia** sp.: Von ihr wird gesagt, es gäbe sowohl eine gelbe als auch eine schwarze Art (schwarze Art: Elscholtzia calycocarpa; Stachys baicalensis). Die hochwertige Sorte hat dünne, biegsame Stengel und ein langgezogenes, grünes Blatt sowie einen Blütenstand, der einer goldenen Stupa gleicht, und sie besitzt einen durchdringenden Geruch. Die Sorten mit schwarzen oder gelblichschwarzen Ohren haben runde Blätter. Alle drei Sorten haben scharfen und zusammenziehenden Geschmack. Sie heilen Wunden und wunde Stellen, die von Parasiten, Würmern etc. befallen sind.

Tse-dum (mtshe.ldum): **Meerträubel: Ephedra saxatilis** Royle: Ephedra intermedia: Ephedra sinica Stapf.: hat zwei Bezeichnungen. Es handelt sich um eine Art von gegliedertem Gras, das in steinigen Gegenden wächst. Es ist grün, hat rote Blüten sowie abgerundete Blütenblätter und wächst bis zu einer Höhe von ungefähr fünfzehn Zentimetern. Die Lug-tse-(lug.mtshe-) Sorte ist samentragend, während Ra-tse (ra.mtshe) keine Samen hat. Ephedra hat bitteren Geschmack und stoppt Blutungen aus den Venen und Arterien, kuriert Leber-Fieber, ist ein auswurfförderndes Mittel, löst Tumore auf, reduziert Schwellungen und ist ein empfohlener Bestandteil in Essenz-Extraktions-Vermischungen.

Tre-ga (bre.ga): **Hellerkraut: Thlaspi arvense** Linn: Ailanthus glandulosa (= Götterbaum): hat vier Bezeichnungen. Die Pflanze wächst auf Feldern und in fruchtbaren Gegenden. Sie hat einen Stengel, der einem Pfeil gleicht, sowie eine trommelartige Samenhülse, ein dickes, leuchtendgrünes Blatt und schwarze sesamartige Samen. Thlaspi hat einen bitteren Geschmack und ölige Wirkkraft. Sie kuriert Fieber der Lungen und der Nieren und Erkrankungen, die nur die Körperenergie Schleim bzw. nur Lymphe betreffen.

Lug-tschung (lug.chhung): **Aster diplostaphioides** (D. C.) C. B. Clarke: Aster strachei: Aster poliothamnus: hat drei Bezeichnungen. Sie ist leicht pelzig und hat eine blasse, blaue Blüte. Ihr Blatt und ihr Stengel gleichen denen von Aster flaccidus (Lug-mig; lug.mig). Sie kuriert infektiöse Fieber, Vergiftungen, braunen Schleim und Fieber der Kanäle. Diese Sorte der Aster ist außerdem übelriechend, hat bitteren Geschmack und kühle Wirkkraft, vertreibt Geister und heilt infizierte Wunden.

Lug-ngäl (lug.ngal): **Lerchensporn: Corydalis meifolia:** Linaria buriatica (= Leinkraut): Die weiße Art wächst an Flußbänken, hat ein weiches Blatt sowie dünne Stengel. Sie ist haftend, hat ein grünes Blatt und eine blasse gelbe Blüte. Corydalis hat süßen Geschmack und kühle Wirkkraft. Sie neutralisiert Gifte, reduziert Schwellungen der Gliedmaßen und ist ein vorzügliches Linderungsmittel bei durch Wind-Ungleichgewichte ausgelösten Schmerzen.

Sang-tsi-wa (zangs.rtsi.wa): **Kletten-Laabkraut: Gallium spurium** Linn: Gallium aparine L.: Artemesia scoporia (Beifuß; weiße Art): hat drei Bezeichnungen. Die weiße Art hat einen dünnen, viereckigen Stengel, und ihre Samen heften sich an Kleidung. Wenn man diese in Milch kocht, sind sie hilfreich, um Yoghurt herzustellen. Außerdem hat sie rote Hülsen, welche kleine, schwarze Samen enthalten. Die schwarze Art wächst in dunklem, weichem Boden und hat einen starken Geruch, ähnlich der Khän-pa (mkhan.pa; Artemisia). Sie kuriert Gelbsucht und alle Arten von Galle-Krankheiten. Vom Blatt der letztgenannten Sorte wird außerdem gesagt, sie sei hilfreich bei Entzündungen der Nasennebenhöhlen.

Nja-lo (rnya.lo) oder Nja-lo (snya.lo): **Knöterich: Polygonum hydropiper:** Polygonum periginatoris Pauls: Polygonum companulatum: Er wächst an schattigen Hügeln und hat ein grobes, rauhes Blatt, einen langen, roten, biegsamen Stengel und dichte, weiße Blütentrauben. Polygonum hat sauren und leicht bitteren Geschmack und kuriert Fieber des Dünndarms und des Dickdarms sowie Fieber der Hohlorgane, Unterleibserkrankungen und chronische Krankheiten.

Scho-mang (sho.mang): **Ampfer:** Rumex hepatonsis spr.: Rumex nepalensis: Rumex acetosa (Sauer-Ampfer): hat drei Bezeichnungen: Er wird im allgemeinen in bezug auf fünf Arten klassifiziert: z. B. Berg-Ampfer (Ri-scho; ri.sho; untenstehend beschrieben), Schafs-Ampfer (Lug-scho; lug.sho) und Flachland-Ampfer (Lung-scho; klung.sho). Er hat einen großen, roten, gegliederten Stamm und ein großes, glänzendes, flaches, glattes, grünes Blatt sowie grobe rote bzw. gelbe Blüten. Ampfer hat süßen und bitteren Geschmack. Tschu-scho (chhu.sho; «Wasser-Ampfer») wird auch Ga-tra-ma (ga.tra.ma) oder Tschu-scha-wa (chhu.sha.wa) genannt. Er ist kleiner als der obengenannte Typus, hat leicht sauren Geschmack und keinen Stengel. Ampfer kuriert Wundfieber und ist hilfreich bei infektiösen Fiebern.

Pa-jag (pa.yag): **Tibetische Lancea: Lancea tibetica:** Salvia miltiorrhiza (= Salbei): Viola dissecta (= Veilchen): hat zehn Bezeichnungen. Die Blätter wachsen dicht am Boden. Die Pflanze hat eine blaue Blüte mit einem Hauch Rot sowie einen Samen in der Form des Herzens eines Tieres. Sie ist auch als Jak-njinglug(-njing) (gyag.snying.lug[.snying]) und Dscha-rog-nor-bu (bya.rog.nor.bu) bekannt. Die Wurzel von Pa-jag (pa.yag) hat süßen und leicht bitteren Geschmack, heilt Erkrankungen der Lungen, drainiert Eiter aus der Lunge und löst Tumoren der Gebärmutter auf.

Dsche-hu-la-phug (bye.hu.la.phug): **Malcolmia africana** (L.) R. Br.: Dontostemon pectinatus: Draba alata (= Felsenblümchen): hat zwei Bezeichnungen. Sie wächst in Marsch-Landschaften und hat ein schmales, dickes, grünes Blatt und eine weiße Blüte. Die Pflanze wächst ungefähr fünfzehn Zentimeter hoch. Eine Art schmeckt wie Rettich. Sowohl die hervorragende als auch die gewöhnliche Sorte kurieren Fleischvergiftungen und Verdauungsstörungen.

Aoog-tschö (aoog.chos): **Rote Incarvillea: Incarvillea younghusbandii:** Incarvillel compacta Maxim: Gossipium herbaceum (= Baumwolle): Paeonia anomala: Die Pflanze hat eine rote, gelbe oder weiße Blüte. Die rote Sorte wächst auf Steinen oder an steilen Hängen. Sie hat dicht am Boden aufliegende, gelappte Blätter sowie eine der Anhäufung von Korallen gleichende Blüte. Die Blütenstempel sehen einer Vajra ähnlich. Ihre Samenhülsen sind wie die gebogenen Hörner von wilden Schafen geformt und enthalten hülsenfruchtartige Samen. Incarvillea hat bitteren und süßen Geschmack, kuriert Krankheiten der Ohren, reinigt Schwellungen und ist ein Mittel gegen Blähungen (= Karminativum).

Kji-wa (skyi.wa): **Schnurrbaum: Sophora moorcroftiana** (Wall) Benth ex. Baker: Er ist auch als Ngang-pa-tschig-gjü-da-ja-kän (ngang.pa.gchig.rgyug.da.ya.kan) bekannt. Es handelt sich um einen grauen, dornigen Busch mit kleinen, dünnen Blättern und blassen, blauen Blüten sowie einer rechteckigen Hülse, die rote Samen enthält. Sophora ist wohlriechend und hat bitteren Geschmack. Seine Samen sind ein Abführmittel für Galle. Er wirkt zudem anthelminthisch und heilt Diphtherie und Entzündungen im Rachenbereich.

Sardzika: **Brandpilz:** Ustilago sp.: hat acht Bezeichnungen,

z. B. Kji-nje (skyi.snye). Es handelt sich um einen schwarzen Pilz, der an den Ohren des Kornes wächst. Er vermehrt die Verdauungshitze und ist hilfreich bei Wunden.

Srub-ka (srub.ka): **Hochwertige Anemone: Anemone rivularis** Buch-Ham: Pulsatilla patens (= Küchenschelle): Ranunculus (= Hahnenfuß): hat fünf Bezeichnungen, z. B. Ra-srub (ra.srub), Gjäl-po-tso-ra (rgyal.po.tso.ra) etc. Die Pflanze hat einen biegsamen Stengel sowie abgerundete, weiche und in drei Segmente geteilte Blätter. Zudem eine matte, blaßblaue oder weiße Blüte und einen Stamm, der sich in vier Teile auffächert. Anemone hat scharfen und bitteren Geschmack, bringt Nekrosen zum Stillstand, vermehrt die Verdauungshitze, drainiert Lymph-Anhäufungen und beseitigt kalte Tumore.

Tsche-tsa (lche.tsha): **Hahnenfuß: Ranunculus acris:** Ranunculus pulchellus: hat sechs Bezeichnungen, z. B. Ser-dabnga-pa (ser.hdab.lnga.pa), Bong-bu-län-tsa (bong.bu.lan.tsha) etc. Er wächst in schattigen Wiesen. Die hochwertige bzw. weibliche Sorte hat ein gelapptes, rauhes, blaßgrünes Blatt und eine große, gelbe Blüte mit fünf Blütenblättern. Die gewöhnliche bzw. männliche Sorte hat ein großes, dickes Blatt, das wie der Fuß eines Frosches geformt ist. Ranunculus beseitigt kalte Tumoren, Diphtherie und Entzündungen im Rachenbereich etc. und trocknet ödematöse Flüssigkeit aus.

Dschi-mong (dbyi.mong): **Waldrebe: Clematis montana** Buch-Ham.: Clematis alpina (weiße Art): hat vierzehn Bezeichnungen, z. B. A-za-mo (a.za.mo), Lung-ni-la-reng-dü (rlung.ni.brla.reng.dus), Tsa-dscha (rtsa.bya) etc. Es gibt sowohl eine schwarze als auch eine weiße Art. Es handelt sich um einen Kletterbusch mit einem rauhen, dunkelgrünen Blatt und einer mattweißen, glockenförmigen Blüte. Sie hat scharfen sowie leicht süßlichen Geschmack und beseitigt Tumore. Von der weißen, leicht gelb getönten Clematis wird behauptet, es handle sich um Tra-wa (khra.wa). Sie hat die geringste Qualität. Die schwarze Sorte, die auch als Sa-dsche-nag-po-khar (za.byed.nag. po. khar) bekannt ist, hat ein dunkles, leicht rauhes Blatt und eine dunkle Blüte. Ranunculus und Clematis haben die gleichen Anwendungsmöglichkeiten wie die Anemone.

Ba-lu (ba.lu): **Alpenrose: Rhododendron anthopogonoides:** Rhodendron affcephalanthum (weiße Art): hat drei Bezeichnungen, z. B. Dü-tsi (bdud.rtsi), Da-li (da.li; der Name der Blüte der weißen Art). Die Pflanze wächst an hohen, schattigen Hügeln. Sie hat einen weißen Stamm sowie ein blaues Blatt und eine weiße oder dunkle Blüte. Die weiße Art hat süßen, bitteren und zusammenziehenden Geschmack sowie glatte Wirkkraft. Da-li (da.li) kuriert Schleim-Krankheiten, heiße und kalte Reaktions-Zustände, Erkrankungen der Lungen, Ödeme der ersten Stufe und Heiserkeit, die von jedwedem der drei Humores verursacht wurde. Sie ist ein empfohlener Bestandteil in Essenz-Extraktions-Vermischungen.

Go-njö (go.snyod): **Fenchel:** Foeniculum vulgare: Carum carvi (= Kümmel; Kumin): hat fünf Bezeichnungen. Fenchel hat ein flaches, langgezogenes, gelapptes Blatt sowie einen langen, dünnen Stamm, dünne Stengel und eine weiße, doldentragende Blüte. Fenchel kuriert Wind-Fieber, Vergiftungen, Erkrankungen der Augen sowie Schleim-Krankheiten, reduziert Schwellungen und steigert den Appetit.

Tha-ram (tha.ram): **Wegerich: Plantago depressa** Willd: Plantago major vulgaris latifolia var. asiatica (= Breit-Wegerich): hat vier Bezeichnungen, z. B. Be-khur (be.khur). Die Pflanze wächst auf Feldern und am Straßenrand. Sie hat ein glänzendes, grünes, gelapptes Blatt und wächst hoch und aufrecht. Zudem hat sie einen grünen Stengel und einen grünen Blütenstand. Eine Unterart hat ein blaßgrünes Blatt sowie eine gelbe Mehrfach-Blüte und hat keinen Stengel. Plantago hat süßen und zusammenziehenden Geschmack, heilt Wunden und trocknet Anhäufungen der Lymphe aus.

Na-ram (na.ram): **Knöterich: Polygonum alopecuroides:** Polygonum viviparum (= Knollen-Knöterich): hat drei Bezeichnungen, z. B. Ra-bu (ra.bu) und Kam-tsi (skam.rtsi). Er wächst an schattigen Hügeln sowie an schattigen Plätzen im Flachland und hat ein langgezogenes, grünes Blatt und eine ins Grau gehende Blüte, die dem Schwanz eines Hundes gleicht. Zudem hat die Pflanze kleine, rote Samen und eine glänzende rote Wurzel.

Dscha-kang (bya.rkang; wörtl.: «Vogelfuß»; dies bezieht sich auf die Form des Blattes): **Rittersporn:** Delphinium grandiflora: Delphinium viscorum: hat neun Bezeichnungen, z. B. Ti-mu-sa (ti.mu.sa), Tsche-wa-lo-tsän (chhe.war.lo.btsan), Ma-lo-kang-tschig (rma.lo.rkang.gchig) und Ngön-mo-dar-ja-kän (sngon.-mo.dar.ya.kan). Die Pflanze hat einen hohen, dünnen Stamm und ein leicht bläuliches Blatt sowie eine rötlichblaue Blüte, die wie der Kopf des Wiedehopfes (eine Vogelart) aussieht. Sie hat lange, dünne, grüne Stengel. Rittersporn hat leicht bitteren Geschmack, bringt Ruhr zum Stillstand und hilft gegen äußerliche Parasiten (Läuse etc.). Plantago, Polygonum alopecuroides und Rittersporn bringen Durchfall zum Stillstand.

Sog-ka-pa (sog.ka.pa). **Hirtentäschel:** Capsella bursa pastoris (L.) Medic.: hat fünf Bezeichnungen. Die Pflanze hat eine kleine, weiße Blüte und einen hellen Stengel sowie ein kleines Blatt mit gewellten Rändern, ein dreieckiges Samentäschchen, das winzige gelbe Samen enthält. Hirtentäschelkraut bringt alle Arten des Erbrechens zum Stillstand.

Wang-po-lag-pa (dwang.po.lag.pa): eine Art der **Salep-Orchidee:** Orchis incarnata Linn. (= Knabenkraut): hat zwölf Bezeichnungen, z. B. Gja-dsching (brgya.bying) etc. Sie wächst in Wiesen und nahe an Quellen. Ihre Wurzel gleicht der Hand eines Menschen (z. B. fünffingrige Knollen), und die Blüten sind gelblichblau. Die Pflanze hat grüne Blätter und Stengel sowie einen der abgestuften Struktur einer Stupa gleichenden Blütenstand. Die sechsfingrige Sorte ist als Tsog-dag (tsogs.bdag; Ganesh) bekannt, die fünffingrige Sorte als Bän-lag (sban.lag; Indrahanta) und die einknollige Sorte als Thehu-rang (thehu.rang). Die gewöhnliche Sorte hat eine gelbe Blüte. Alle Sorten mit drei oder mehr Knollen wirken tonisierend, aphrodisiatisch und binden Gifte.

Ri-scho (ri.sho): **Krauser Ampfer:** Rumex crispus: Ligularia laesicotal Kitam (= Bandblume): Ligularia achyrotricha: hat sieben Bezeichnungen, z. B. Schehu-ga-dar (shehu.sga.dar) etc. Die Pflanze hat ein großes Blatt und einen rauhen Stengel sowie eine gelbe Blüte. Zudem gleichen ihre Samen jenen des Lotus. Bezüglich ihrer verschiedenen Größen wird sie in zwei Sorten eingeteilt. Ampfer hat süßen sowie bitteren Geschmack und kühle Nach-Verdauungs-Wirkkraft. Er ist ein Abführmittel für Galle und Schleim und heilt zudem Wunden und chronisch-infektiöse Fieber.

Dschang-tser (sbyang.tsher) oder Dschang-tser (spyang.tsher): eine **Distel-Art:** Cirsium sp.: Morina betanicoides: Echinops sp.: hat drei Bezeichnungen. Es gibt eine schwarze und eine weiße Sorte. Die hervorragende weiße Sorte wächst in schattigem, dunklem Boden und hat dornige, gelappte Blätter, die sich dicht über dem Boden ausbreiten. Sie hat einen hohen, biegsamen Stamm und eine Blüte, die einer Troddel gleicht. Die schwarze Sorte hat ein grünes Blatt, ähnlich der obengenannten Sorte, sowie eine malvenfarbige Blüte. Die gewöhnliche weiße Sorte hat keine Stengel und eine Blüte, die aus dem Zentrum des Blattes hervorwächst. Distel ist ein Abführmittel für Schleim und heilt Wunden sowie wunde Stellen.

Dur-dschi (dur.byid): **Jatropha glandulifera:** Baliospermum montanum (= Purgier-Nuß): Iris dichotoma (= Schwertlilie): Euphorbia adenochlora (= Wolfsmilch): Euphorbia fischeriana: hat zehn Bezeichnungen, z. B. Tri-dschi-ta (tri.byi.ta). Die Pflanze hat nur eine Wurzel, und die Stengel wachsen in horizontaler Weise heraus. Zudem hat sie ein grünes Blatt, eine rötlichbraune Blüte mit vier Blütenblättern und eine abgerundete, dreikantige Frucht. Die gewöhnliche Sorte hat keine Frucht.

Thar-nu (thar.nu): **Wolfsmilch: Euphorbia pallassii:** Baliospermum sinulatum: Euphorbia wallichiana: Croton tiglium (= Purgierkörner/Kroton-Ölbaum): hat acht Bezeichnungen. Sie hat einen dicken, schweren Stamm und eine Zapfenwurzel sowie eine rote Blüte, rote Stengel und rote Samen. Euphorbia hat scharfen Geschmack, beseitigt Steine sowie Pusteln und ist in kalzinierter Form ein Mittel gegen Erbrechen. Jatropha und Euphorbia reinigen alle heißen und kalten Krankheiten.

Ngön-bu (sngon.bu): **Lattich: Lactuca dissecta:** Lactuca dolichophylla: Lactuca lessertiana (= Wilder Lattich): hat vier Bezeichnungen. Von dieser Pflanze wird behauptet, sie wäre ein Baum, aus dem Papier hergestellt würde. Sie wächst jedoch in hochliegenden Wiesen und hat grüne, pelzige Blätter, die sich entlang des Bodens ausbreiten, sowie eine blaue, glockenförmige Blüte mit einem rötlichen Schimmer und milchigem Saft. Lactuca reinigt Galle-Krankheiten.

Trön-bu (khron.bu): **Physalis peruviana:** Clerodendron fortunatum: Euphorbia sieboldiana: hat drei Bezeichnungen. Sie hat ein kleines, rundes, grünes Blatt und eine Zapfenwurzel. Die Pflanze reinigt Galle-Krankheiten.

Tschum-tsa (lchum.rtsa): **Himalaya-Rhabarber:** Rheum emodi Wall: Rheum webbianum: Rheum palmatum (= Chinesischer Rhabarber): hat elf Bezeichnungen, z. B. Schim-sching (zhim.shing), Tsa-wa-sching (rtsa.wa.shing) etc. Er wächst in steinigen Gegenden. Es gibt eine große, eine mittlere und eine kleine Art. Sein grünes Blatt breitet sich dicht über dem Boden aus, und der Stamm ist hoch, hohl und biegsam. Die Blüte ist rot oder gelb mit einem dreiseitigen Samen, der Schleim-Krankheiten kuriert. Himalaya-Rhabarber hat sauren Geschmack und rauhe Wirkkraft. Er reinigt durch Vergiftungen verursachtes Fieber, Fieber der Hohlorgane und Schleim-Krankheiten.

Tschu-tsa (chhu.rtsa): **Rhabarber: Rheum spiciforme:** Rheum officinale: hat sieben Bezeichnungen. Die männliche Sorte hat einen hohlen Stengel und ein großes, dickes, grünes Blatt, das als Tha-tschu-ra (tha.chhu.ra) bekannt ist sowie ein gelbes, dreiseitiges Perigonblatt oder eine entsprechende Frucht. Die weibliche Sorte hat einen roten, festen Stengel und einen kleinen Blütenstand sowie ein ähnliches Blatt wie die obengenannte Sorte, die als Dza-tschu-rar (rdza.chhu.rar) bekannt ist. Die geschlechtslose Sorte kommt in zwei Unterarten vor. Eine dieser

Unterarten hat ein großes Blatt und kurze Stengel, während die andere einen kurzen, roten Stengel und ein hartes Blatt hat. Rheum reinigt septische Zustände, trocknet Wundflüssigkeiten, kuriert Schleim-Krankheiten sowie braunen Schleim und wird als ein Testmittel für Gifte verwendet.

Re-tschag-pa (re.lchag.pa): **Sternmiere: Stellera chamaejasme** L.: hat vier Bezeichnungen. Sie hat eine einzelne Wurzel sowie ein dickes, glänzendes, fest gewachsenes Blatt und eine leuchtend rote Blüte. Stellera hat scharfen Geschmack und rauhe Wirkkraft. Sie heilt wunde Stellen, reinigt septische Krankheiten und wird als Zäpfchen angewendet.

Tscha-wa (lcha.wa): **Engelswurz: Angelica archangelica:** Angelica dahurica: Polygonatum odoratum (Mill) Druca var. pluriforum (= Weißwurz): hat neun Bezeichnungen, z. B. Tong-nag (stong.nag). Die Pflanze wächst an schattigen Hügeln. Die hervorragende Sorte hat ein Blatt, das einem Türkis-Mandala gleicht, sowie eine weiße Doldenblüte und einen braunen Stengel. Die gewöhnliche Sorte hat einen braunen Stengel sowie eine weiße Blüte und wird innerhalb der «Fünf Wurzeln» bevorzugt. Beide Sorten haben scharfen, bitteren und süßen Geschmack. Sie kurieren Erkrankungen der Lymphe, kalte Krankheiten der Taillengegend und der Nieren, kalte Schleim-Krankheiten, Erkrankungen des Magens, Ödeme der ersten Stufe und Wind-Krankheiten. Ba-lang-tscha-wa (ba.lang.lcha.wa) hat eine ähnliche Erscheinung sowie auch ähnliche Anwendungszwecke wie die obengenannte Sorte. Als Umschlag angewendet, ist sie hilfreich bei Schwellungen und Aufblähungen.

Nje-sching (nye.shing): **Spargel: Asparagus filicinus:** Asparagus racemosus Willd: Polygonatum falcatum: hat achtzehn Bezeichnungen. Er hat einen hohen, dünnen, dornigen Stengel und einen Samen, der einer eisernen Erbse ähnlich sieht. Die Wurzel hat bitteren und zusammenziehenden Geschmack und kuriert Krankheiten des Processus Xiphoides (Schwertfortsatz des Brustbeins).

Ra-nje (ra.mnye): **Weißwurz: Polygonatum verticillatum:** Polygonatum officinale (= Weißwurz): Polygonatum cathacartii: Polygonatum cirrifolium (Wall) Royle (= Salomonsiegel): hat achtzehn Bezeichnungen. Er wächst in abgelegenen Gegenden und hat eine blaßgelbe, sich ausbreitende Wurzel sowie ein grünes, schwertartiges Blatt, eine rote Blüte und kleine Samen. Polygonatum hat süßen, bitteren und zusammenziehenden Geschmack und kuriert Wind-Krankheiten sowie Ödeme der ersten Stufe. Er wird für Essenz-Extraktions-Vermischungen ausgesprochen empfohlen und stellt die höchste der «Fünf Wurzeln» dar. Sowohl Asparagus racemosus als auch Polygonatum fördern die Langlebigkeit und kurieren Lymph-Krankheiten.

A-scho Gandha (a.sho.gandha): **Winterkirsche: Lampionblume:** Withania somnifera Dunal (= Rennet): Physalis flexuosa Linn.: Asparagus lucidus: hat sieben Bezeichnungen, z. B. Batrü-wa (ba.spru.wa). Die obenstehende Sanskritbezeichnung bedeutet «Pferdegeruch». Die Pflanze wächst im indischen Flachland. Es gibt eine weißblühende und eine rotblühende Sorte. Die weiße Sorte hat ein rundes, klebrig-haftendes Blatt mit einem dünnen Stengel. Die rote Sorte hat eine anziehende blasse Blüte. Die Winterkirsche hat scharfen und süßen Geschmack, kuriert kalte Krankheiten der unteren Körperteile, Erkrankungen der Lymphe, Wind-Krankheiten, Ödeme der ersten Stufe und löst Calculi auf. Die schwarz blühende Sorte ist für medizinische Anwendungen nicht geeignet.

Se-ma (gze.ma): **Erdstachelnuß:** Tribulus terrestris Linn.: hat neun Bezeichnungen. Sie wächst in Wüstengebieten und hat Blätter und Stengel, die sich ausbreiten, sowie eine kleine, blaßgelbe Blüte und dornige Samen in der Form von Sternen. Man kann sie in fünf oder acht Arten einteilen. Erdstachelnuß hat süßen Geschmack und kuriert Harnverhaltung, Rheumatismus, Erkrankungen der Nieren, alle Arten von Wind-Krankheiten, Ödeme der ersten und der zweiten Stufe sowie Lang-shu (glang.shu; eine der Tollwut gleichende Hautkrankheit).

*7. Arzneien tierischen Ursprungs*
Die dreizehn Arzneien mit tierischem Ursprung bestehen aus Horn, Knochen, Fleisch, Blut, Galle, Fett, Gehirn, Haut, Nägeln, Haaren, Urin, Kot und dem gesamten Körper. Ihre Indikationen und Wirkkräfte werden im folgenden erläutert werden:

*HORN*
Se-ru (bse.ru): **Nashorn: Rhinozeros:** hat vier Bezeichnungen. Es gibt drei Farben bei Nashörnern: weiß, buntscheckig und schwarz. Dieser Reihenfolge entsprechend in absteigender Qualität. Es trocknet Eiter-, Blut- und Lymph-Ansammlungen im Magen aus und ist förderlich in Fällen von Vergiftungen.

Kha-scha (kha.sha): **Gesprenkeltes Reh:** Capreolus capreolus L.: hat zwei Bezeichnungen. Es hat wuchtige Hörner von ungefähr fünfzehn Zentimetern Länge.

Scha-wa (sha.wa): **Tibetisches Reh (bzw. Hirsch):** Cervus elaphus: hat drei Bezeichnungen. Das Horn dieser beiden Reh-Arten hat eine ähnliche Wirkung wie Rhinozeros-Horn.

Tsö (gtsod): **Hodgson-Antilope:** Pantholops hodgsoni: hat sieben Bezeichnungen. Es heilt Wunden und erleichtert die Geburt.

Go-wa (dgo.wa): **Tibet-Gazelle: Procapra pictaudata** Hodgson v. Hook: Prodorcas gutturosa: hat neun Bezeichnungen. Trocknet Vereiterungen im Unterleib aus. Das Horn der Hodgson-Antilope und von Procapra bringen Durchfall zum Stillstand.

Gja (rgya): **Saiga-Antilope:** Saiga tatarica: Nemorhaedus cripus: hat sechs Bezeichnungen. Sie hat schlanke, schwarze und sehr fein gefältelte Hörner.

Thug (thug): **Schafbock:** Die Hörner vom Schafbock und der Saiga-Antilope sind wehenfördernd.

Gö-jak (rgod.gyag): **Takin:** wildes Yak: Budorcas taxicolor: hat zehn Bezeichnungen und ist auch als Trong (hbrong) bekannt. Sein Horn vermehrt Körperhitze, löst Tumore auf und trocknet Vereiterungen im Abdomen aus.

Njän (gnyan): **Wildschaf:** Ovis ammon: hat dreizehn Bezeichnungen. Sein Horn ist geformt wie das des Widders (bzw. Schafbocks), ist aber größer. Es kuriert infektiöse Fieber.

*KNOCHEN*

**Menschlicher Schädel (von einem Bestattungsplatz):** trocknet Ansammlungen von der Lymphe aus.

**Menschenknochen:** ist förderlich bei Herz-Krankheiten. Falls es sich bei diesem Knochen um eine verwitterte Scapula (Schulterblatt) handelt, so beseitigt er in der Form von Asche hartnäckige, chronische Fieber.

**Menschlicher Hüftknochen:** beseitigt infektiöse Degeneration des Gewebes.

**Drachenknochen:** hat sechzehn Bezeichnungen. Bringt Nekrosen zum Stillstand und heilt Wachstum der Drüsen.

**Tigerknochen:** hat fünfzehn Bezeichnungen. Er vermehrt Knochen-«Harz».

Trön-bu (hgron.bu): **Gehäuse der Kauri-Schnecke:** hat acht Bezeichnungen, z. B. karshapani etc. Es wirkt hämostatisch, trocknet Eiter sowie ödematöse Flüssigkeiten und Lymph-Anhäufungen aus, löst Tumore auf und ist förderlich bei Augenkrankheiten.

**Die Knochen jener Personen, die durch einen Blitzschlag getötet wurden, sowie der Schädelknochen eines Opfers durch Kolik:** kuriert Kolik.

**Knochen des Schweins:** hat neun Bezeichnungen, z. B. Tig-mug (gtig.mug). Kurieren braunen Schleim.

**Knochen des Schafs:** kurieren alle Arten von Wind-Krankheiten. Knochen des Femurkopfes (= «Kopf» des Oberschenkelknochens) eines Schafs löst Harnverhaltung auf.

Ser-mo (zer.mo): **Knochen des Stachelschweins:** Purcrasia macrolapha: hat sechs Bezeichnungen. Wirkt hämostatisch.

Tre-hu (spre.hu): **Affen-Knochen:** hat sieben Bezeichnungen. Wirkt wehenfördernd und abortiv.

Bu-kjog (hbu.skyog): **Schnecke:** Cipangopaludina chinensis

Gray: hat zehn Bezeichnungen. Ihr Gehäuse wirkt anthelminthisch und reinigt ödematöse Flüssigkeiten.

Schül-tschag (bshul.chhags): **Knochen des Lastenpferds/ Maultiers:** kuriert Lymph-Krankheiten.

*FLEISCH*

**Menschenfleisch:** auch als Scha-tschen (sha.chen) bekannt, wörtl.: «großes Fleisch». Heilt wunde Stellen und kuriert Wind-Krankheiten, Vergiftungen sowie septische Zustände.

**Schlangenfleisch:** Elaphe dione (Pallas) (= eine Natternart): hat elf Bezeichnungen, z. B. Luhi-scha (kluhi.sha). Es beseitigt Vergrößerungen, löst Harnverhaltung, hilft bei Erkrankungen der Augen, schmerzhaftem Fieber bei Kindern, Erkrankungen der Lungen, Lepra sowie infizierten Wunden und heilt Knochenwarzen.

**Fleisch des Geiers:** hat vierzehn Bezeichnungen. Es vermehrt die Verdauungshitze, beseitigt Kropf und vertreibt Geister.

**Pfauenfleisch:** hat siebzehn Bezeichnungen. Es lindert Galle-Krankheiten sowie Vergiftungen und bezwingt Geister. Die Pfauenfeder wird als Probe für Vergiftungen besonders empfohlen. Die Feder sollte am Abend geschluckt und am nächsten Tag aus dem Stuhl entfernt und gewaschen werden. Sollte an der Feder keine Verfärbung stattgefunden haben, so ist dies ein klares Anzeichen für die Anwesenheit von Gift im Körper. Falls an der Feder jedoch Verfärbungen auftreten, so ist eine andere Krankheit zugegen.

Da-dschi (da.pyid): **männlicher, weißer Schneefrosch:** Phrynosoma sp.: hat neun Bezeichnungen, z. B. Phu-hi Gjäl-po (phuhi. rgyal.po). Sein Fleisch kuriert kalte Krankheiten in der Taillengegend und der Nieren. Sein Urin wird besonders als Aphrodisiakum empfohlen.

Ram (sram): **Otter:** Lutra lutra L.: hat acht Bezeichnungen. Seine Leber kuriert Harnverhaltung.

Tschi-wa (hphyi.wa): **Murmeltier:** Marmota bobak Muller:

Marmota himalayana Hodgson: hat sieben Bezeichnungen. Seine Leber verbindet Risse und Frakturen der Knochen.

**Ziegenleber:** hat neun Bezeichnungen. Es ist höchst förderlich bei Erkrankungen der Augen und als Anthelminthika.

Die Lungen, das Herz, die Leber, die Milz, die Nieren und das Fleisch der verschiedensten Tiere kurieren Krankheiten der entsprechenden Organe.

Dschang-ki-hi-pho-wa (sbyang.kihi.pho.wa): **Magen des Wolfes:** hat zwölf Bezeichnungen. Er vermehrt die Verdauungshitze und verdaut unverdautes Essen, vor allem Fleisch. Seine Zunge beseitigt Schwellungen der Zunge.

**Zunge des Schweins:** beseitigt Knochenwarzen.

**Zunge des Hundes:** hat zehn Bezeichnungen. Sie heilt alle Arten von Wunden.

**Zunge des Esels:** hat vierzehn Bezeichnungen. Bringt Durchfall zum Stillstand.

Thug-drä (thug.hbras): **Hoden des Schafsbockes:** wirkt als Aphrodisiakum.

**Hoden des Hundes:** sind wehenfördernd.

**Lungen vom Fuchs** (Wa; wa) und des Khug-ta (khug.rta): **Cuculus melanoleucus:** Riparia riparia: Hirundo rustica (eine Schwalbenart): heilt perforierte Lungen.

Dscha-wang-scha (bya.wang.sha): **Fleisch der Fledermaus:** hat 13 Bezeichnungen, ist anthelminthisch, vertreibt Geister.

Tschil-pa (mchil.pa): **Spatz:** Passer montanus: hat sieben Bezeichnungen. Na-sän-(nas.zan-)Vogel (wörtl.: «Gerstenesser»): **Asiatischer Sperling:** hat zehn Bezeichnungen.

Tsang-pa (rtsangs.pa): eine **Gecko**-Art: Agama himalayana sacra: hat elf Bezeichnungen, z. B. Der-tschag (sder.chags). Das Fleisch dieser drei Geschöpfe vermehrt den Samen, ist aphrodisiatisierend, tonisierend sowie schmerzstillend und drainiert Eiter.

Ngur-pa (ngur.pa): **Rote Wildente:** Anas nyroca: Tadorna ferruginea (Pallas.) (= Rostgans): hat vierzehn Bezeichnungen, z. B. bande etc. Ihr Fleisch kuriert die Verschiebung der Wadenmuskulatur zur Körpervorderseite hin.

*BLUT*

Scha-wa-hi-trag (sha.wahi.khrag): **Blut des Rehs/Hirschen:** ist anthelminthisch, bringt Blutungen der Gebärmutter zum Stillstand und beugt dem «Kater» vor.

**Blut der Ziege:** kuriert Geschlechtskrankheiten, Pocken, braunen Schleim und Lepra.

**Das Blut des Wilden Yak und der Hodgson-Antilope** (Tö; gstod): bringt Durchfall zum Stillstand.

**Blut des Schweins:** bindet verteilte Formen von Vergiftungen und braunem Schleim.

**Blut des Esels:** kuriert Rheumatismus und Lymph-Krankheiten in den Gelenken.

Dscha-(tsa-lu-)ji-ze-trag (bya.[tsha.lu.]yi.ze.khrag): **Blut aus dem Kamm des Hahnes:** hat fünfzehn Bezeichnungen. Es stimuliert das Wachstum des Fleisches, erhält das Knochen-«Harz» und kuriert die Verschiebung der Wadenmuskulatur zur Körpervorderseite hin.

**Blut aus der Gebärmutter:** verengt die Mündungen der Kanäle, regeneriert das Fleisch um Wunden herum und hilft gegen Warzen.

*GALLE*

Die verschiedenen Arten von Gallenflüssigkeiten verengen die Mündungen der Kanäle, bringen Nekrosen zum Stillstand, stimulieren das Wachstum des Fleisches, neutralisieren Gifte und helfen bei Erkrankungen der Augen.

*FETT*

**Schlangenfett:** treibt Kugeln und Schrapnelle etc. aus dem Körper und kuriert die Verschiebung der Wadenmuskulatur zur Körpervorderseite hin.

**Fett des Rehs/Hirschen:** ist anthelminthisch und schützt vor Vergiftungen.

**Schweinefett:** bindet Gift, heilt Psoriasis und kuriert Kahlköpfigkeit.

**Fett des Menschen:** bezähmt Wind-Krankheiten und heilt Psoriasis.

*GEHIRN*

**Ziegenhirn:** verbindet gerissene sowie abgelöste Ligamente und Bänder.

**Schafshirn:** kuriert Schwindelgefühl und Gleichgewichtsstörungen.

**Gehirn vom Wild** (z. B. Reh): bringt Durchfall zum Stillstand.

**Hasenhirn:** kuriert Kolik.

**Menschenhirn:** reduziert Schwellungen und kuriert Lymph-Krankheiten.

*HAUT*

**Schlangenhaut:** kuriert Leukoderm, Lang-schu (glang.shu; eine Hautkrankheit), und ist hilfreich gegen Bhuta-Geister[17].

**Rhinozeros-Haut** und **Ochsenhaut:** kurieren Pocken.

**Ratten- und Mäusehaut:** drainieren alle Formen von Eiter-Ansammlungen.

*NÄGEL (Klauen und Krallen)*

**Krokodil:** hat zweiundzwanzig Bezeichnungen. Die Klauen kurieren Fieber der Knochen. Falls Krokodil-Klauen nicht erhältlich sind, sollte man Na-gi (na.gi), einen Bestandteil von vermischter Incense, verwenden.

Bong-bu-hi-mig-pa (bong.buhi.rmig.pa): der rechte Huf eines einjährigen, schwarzen **Esels:** kuriert Harnverhaltung und infektiöse Fieber.

**Pferdehuf:** beseitigt Tumore und ist hilfreich gegen Nagas.

**Fußgelenkknochen des Pferdes:** kuriert die Verschiebung der Wadenmuskulatur zur Körpervorderseite hin und bezwingt Nagas.

*HAARE*

**Kronenschmuck-Feder des Pfauen:** kuriert Vergiftungen, Ansammlungen von Eiter in den Lungen sowie Krankheiten der Ohren und bezwingt Nagas.

So-dscha (so.bya): **Fischreiher:** Larus canus Kamtschatschensis: Phalacrocorax carbo sinensis: hat vierzehn Bezeichnungen. Die Federn lindern Harnverhaltung und vertreiben Geister.

Ug-pa (hug.pa): **Eule:** hat fünfzehn Bezeichnungen. Die Federn kurieren Ödeme.

Dscha-ma-dschi (bya.ma.byi): **Frucht-Fledermaus:** Vespertilio superans: hat sechzehn Bezeichnungen. Die Schwanzfedern treiben Krankheiten der Gebärmutter nach außen.

Nah-wa (gnah.wa): **Burrhel-Schaf:** Ovis nahur: Rupicapra rupicapra: Chamois: Pseudo nayaur Hodgson: hat acht Bezeichnungen. Sein Fell neutralisiert Gift.

Ra-thug-mong-pü (ra.thug.rmongs.spus): **Schamhaare des Ziegenbocks:** kuriert infektiöse Degeneration des Gewebes.

*URIN*

**Urin des Menschen:** kuriert septische Krankheiten, ist anthelminthisch und wirkt vorbeugend gegen infektiöse Fieber.

**Urin der Kuh** (vor allen Dingen der Urin der rotbraunen Kuhsorte): kuriert Erkrankungen der Lymphe und chronisches Fieber.

*KOT*

**Geierkot:** vermehrt die Verdauungshitze und löst Tumore sowie eiternde Schwellungen auf.

**Schweinekot:** kuriert Verdauungsstörungen, septische Krankheiten, infektiöse Fieber und Galle-Tumore.

**Menschliches Exkrement:** kuriert Gallensteine, neutralisiert Gifte, reduziert Schwellungen und bezähmt Geister.

**Pferdekot:** wirkt anthelminthisch sowie gegen Brechreiz, kuriert Wind-Galle-Kombinationen und ist hilfreich gegen Geister.

**Kaninchenkot:** reinigt Ödeme und heilt Wunden.

**Hundekot:** ist sehr wirksam gegen Geister.

**Kot des Wolfes** und Kot des Gong-mo (gong.mo): **Tetragallus himalayensis** (= Himalaya-Königshuhn): alle drei reduzieren Schwellungen.

**Vogel- und Rattenkot:** beide drainieren Eiter-Ansammlungen.

Phug-rön (phug.ron): **Taubenkot:** Columba rupestris rupestris Pallas: führt zur Vereiterung von Schwellungen. Als Umschlag bzw. Wickel angewendet hilft er bei Schleim-Krankheiten und «weißem» Rheumatismus.

Dschang-pa (byang.pa): **Käfer:** Mylabris phalerata: Mylabris cichorii Fabricius: hat vier Bezeichnungen. Reinigt alle Krankheiten der Kanäle.

**Krabbe:** hat neun Bezeichnungen sowie Tschu-bur (chu.sbur): **Tibetische Ameise:** beide lösen Harnverhaltung. (Tibetische Ameise für sich alleine genommen ist ein mild wirkendes, reinigendes Mittel bei Krankheiten der Kanäle.)

Se-bur (bse.sbur): **Tibetische Küchenschabe:** Blatta orientalis L.: Periplaneta americana: Geotrupes laevistriatus (Stinkkäfer): Es handelt sich um ein großes, schwarzes, übelriechendes, nachtaktives Insekt; ist hilfreich bei septischen Fiebern und bei Te-khä (lte.mkhad), einer Kinderkrankheit.

Dsching-dsching-thu-lü (bying.bying.thu.lus): **Mistkäfer** und **Skarabäus(-Käfer):** Heiliger Pillendreher: beide Arten werden im Mist vorgefunden. Hat fünf Bezeichnungen und lindert Harnverhaltung. Diese zwei Arten von Insekten und die Tibetische Küchenschabe wirken krampflösend.

Tru-ma-hi-bu (spru.mahi.hbu): **Moxa-Insekt: Chrysalis:** Es handelt sich um ein langes, an Feldfrüchten zu findendes Insekt; beendet Blutungen aus den Venen bzw. Arterien.

Na-bün-bu-mo (na.bun.bu.mo): **Nackt-Schnecke:** hat acht Bezeichnungen. Beendet die Ausscheidung von Flüssigkeit aus dem Sinusbereich (Nasennebenhöhlen, Stirnhöhlen etc.)

Tschu-dschi (chhu.byi) (umgangssprachlich Tschu-jer [chu.-

yer]): **Wasserratte:** amphibisches Nagetier mit langer Schnauze und langem Schwanz.

Ba-dschi (rba.byi): **Wasseramsel: Cinclus cinclus:** ein Wasservogel mit weißer Kehle. Das Fleisch der Wasseramsel sowie der Wasserratte kuriert Fleisch-Vergiftungen.

Mig-pa (rmigs.pa): **Eremias argus:** Phrynocephalus vlangalii Strauch: hat neun Bezeichnungen. Wirkt anthelminthisch und neutralisiert Gifte.

«Medizinische Pferde» (= Trägersubstanzen; z. B. das Vehikel bzw. die Basis für vermischte Bestandteile) beinhaltet: Rohen Rohrzucker als Pferd, um kalte Krankheiten sowie Wind-Krankheiten zu kurieren. Kristallzucker als Pferd, um Krankheiten des Blutes und der Galle sowie Fieber zu kurieren. Honig als Pferd, um Erkrankungen der Lymphe und Schleim-Krankheiten zu kurieren.

Somit wurden die Wirkkräfte der einzelnen Arzneien dargelegt. Es ist wichtig, daß Ihr Weisen diese Arzneien in Eurem Geiste und Gedächtnis behaltet.

Dies beschließt das zwanzigste Kapitel über die Wirkkräfte der Arzneien aus dem QUINTESSENZ-TANTRA, der Geheimen Mündlichen Überlieferung der Acht Zweige der Wissenschaft des Heilens.

# 21 Die Prinzipien der Arzneien: Das Vermischen der Arzneien

Dann sprach der Weise Rig-pä Je-sche diese Worte: O Großer Weiser, höre! Durch das Vermischen von Arzneien ergeben sich entsprechend der Vermischung nach Geschmack bzw. entsprechend der Vermischung nach Wirkkraft zwei Klassen von Arzneimitteln. Die Kategorien der Arzneimittel, die Krankheiten kurieren, werden im folgenden dargelegt.

Die Kategorie jener Arzneien, die bei Fieber ein Standard-Heilmittel sind, umfaßt: Kampfer, Weißes Sandelholz, Gallensaft des Elefanten etc., Bambus-Konkrement, Safran und Blaue Lilie.

Die Kategorie der Arzneimittel, die Galle-Krankheiten kurieren, umfaßt: Tarant, Balsam-Birne, Kurchi-Rinde, Weißer Eisenhut, Ixeris gracilis, Pyrola incarnata, Gentiana straminea und Indische Berberitze.

Die Klasse der Arzneien, die Blut-Krankheiten kurieren, besteht aus: Rotem Sandelholz, Caragana jubata, Catechu-Baum, Picrorhiza, Vasaka (Malabar-Nußbaum), Myrobalan emblica, Corydalis edulis, Pterocephalus hookeri, Krapp (Färberröte) und Bastard-Teak.

Die Kategorie jener Arzneien, die infektiöse Fieber kurieren, umfaßt: Gallensaft des Elefanten etc., Balsam-Birne, Weißer Eisenhut, Wiesen-Storchenschnabel (Geranium pratense), Fagonia cretica, Populus alba (Baum), Primula sibirica (Kraut), Gemeiner Erdrauch und Goldfaden.

Die Klasse der Arzneien, die Gifte neutralisieren, besteht aus: Moschus, Roter Eisenhut, Gelber Eisenhut, Weißer Eisenhut, Uncaria (weiße und braune Art), weißer Phytolacca esculenta (var. Houtte; eine Sorte der Kermesbeere), gelbe Scutellaria baicalensis, Pleurospermum hookeri, Senecio dianthus, Scutellaria, Oxytropis chiliophylla, Corallodiscus kingianus, Gelbwurz (Curcuma), Gentiana urnula, Farn, Tibetische Tamariske, Gentiana algida, Pterocephalus hookeri, Wildrose und das Cambium (mittlere Rindenschicht) der Indischen Berberitze.

Die Kategorie der Arzneien bei Erkrankungen der Lungen umfaßt: Bambus-Konkrement, Süßholz, Rosine, Hippophae rhamnoides, Wurzel der Alpenscharte, Wiesen-Storchenschnabel (Geranium pratense), Gypsophila dahurica (Artemisia), Cochlearia scapiflora und Solms-Laubachia.

Die Klasse der Arzneien, die bei Wind-Fieber verwendet werden, umfaßt: Herzblättriger Mondsamen, Solanum xanthocarpum (Rubus saxatilis), Adlerholz, Fenchel, Wurzel der Alpenscharte, Harz des schwarzen Sal-Baumes und Knoblauch.

Die Kategorie der Arzneien, die Kombinationen aus Schleim und Fieber kurieren, umfaßt: Tibetische Zierquitte, Se-ja (bse.yah), Chaenomeles lagenaria (Loise), Iris germanica, Koriander, Sanddorn, Blaue Lilie, Granatapfel, Ingwer und Myrobalan emblica.

Die Klasse der Arzneien, welche Wind-Schleim-Kombinationen kurieren, besteht aus: medizinischem Ingwer, Ingwer, Asafoetida, schwarzes «Sanchal»-Salz, Zwiebel und Knoblauch.

Die Kategorie der Arzneien, die kalte Schleim-Zustände kurieren, umfaßt: Granatapfel, Schwarzer Pfeffer, Langer Pfeffer (Piper longum), medizinischer Ingwer, weißblühender Bleiwurz, Größerer Kardamom, Kleinerer Kardamom, Zimt, Indische Buche, Embelia, Rhododendron affcephoelanthum Franch, Samen des schwarzen Kümmels, Trachyspermum amni, schwarze Clematis, Anemone (rivularis), Ranunculus pulchellus, weißes Mineralsalz, Salz von Seen, Steinsalz, Hornsalz und Aschensalz.

Arzneien, die bei Wind-Krankheiten verwendet werden, sind: Muskatnuß, roher Rohrzucker und verschiedene Knochen. Die Klasse der Arzneien bei Erkrankungen der Lymphe besteht aus: Harz des Sal-Baumes, Cassia tora, Cannabis medica und Konzentrate des Catechu-Baumes und der Indischen Berberitze (Wurzel).

Die Kategorie der Anthelminthika umfaßt: Moschus, Asafoetida, Knoblauch, Bengalischer Kino-Baum, Datura, Bilsenkraut, Embelia, Samen der Iris ensata, Schneckengehäuse, Asche der Artemisia (nestita), Daphne tangutica (tibetanum), Arisaema, Zanthoxylum und Heracleum (candicans; Bärenklau).

Die Klasse der Arzneimittel gegen Durchfall besteht aus: sowohl der wilden als auch der kultivierten Sorte der Bael-Frucht, Schizandra sphaerandra, Eicheln, pulverisierte Wurzel (z. B. von alten Kiefern), Wegerich (Plantago depressa), Plantago lanceolata, Bastard-Teak, das Blut der Hodgson-Antilope und Rittersporn (Delphinium grandiflora Linn.).

In der Kategorie der Arzneien, die bei Ödemen Anwendung finden, ist enthalten: Salz aus Seen, Steinsalz, goldener Sand, Krabbe, Kleiner Kardamom und eine Sorte des Malven-Blatts (Malva verticillata).

Die Klasse der Brechmittel umfaßt: Fruchthülle der Sesbania grandiflora, Berg-Ampfer, Distel (Cirsium sp.), Kalmus-Wurzel, Thladiantha harmsii Cogn., Fragaria nilgeerensis (eine Art Schein-Erdbeere), Samen der Sophora moorcroftiana, Pyrola incarnata und Senf-Samen.

Die Kategorie der abführend wirkenden Arzneien umfaßt: langendige Myrobalan chebulia, Rizinus-(Öl-)Samen, Cassia-Hülsen, Euphorbia sp., Baliospermum montanum (Nuß), Euphorbia pallassii, Rheum emodi (eine Rhabarberart), Lactuta dissecta (eine Ritterspornart), Physalis peruviana, Rheum nobile[1], Stellera chamaejasme und Tschu-tsa (chu.rtsa) (Rheum spiciforme).

Die Methoden der Vermischung werden in zweifacher Hinsicht eingeteilt: (a) bezüglich des Geschmacks und (b) bezüglich der Wirkkräfte.

*Die Vermischung bezüglich des Geschmacks* ermöglicht siebenundfünfzig Kombinationen.

Falls zwei Geschmacksrichtungen vermischt werden, ergeben sich fünf süße Kombinationen: süß und sauer, süß und salzig, süß und bitter, süß und scharf sowie süß und zusammenziehend. Desweiteren ergeben sich vier saure Kombinationen: sauer und salzig, sauer und bitter, sauer und scharf sowie sauer und zusammenziehend. Außerdem drei salzige Kombinationen: salzig und bitter, salzig und scharf sowie salzig und zusammenziehend. Zudem zwei bittere Kombinationen: bitter und scharf sowie bitter und zusammenziehend. Und eine einzige scharfe Kombination aus scharf und zusammenziehend. Dies ergibt eine Summe von fünfzehn dualen Kombinationen.

Falls drei Geschmacksrichtungen vermischt werden, ergeben sich zehn süße Kombinationen: (1) süß, sauer und salzig; (2) süß, sauer und bitter; (3) süß, sauer und scharf; (4) süß, sauer und zusammenziehend; (5) süß, salzig und bitter; (6) süß, salzig und scharf; (7) süß, salzig und zusammenziehend; (8) süß, bitter und scharf; (9) süß, bitter und zusammenziehend; (10) süß, scharf und zusammenziehend. Desweiteren ergeben sich sechs saure Kombinationen: (1) sauer, salzig und bitter; (2) sauer, salzig und scharf; (3) sauer, salzig und zusammenziehend; (4) sauer, bitter und scharf; (5) sauer, bitter und zusammenziehend; (6) sauer, scharf und zusammenziehend. Außerdem drei salzige Kombinationen: (1) salzig, bitter und scharf; (2) salzig, bitter und zusammenziehend; (3) salzig, scharf und zusammenziehend. Und es ergibt sich eine einzelne bittere Kombination: bitter, scharf und zusammenziehend.

Falls vier Geschmacksrichtungen vermischt werden, ergeben sich zehn süße Kombinationen: (1) süß, sauer, salzig und bitter; (2) süß, sauer, salzig und scharf; (3) süß, sauer, salzig und zusammenziehend; (4) süß, sauer, bitter und scharf; (5) süß, sauer, bitter und zusammenziehend; (6) süß, sauer, scharf und zusammenziehend; (7) süß, salzig, bitter und scharf; (8) süß, salzig, bitter und zusammenziehend; (9) süß, salzig, scharf und zusammenziehend; (10) süß, bitter, scharf und zusammenziehend. Desweiteren ergeben sich vier saure Kombinationen: (1) sauer, salzig, bitter und scharf; (2) sauer, salzig, bitter und zusammenziehend; (3) sauer, salzig, scharf und zusammenziehend; (4)

sauer, bitter, scharf, zusammenziehend. Sowie eine einzelne salzige Kombination: salzig, bitter, scharf und zusammenziehend.

Falls fünf Geschmacksrichtungen vermischt werden, ergeben sich fünf süße Kombinationen: (1) süß, sauer, salzig, bitter und scharf; (2) süß, sauer, salzig, bitter und zusammenziehend; (3) süß, sauer, bitter, scharf und zusammenziehend; (4) süß, sauer, salzig, scharf und zusammenziehend; (5) süß, salzig, bitter, scharf und zusammenziehend. Desweiteren eine einzelne saure Kombination: sauer, salzig, bitter, scharf und zusammenziehend.

Demzufolge gibt es fünfzehn Kombinationen mit vier Geschmacksrichtungen und fünfzehn mit zwei Geschmacksrichtungen, sechs Kombinationen mit fünf Geschmacksrichtungen, zwanzig Kombinationen mit drei Geschmacksrichtungen und eine einzelne Vermischung mit sechs Geschmacksrichtungen. All jene und die sechs einzelnen Geschmacksrichtungen ergeben eine Summe von dreiundsechzig. Die Heilmittel für die vierundsiebzig Möglichkeiten des Ansteigens und der Abnahme der Humores sind dementsprechend zu vermischen.

*Das Vermischen bezüglich der Wirkkraft* wird in zweifacher Weise eingeteilt: Beruhigung und Reinigung.

Die Vermischung von beruhigenden Arzneimitteln hat fünf bzw. sieben Unterteilungen. Die fünf Unterteilungen sind: (a) Abkochung (Dekokt), (b) Pulver, (c) Pille, (d) Extrakt, (e) medizinisches Öl. Sollte man sowohl (f) medizinischen Wein als auch (g) Trockensirup (beinhaltet auch Konzentrate) hinzuzählen, so ergibt die Aufzählung sieben Unterteilungen.

Reinigung umfaßt Zäpfchen, Abführmittel, Brechmittel, Einläufe und nasale Reinigungstherapie. All jene heilen Krankheiten, die durch ein gleichzeitiges Ungleichgewicht aller drei Humores verursacht wurden, sowie hieraus resultierendes Kopfweh.

Hiermit sind die Heilmittel für die vierhundertvier Krankheiten dargelegt. Dies beschließt das einundzwanzigste Kapitel aus dem QUINTESSENZ-TANTRA, der Geheimen Mündlichen Überlieferung der Acht Zweige der Wissenschaft des Heilens.

# 22 Medizinische Instrumente

Nun fragte der Weise Ji-lä-kje: O Meister, Weiser Rig-pä Jesche, wie kann man die Prinzipien der Instrumente und der zusätzlichen Therapie erlernen? Möge der Heiler, König der Ärzte, bitte erläutern.

Nachdem er in dieser Art und Weise ersucht worden war, erwiderte der Lehrer: O Großer Weiser, höre! Das Studium der Prinzipien der Instrumente und der zusätzlichen Therapie, welche die Heilmittel sind, um Krankheit zu heilen, wird in zweifacher Weise eingeteilt: Die Therapie und das Instrument, das verwendet wird, um diese auszuführen.

Die eigentliche Therapie entfernt die Krankheit von außen oder dient dazu, die Krankheit zu bezwingen. Sie wird dreifach gegliedert: mild, grob und energisch. Milde Therapie wird wiederum in drei unterteilt: Umschläge (Wickel, Kompressen), medizinische Bäder bzw. Einreibungen und Öl-Massage. Grobe Therapie wird ebenfalls in drei Arten eingeteilt: Aderlaß, Moxibustion und kleinere operative Eingriffe. Energische Therapie wird vierfach gegliedert: Amputation, allgemeine Chirurgie, Extraktion sowie Expulsion.

Die Verwendung von Instrumenten schließt die Überprüfung von Schmerzpunkten ein, um festzustellen, ob sich Projektile im Körper befinden. Sie umfaßt auch den Gebrauch von Zangen, Skalpellen, chirurgischem Löffel und kleineren Instrumenten.

Zangen werden für die Überprüfung auf Projektile angewendet (wie obenstehend). Die erste jener Zangen ist rund und hat eine Basis, die sich von der Spitze nicht unterscheidet. Sie ist sechs Fingerbreit lang. Sie wird Khab.go (khab.mgo; wörtl.:

«Nadelkopf», z. B. Trepan) genannt und wird für Untersuchungen auf Schädelfrakturen verwendet.

Go-dum (mgo.zlum; wörtl.: «Rundkopf»), Tra-wo (bra.wo; wörtl.: «Buchweizen»), Tse-kjog (rtse.kyog; wörtl.: «gekrümmter Punkt»), Tse-gug (rtse.gug; wörtl.: «gebogener Punkt»), Trül-mig (sbrul.mig; wörtl.: «Schlangenauge») und Sang-dung-kha-tra (zangs.dung. kha. hdra; wörtl.: «wie der Mund einer kupfernen Trompete») sind alle hohl, dünn und glatt. Sie haben eine Länge von zwölf Fingerbreit. Sie werden dazu verwendet, Schmerzpunkte der Gliedmaßen auf Projektile hin zu untersuchen.

Päl-dän-tse (dpal.ldan.rste; wörtl.: «der großartige Punkt») hat eine Länge von acht Fingerbreit und ein kleines Loch. Es wird zur Untersuchung von Vereiterungen von Schwellungen angewendet.

Bub-tschän (sbubs.chan; wörtl.: «das Hohle») hat eine Länge von drei Fingerbreit und ist geformt wie die Zitze einer Kuh. Es sollte für die Anwendung bei Männern einen Umfang von fünf Fingerbreit und für die Anwendung bei Frauen sechs Fingerbreit haben. Um den erkrankten Körperteil (z. B. Hämorrhoiden oder Pusteln) zu lokalisieren, wird der Typus mit zwei Löchern verwendet. Für die eigentliche Beseitigung sollte man dann Instrumente wie den mit einem Loch ausgestatteten Lo-kar (glo.dkar) verwenden. Hiermit kann man die Hämorrhoide durch das Loch lokalisieren und dann dazu übergehen, sie mit der eingefügten Klinge zu schneiden.

Die Kategorie der verschiedenen Zangen, die dazu verwendet werden, Projektile zu entfernen, umfaßt: Seng-ge-kha (seng.ge.kha; wörtl.: «Löwenmund»), Kang-ka-tschu (kang.-ka.mchu; wörtl.: «Schnabel des kang-ka-Vogels») und Dscha-rog-tschu (bya.rog.mchu; wörtl.: «Krähenschnabel»). Diese sind achtzehn Fingerbreit lang. Die sich kreuzenden Stücke sind mit einem Nagel im Zentrum fest verbunden. Das Ende des Handstücks ist wie ein Eisenhaken geformt, mit einem hieran befestigten Ring. Sie werden zur Entfernung von Projektilen aus Knochen verwendet.

In ähnlicher Weise außerordentlich fein sind die acht Fingerbreit langen Thing-ril-tschu (mthing.ril.mchu; wörtl.: «Wildenten-Schnabel»-)ähnlichen Zangen, um hiermit Projektile aus dem Fleisch und den Ligamenten zu entfernen.

Die hohle Sonde hat eine Länge von zwölf Fingerbreit und ist hart. Sie hat ein Loch an der Spitze und enthält einen dünnen Stab. Sie ist als Dam-bu-tschu (hdam.bu.mchu) bekannt und wird zur Entfernung von Projektilen aus tiefen Wunden verwendet. Sie hat zudem eine dünne Klinge und einen am Handgriff befestigten Ring.

Tsu-ma-ti (tsu.ma.ti) wird dazu verwendet, nektrotisierte Teile von Kanälen und Ligamenten zu entfernen.

Instrumente, die als Lanzetten klassifiziert werden, sind zur Entfernung von Fleisch und zur Extraktion von Blut angezeigt. Sie sind sechs Fingerbreit lang und gleichen der hohlen (Zentral-)Röhre einer Spatzenfeder. Sie werden an einzelnen Venen innerhalb der verschiedenen Schichten von Fleisch angewendet.

Das Tag-njäl-(stag.nyal-)Instrument hat eine scharfe Spitze, um hiermit Blut aus den Nö-ka-(snod.ka-) und Tse-tschung-(rtse.chung-)Venen zu extrahieren. Die axtartige Klinge wird zur Entleerung von über Knochen liegenden Venen angewendet. Das Tschu-tri-(chu.gri-)Instrument (wörtl. «Wasser-Messer»; ein Instrument, das zum Ausnehmen von Fischen verwendet wird) kommt beim Ausschälen von Schwellungen zur Anwendung. Das sichelförmige Instrument (Zor-wa-hi-jib; zor.-wahi.dbyids), das eine Länge von acht Fingerbreit hat, wird zum Entfernen von Schwellungen an der Zunge verwendet. Das lanzettartige Trang-wa-tschän-(brang.wa.chan-)Instrument wird bei Inzisionen am Schädel angewendet.

Instrumente, die bei der Löffel-Chirurgie zur Punktion (z. B. des Fleisches) Verwendung finden, haben eine Länge von sechs Fingerbreit. Der Kopf des Löffels sollte weit genug sein, um dem nachfolgenden Handgriff Raum zu geben. Die Basis sollte schwer sein.

Der Bub-thur-bäl-go-(sbubs.thur.sbal.mgo-)Löffel (wörtl.

«hohler Froschkopf») räumt Taschen, die mit Dampf gefüllt sind, aus und drainiert durch seine Öffnung Ansammlungen von Flüssigkeiten aus Herz und Leber. Der Bub-thur-ju-gu-kha-(sbubs.thur.myu.gu.kha-)Löffel (wörtl. «hohler Mund der Feder») drainiert ödematöse Flüssigkeit, und der Dschi-po-hi-tschu-tra-(byid.pohi.mchu.hdra-)Löffel (wörtl. «dem Schnabel des Dschi-po-[byid.po-]Vogels gleichend») extrahiert Eiter-Ansammlungen am Rumpf des Körpers.

Der Löffel mit dem einem Gerstenkorn gleichenden Kopf wird dazu verwendet, Rückenmarks-Tumore zu entfernen. Um Tumore der Lungen und des Herzens sowie des Dünndarms und des Dickdarms sowie der Nieren zu entfernen, wird der Bäl-go-(sbal.mgo-)Löffel («Froschkopf») empfohlen.

Der Kupferlöffel mit einer einem Buchweizenkorn gleichenden Spitze entfernt Katarakte etc., während der fünfzehn Zentimeter lange Dri-tsche-(hbri.lche-)Löffel («Zunge des weiblichen Yak») dazu verwendet wird, um alle Reste der Tumore zu entfernen.

Die Klinge des Dung-tse-(mdung.rtse-)Instruments (wörtl. «Speerspitze») wird dazu verwendet, Ansammlungen von Eiter bzw. Flüssigkeit in den Gliedmaßen zu extrahieren.

Die zwei Te-kha-(ste.kha-)Klingen sowie die Be-le-kha-(be.le.kha-)Klinge, außerdem die Ko-ma-hi-tschu-(rko.mahi.-mchu-)Klinge (wörtl.: ähnlich dem «Schnabel des Ko-ma-Vogels») sind jeweils sechs Fingerbreit lang und aus feingehärtetem Metall mit hölzernen Handgriffen. Sie werden verwendet, um Knochen aus gebrochenen Schädeln zu entfernen.

Die chirurgische Säge hat eine Weite von zwei Fingerbreit und eine Länge von exakt zehn Fingerbreit. Sie wird verwendet, um überflüssige, gebrochene Knochen wegzuschneiden. Die Tschän-pa (chan.pa; wörtl. «Schere») ist außerordentlich scharf und schneidet Venen und Ligamente aus Wunden. Die wie eine Säge gekantete und hohle Klinge ist fünf Fingerbreit lang, trägt einen Ring in sich und bohrt Löcher in Knochen.

Das zehn Fingerbreit lange Be-le-kha-(be.le.kha-)artige Instrument mit gebogener Spitze wird dazu verwendet, Pusteln aus Ohren, Nase und Rachen zu entfernen. Der Ngäl-thur (mngal.thur; wörtl. «Gebärmutterlöffel») ist fünfzehn Zentimeter lang und hat eine gebogene Spitze. Er wird dazu verwendet, einen toten Fötus aus der Gebärmutter zu entfernen.

Das Trül-go-(sbrul.mgo-)Instrument (wörtl. «Schlangenkopf») beseitigt Steine (aus der Harnblase etc.), während der Trül-thur (hphrul.thur; wörtl. «trennender Löffel») zwölf Fingerbreit lang ist und die Größe eines mittleren Weizenstengels hat. Er ist hart und glatt, mit einem Loch am Ende versehen und lindert Harnverhaltung.

Die zehn Fingerbreit lange Tse-kjog (rtse.kyog; wörtl. «gekrümmte Spitze») brennt Karies der Zähne aus. Das zehn Fingerbreit lange Instrument hat eine fünffingrige Öffnung sowie zwei Kanäle, durch welche Rauch inhaliert wird.

Das hohle Them-bu-ta-bu-hi-kha-(them.bu.lta.buhi.kha-) Instrument ist zehn Fingerbreit lang und wird dazu verwendet, Arznei in den Rachen zu plazieren sowie Moxa am Gaumenzäpfchen zu applizieren.

Das Tsche-hu (gche.hu; Klistier) genannte Instrument ist hohl – am Ende bis zu einer Daumenlänge – mit einem Loch an der Spitze in der Größe einer Erbse. Es ist acht Fingerbreit lang und in der Mitte seiner Länge durch einen Ring begrenzt. Es wird dazu verwendet, Zäpfchen und Einläufe zu applizieren. Eine ähnliche – schlankere – Version dieses Instrumentes wird zur Reinigung von Wunden verwendet.

Das Ngab-ra-(rngabs.rva-)Instrument (Ochsenhorn) ist fünf Fingerbreit hoch und drei Fingerbreit im Durchmesser. Es hat ein Loch in der Größe eines Senfkorns an der Spitze, durch welches Lymphflüssigkeit extrahiert wird.

Das Bum-pa-(bum.pa-)Vasen-Instrument hat achtzehn Fingerbreit Umfang, zwölf Fingerbreit Höhe und mit seiner runden Öffnung etwas mehr als ungefähr vier Fingerbreit an Fläche. Es wird verwendet, um äußerliche Tumore zu entfernen und

Schmerzen, die aufgrund von Reaktionen zwischen Blut und Wind resultieren, aufzulösen.

Der Standard-Rasierer gleicht der Sichel des zunehmenden Mondes und wird zur Rasur des Kopfes verwendet.

Das Tel-pa-(tel.pa-)Instrument ist zehn Fingerbreit lang und hat einen Kopf, der einem Spatel gleicht. Es wird verwendet, um Abszesse, Ulcera und Schwellungen zu kauterisieren.

Die dünne und glatte «Fleisch-Nadel», die eine Dolchspitze hat, wird verwendet, um Verletzungen (wie z. B. Rißwunden, Platzwunden etc.) des Fleisches und der Haut zu nähen.

Die Instrumente sind hinsichtlich der Art der Erkrankung und den Erfordernissen der Zeit anzuwenden.

Dies beschließt das zweiundzwanzigste Kapitel über Instrumente aus dem QUINTESSENZ-TANTRA, der Geheimen Mündlichen Überlieferung der Acht Zweige der Wissenschaft des Heilens.

# 23 Normale Gesundheit

Dann fragte der Weise Ji-lä-kji: O Großer Weiser Rig-pä Jesche, wie kann man die Prinzipien normaler Gesundheit erlernen? Möge der Heiler, König der Ärzte, bitte erläutern.

In dieser Art und Weise ersucht, erwiderte der Lehrer: O Großer Weiser, höre! Die zwei unveränderlichen Aspekte des normalen Körpers sind, frei von Krankheit zu bleiben und sich eines langen Lebens zu erfreuen.

Bezüglich der Erhaltung der Gesundheit sollte man als erstes verstehen, daß alle Krankheiten aus Ursache und Bedingung entstehen und ihre Verwirklichung ohne die Ergänzung der die Reifung verursachenden Umstände unmöglich auftreten kann. Demzufolge sollte man alle die Reifung verursachenden Umstände für Krankheit vermeiden.

Bezüglich der Jahreszeiten, der Sinnesorgane, des Verhaltens, der Geschmacksrichtungen und der Wirkkräfte wird sich Krankheit mit Sicherheit dann einstellen, wenn man sich diesen Faktoren in unzureichender Weise, im Übermaß oder in der falschen Art und Weise hingibt. Der Grund jedoch gesund zu bleiben ist, sich in vollendeter Weise an diese Faktoren anzupassen. Deshalb wird man zufrieden sein und frei von Krankheit bleiben, wenn man sich in perfekten Verhaltensweisen übt sowie ein vollendetes Verhältnis von Nahrung und Arzneimitteln zu sich nimmt. Mit dem Vergehen der Monate und Jahre nehmen die Kraft und Stärke der körperlichen Bestandteile ab, die Lebensspanne schwindet, und die Altersbeschwerden nehmen zu. Deshalb wird Verjüngung in vierfacher Weise eingeteilt: (a) Nutzen, (b) Umwelt, (c) Arbeitsgrundlage und (d) Anwendungsmodus.

Der Nutzen ist der, Personen mittleren Alters mit einem langen Leben sowie mit Jugendlichkeit auszustatten, die Lebensenergie des Körpers zu entwickeln und die Sinnesfähigkeiten zu schärfen.

Die Umwelt sollte sauber, ruhig und freundlich sowie frei von Ablenkung sein.

Ein extrem alter Mensch sollte nicht als «Arbeitsgrundlage» dienen, wohl aber eine Person, die den sexuellen Wünschen entsagt hat und mit beharrlichem Geiste ihre Tätigkeiten auf die zeitlichen Konjunktionen der günstigen Planeten und Sterne ausrichtet.

Der Anwendungsmodus wird in zweifacher Weise eingeteilt: (1) Personen, die prinzipiell Verjüngung annehmen, und (2) Personen, deren Praxis unregelmäßig ist.

Für jene Personen, die in einer grundsätzlich verpflichtenden Art und Weise beteiligt sind, gibt es (a) die vorbereitenden Maßnahmen und (b) den eigentlichen Prozeß.

Die vorbereitenden Maßnahmen beginnen mit der Öl-Therapie (siehe Kapitel 13 des Abschließenden Tantras), gefolgt von einem Bade. Verabreiche dann die Reinigungs-Vermischung aus den drei Myrobalan-Früchten, Steinsalz, Langem Pfeffer, Wildem Ingwer, Kalmus, Gelbwurz, Embelia, rohem Rohrzucker und Kuhurin als abdominales Reinigungsmittel. Verjüngung ohne eine solche Reinigung anzustreben, würde sich geradeso als fruchtlos erweisen, wie ein fleckiges Tuch zu färben.

Der eigentliche Prozeß beginnt mit der Präparation der medizinischen Butter aus Knoblauch und gereinigter Butter, die in einem Gefäß im Inneren eines Haufens von Gerste drei Wochen lang aufbewahrt wird und dann für die gleiche Anzahl von Tagen eingenommen werden sollte. Dies kuriert Wind-Krankheiten und verhilft zu Langlebigkeit.

Als zweites sollte gut gereinigtes mineralisches Exsudat zu kalziniertem Gold, Silber, Kupfer und Eisen hinzugefügt und in einem eisernen Behälter aufbewahrt werden. Dies sollte zusammen mit anderen gesunden Arzneien eingenommen werden. Die eingenommene Menge sollte stufenweise erhöht werden.

Diese Mischung löst alle Arten von Krankheit auf und verhilft zu Langlebigkeit. Man sollte sich jedoch der Einnahme von Mon Chenopodium (Mön-ne; mon.sne, die dunkelrote «Neujahrs»-Blume) und chinesischer Erbsen (etwas flache weiße oder braune Erbse) enthalten.

Als drittes verhilft die Einnahme einer Kombination aus Plumbago (zeylanica), Butter sowie Honig zu Langlebigkeit, stärkt die Konstitution und erhöht die Verdauungshitze.

Als viertes kuriert die Einnahme von Plumbago (zeylanica) kombiniert mit Kuhurin Leucoderm und Lepra.

Als fünftes klärt medizinische Butter aus den drei Myrobalan-Früchten die Sinnesorgane, vermehrt die Stärke und verjüngt.

In allen Fällen sollte man gesunde Ernährungs- und Verhaltensweisen bezüglich der vorherrschenden Krankheit anwenden sowie verrottete, saure, ungesunde Nahrungsmittel und grüne, blättrige Gemüse meiden. Die besten Resultate der Verjüngung werden durch eine drei-, sechs- oder zwölfmonatige Behandlung erzielt. Keinen Erfolg wird jener erzielen, der sich nur einer unvollständigen Verjüngung unterziehen kann. In diesem Falle wird man auch nur kurzzeitige Resultate erhalten.

Dies beschließt das dreiundzwanzigste Kapitel über normale Gesundheit aus dem QUINTESSENZ-TANTRA, der Geheimen Mündlichen Überlieferung der Acht Zweige der Wissenschaft des Heilens.

# 24 Diagnose

Dann fragte der Weise Ji-lä-kje: O Großer Weiser Rig-pä Jesche, wie kann man die Diagnose der Symptome erlernen? Möge der Heiler, König der Ärzte, bitte erläutern.

In solcher Weise ersucht, erwiderte der Lehrer: O Großer Weiser, höre! Das Studium der Diagnose der Symptome ist zu vergleichen mit dem Feuer und dem hierdurch verursachten Rauch. Folglich kann man die Krankheit durch das Beobachten der Symptome identifizieren. Ein Arzt, dem es an diagnostischen Verfahren mangelt, wird unfähig sein, die Symptome in dieser Weise zu erkennen. Er ist wie eine Person, die Dampf mit Rauch verwechselt. Wie eine Person, die behauptet, es gäbe Regen, wann immer sich Wolken sammeln, folgt er unsicheren Hinweisen. Deswegen werden die Diagnose- und Untersuchungsverfahren im folgenden dargelegt.

Um das eigentliche humorale Wesen der Erkrankung aufzuzeigen und aufgrund der Notwendigkeit, durch das Aufspüren der Ursache und der Symptome sowie der förderlichen bzw. schädlichen Faktoren die Krankheit zu kurieren, wird als erstes die Untersuchung dargelegt werden.

Als zweites folgt, falls nötig, die zweideutige Untersuchung. Diese dient sowohl der Aufrechterhaltung der Moral als auch des Vertrauens des Patienten in die Geschicklichkeit des Arztes (Kapitel 25).

Drittens gilt es, die vier Bedingungen des Akzeptierens bzw. der Ablehnung eines Patienten zu kennen, um eine Person als Patienten zu akzeptieren oder abzulehnen, wenn man sich in der Situation befindet, einen Patienten zu kurieren (Kapitel 26).

## Untersuchung

Dic das eigentliche humorale Ungleichgewicht aufzeigende Untersuchung wird dreifach unterteilt: (a) sorgfältige Untersuchung der Ursache bzw. des Auftretens der Krankheit, (b) sorgfältige Untersuchung der Symptome und (c) sorgfältige Untersuchung und Einschätzung der Faktoren, die sich als vorteilhaft bzw. als schädlich herausgestellt haben.

Hinsichtlich der als Ursachen und Bedingungen für das Auftreten von Krankheit wirkenden Ernährungs- und Verhaltensweisen kann man durch die Befragung des Patienten über die von ihm in letzter Zeit eingenommenen Nahrungsmittel bzw. über seine in letzter Zeit vorgenommenen Aktivitäten alle Beschwerden verstehen. Im besonderen werden hierdurch die unmittelbaren Bedingungen des Auftretens von Krankheit erkannt, denn wie könnte durch irgendeine bestimmte Art der Ursache eine verschiedenartige Frucht erzeugt werden?

Die Symptome zu erkennen hat vier Aspekte: (a) die Grundlage der Untersuchung, (b) die Gegenstände der Untersuchung, (c) die Pforten der Untersuchung und (d) die Methoden der Untersuchung.

*Die Grundlage der Untersuchung* sind die Humores Wind, Galle und Schleim sowie die Symptome. Sie werden bezüglich ihres Ansteigens, ihrer Abnahme, ihrer Anhäufung, ihres Auftretens und ihrer Störungen bzw. ihrer Unterbrechungen diagnostiziert. Außerdem sollte man untersuchen, ob sie sich innerhalb der heißen oder der kalten Arten von Erkrankungen befinden.

*Die Gegenstände der Untersuchung* sind die fünf Sinnesorgane und ihre jeweiligen Objekte der Wahrnehmung sowie die fünf Unreinheiten. Die Sinnesorgane sind das Auge, das Ohr, die Nase, die Zunge und der fühlende Körper. Die ihnen entsprechenden fünf Objekte der Wahrnehmung sind Form, Geräusch, Geruch, Geschmack und Gegenstände der Berührung. Zudem kann eine Untersuchung der fünf Ausscheidungen – Mucus, Stuhl, Erbrochenes, Urin Blut – vollzogen werden.

Um ohne Fehler zu diagnostizieren, sollte man alle *Pforten der Untersuchung* überprüfen, nämlich: die Umwelt, die Jahreszeit, die humorale Natur des Patienten, sein bzw. ihr Alter, die Tageszeit, die Einnahme von Nahrungsmitteln und den Sitz der Krankheit.

*Die Methoden der Untersuchung* schließen visuelle Begutachtung, Fühlen (z. B. des Pulses) und Befragung ein.

Die Gegenstände der visuellen Begutachtung durch den Arzt sind die Größe und die Form sowie die Farbe des Körpers. Im besonderen sollte man die Zunge und den Urin überprüfen. Solcherart ist die unterscheidende Untersuchung der sichtbaren Gegenstände.

Die Diagnose durch Fühlen macht es erforderlich zu untersuchen, ob Bereiche des Körpers heiß, kalt, glatt bzw. uneben sind. Im besonderen sollte man den Puls untersuchen, der wie ein Bote ist, welcher Neuigkeiten mit sich führt. Diese sind zu analysieren, und ihre Bedeutsamkeit ist mit Unterscheidungsvermögen zu überprüfen.

Die Untersuchung durch Befragen umfaßt alle Gegenstände des vernehmbaren Bewußtseins. Man sollte sowohl die unmittelbaren Ursachen, die Symptome, die Lage der Krankheit und die Umweltfaktoren überprüfen und sich auch im besonderen nach den Ursachen, der Lokalisation und den Symptomen erkundigen. Durch die Ursachen versichert man sich der humoralen Beschaffenheit der Krankheit, während man durch die Lokalisation die Eingangspforten der Krankheit erkennt. Durch die Symptome kann man die spezifischen Typen der Krankheit unterscheiden. Entsprechend der Kunst, Geräusche (wie oben beschrieben) zu analysieren, hat somit das Befragen bei allen Untersuchungen einen wesentlichen Anteil.

In Abhängigkeit dessen, was schädlich bzw. förderlich ist, sollte man sich auf die vierfache Einteilung der Nahrungsmittel, Verhaltensweisen, Arzneimittel und zusätzlichen Therapien verlassen. Überdies sollte man überprüfen, ob die Ursachen und das Wesen der Erkrankung sich in Übereinstimmung befinden oder nicht. Alle Krankheiten können durch die Analyse der gesunden und der ungesunden Faktoren ohne Fehler identifiziert werden. Anstatt sich auf oberflächliche Erscheinungen zu verlassen, sollte man lieber eine sorgfältige Untersuchung durchführen, denn hat der Arzt erst einmal den Zustand der Krankheit wahrgenommen, wird er mit Leichtigkeit die erforderliche Behandlung erkennen.

Dies beschließt das vierundzwanzigste Kapitel über Diagnose aus dem QUINTESSENZ-TANTRA, der Geheimen Mündlichen Überlieferung der Acht Zweige der Wissenschaft des Heilens.

# 25 Untersuchung durch Geschicklichkeit und durch List

Dann sprach der Weise Rig-pä Je-sche diese Worte: O Großer Weiser, höre! Die Untersuchung durch Geschicklichkeit und List hat acht Aspekte: (1) Symptome zu erkennen, (2) Fehler zu entdecken, (3) sich Zeit zu lassen, (4) vorangegangene Behandlung, (5) «den Patienten auf den Punkt zu bringen», (6) «den Patienten auf ein Mindestmaß zu beschränken», (7) «seinen Höhepunkt zu erreichen» und (8) «die Angelegenheit zu verhüllen».

Zuerst sollte man hinsichtlich des Erkennens der Symptome alle Krankheiten sowohl auf einer generellen als auch auf einer spezifischen Grundlage diagnostizieren. Schon durch das klare Erkennen hiervon wird man befähigt, die Entwicklung der Krankheit vorherzusehen. Deswegen ist es wesentlich, ein umfassendes und gründliches Wissen der diagnostischen Prinzipien zu haben. So ist es z. B., obwohl man Edelsteine etc. als gute bzw. schlechte Qualität erkennen kann, ohne einen die individuellen Merkmale beschreibenden Text oder ohne eine entsprechende Ausbildung nicht möglich, eine eindeutige Überprüfung vorzunehmen.

*Fehler zu entdecken* bezieht sich auf die Methode, auf den Boten Bezug zu nehmen. Hierdurch erhält man ein klares Verständnis des betroffenen Körperteils des Patienten, der äußerlichen Symptome, welche Art von Nahrungs- und Arzneimittel gegeben wurden, wer sein Arzt ist und wie viele Tage seit dem Ausbruch der Krankheit vergangen sind. Diese Aspekte werden analysiert, ohne mit dem Patienten direkt gesprochen zu haben.

*Sich Zeit zu lassen* macht das ungezwungene Verweilen im Moment in einer gelassenen Art und Weise erforderlich. Der Arzt sollte nicht abgelenkt und auf der Grundlage der Darstellung sowie der Handlungen von Körper, Rede und Geist des Patienten analysieren.

Hinsichtlich der *vorangegangenen Behandlung* sollte man nachforschen, ob Verfahren wie Aderlaß, Moxibustion und Medikation bereits erfolgten. Alleine durch dieses Wissen wird man ein adäquates Verständnis der Krankheit des Patienten bezüglich heiß und kalt erhalten.

Bezüglich des Aspekts *«den Patienten auf den Punkt zu bringen»*: Um das Wesentliche zu ermitteln, falls der Patient überhaupt nichts sagt, was auf seine Symptome hinweist, und man das Wesen seines Zustands nicht versteht, sollte man ihn nicht einschüchtern und verunsichern, um ihn dazu zu bringen, seine Symptome preiszugeben. Der Arzt sollte eher sagen: «Zuerst muß ich die durch Geister verursachte Störung heilen, die Sie beunruhigt. Dann werde ich eine Arznei bereiten, die Ihnen helfen könnte.» Aufgrund einer solchen zu nichts verpflichtenden Erklärung und da der Arzt ihm kein Heilverfahren versprochen hat, kann der Patient nicht akzeptieren, was ihm vorgeschlagen wurde, weil er darüber besorgt ist, daß die Krankheit möglicherweise zum Tode führen könnte. Auf diese Art und Weise wird er dazu geführt, zu enthüllen, was der Arzt wissen muß.

Im Falle dessen, was als «den Patienten auf ein Mindestmaß beschränken» bekannt ist, trifft der Arzt auf einen Patienten, der die meisten seiner Symptome beschreibt. Sobald man dann aufgrund eines solches Berichts ein Verständnis der Krankheit gewonnen hat, kann man sagen: «Der Arzt versteht, was auch immer bei Ihnen los ist, und braucht Ihre Erklärung nicht.» Aufgrund der Tatsache, daß man dann auch noch die verbleibenden Symptome aufzählt, werden die Leute sagen, man sei ein außergewöhnlich bemerkenswerter Arzt.

Hinsichtlich des Verfahrens, das als «seinen Höhepunkt erreichen» bekannt ist: Falls man die Krankheit unter Verwendung der obengenannten Verfahren zweifelsfrei diagnostiziert hat, kann man sagen: «Andere Ärzte müssen durch den Puls, den Urin und durch vielerlei andere Methoden untersuchen. Da es mein

Anliegen ist, das Wesen der Krankheit durch die Anwendung von nur einer dieser Methoden zu diagnostizieren, bin ich nicht wie diese.» Der Patient wird denken: «Für diesen Arzt genügt das bloße Sehen, um Krankheit zu diagnostizieren», und auf diese Weise wird das Ansehen des Arztes größer werden. Auf der anderen Seite wird man dadurch, daß man den Zustand des Patienten sorgfältig diagnostiziert hat, als Experte in diagnostischen Verfahren gelten.

*«Die Angelegenheit verhüllen»:* Sollten alle der obengenannten Methoden keine Information bezüglich der Symptome etc. erkennen lassen, so sollte man die Form des Erahnens einnehmen und «auf Nummer Sicher gehen». Im ersteren Falle sollte man sagen: «Ihre Krankheit ist durch ungesunde Nahrungsmittel, durch ungesunde Verhaltensweisen und durch Geister verursacht. Im besonderen haben Ihnen eher saure und rohe Nahrungsmittel sowie extreme Anstrengung geschadet.» Deshalb sollte man eine ausgewogene Arznei (Placebo) verschreiben, die weder nützt noch schadet.

Bezüglich des Aspekts *«auf Nummer Sicher zu gehen»* sollte man sowohl der Krankheit als auch der Arznei Bezeichnungen geben, von denen bislang noch niemand etwas gehört hat und die auch von niemandem verstanden werden. Diese sollten aber trotzdem erstaunlich plausibel klingen. Obwohl er durch diese Methoden die Krankheit nicht diagnostizieren konnte, wird der Arzt dadurch immer noch als außerordentlich fähig gelten.

Dies beschließt das fünfundzwanzigste Kapitel über die Untersuchung durch Geschicklichkeit und List aus dem QUINTESSENZ-TANTRA, der Geheimen Mündlichen Überlieferung der Acht Zweige der Wissenschaft des Heilens.

# 26 Vier diagnostische Kriterien, einen Patienten zu akzeptieren oder abzulehnen

Dann sprach der Weise Rig-pä Je-sche diese Worte: O Großer Weiser, höre! Es gibt vier diagnostische Kriterien, einen Patienten anzunehmen oder abzulehnen. Je nachdem, ob er oder sie (1) einfach oder (2) schwierig zu kurieren ist, (3) kaum behandelbar ist oder (4) ob man sich des Akzeptierens enthalten sollte.

(1) *Der Patient ist einfach zu kurieren,* (a) falls die wesentlichen Bedingungen vorhanden sind, (b) falls mit dem Patienten in Zusammenhang stehende Faktoren eine Heilmaßnahme erleichtern, (c) falls er oder sie aufgrund des Wesens der Krankheit heilungsbereit ist.

(a) Die Heilmaßnahme wird durch die drei Faktoren Arzt, Arzneimittel und Krankenschwester ermöglicht. Der Arzt sollte die Spitze seines Wissens erreicht haben und die Bedeutung der Texte gut kennen. Er sollte gut ausgebildet sein in der Beobachtung des Praktizierens seines Lehrers und in einer natürlichen Art mit einem mitfühlenden und reinen Geiste versehen sein.

Die Arzneien sind in Hinblick auf die Standard-Methoden sowie bezüglich ihrer vielfachen Sekundärqualitäten, ihres perfekten Zustands und ihres ausgeglichenen Geschmacks, ihrer ausgeglichenen Wirkkraft, ihren ausgeglichenen Elementen etc. zu vermischen.

Die Krankenschwester sollte tüchtig, fähig, einfühlsam, warmherzig, rein in Körper, Rede und Geist und intelligent beim Befolgen der Instruktionen des Arztes sein. Dies sind die zwölf Faktoren, die ein Heilungsverfahren ermöglichen.

(b) Der Patient sollte ein junger Mann mit beherrschten Umfangsformen und Mut sein. Er sollte eine gute körperliche

Toleranz gegenüber allen Arzneien haben, wohlhabend sein und fähig, den Instruktionen des Arztes zu folgen sowie die Ursachen und Bedingungen der Krankheit zu verstehen. Wenn er schließlich auf die Befragung hin die Symptome gut beschreiben kann, dann wird er einfach zu kurieren sein.[1]

(c) Bezüglich der Heilungsbereitschaft aufgrund des Wesens der Krankheit: Falls die Ursachen der Krankheit sowie die Vorzeichen des Auftretens und die äußerlichen Anzeichen und Symptome von leichter Art sind und falls der betroffene Anteil (z. B. die körperlichen Bestandteile), die Lokalisation, die Jahreszeit sowie das humorale Wesen nicht übereinstimmen, dann wird der Patient einfach zu heilen sein. (Zum Beispiel: Falls eine Person an einer Galle-Krankheit in einer Wind-Lokalisation wie z. B. den Knochen oder in jedweder natürlicherweise kalt beschaffenen Lokalisation bzw. in einer kühlen Jahreszeit, wie etwa dem Monsum, erkrankt, so wird diese einfach zu heilen sein.) In ähnlicher Weise wird eine Heilung leicht zu erzielen sein, falls der Zustand des Patienten nicht von einer zusätzlichen Krankheit oder einer sekundären Erkrankung betroffen ist; die Krankheit nur einem Pfad folgt; die Erkrankung ein Ungleichgewicht nur einer einzelnen Körperenergie ist oder falls die Krankheit gerade erst aufgetreten ist. Außerdem wird eine Heilung im Falle eines ansteckenden Fiebers, das in einer entsprechenden heißen Lokalisation und Jahreszeit auftritt, oder bei Dysurie (Harnverhaltung oder Anurie), welche durch Stuhl oder Urin im betroffenen Gebiet im Gegengewicht gehalten, also ausgeglichen wird, oder im Falle eines chronischen Bluttumors, einfach sein.

(2) *In Fällen, die schwierig zu behandeln sind*, haben sich die obengenannten «leichten» Symptomkomplexe aufgrund der Vermischung mit anderen Faktoren kompliziert oder die Erkrankung benötigt sehr viel Behandlung über einen längeren Zeitraum hinweg.

(3) Im Gegensatz zu den obengenannten (1) und (2) wird *einer Person, die fast nicht mehr zu behandeln ist*, eine Medikation keinerlei Nutzen bringen. Der Zustand wird nur auf die Ernährungs- und Verhaltensweisen, mit denen sie vorher vertraut war, ansprechen. Hiermit mag diese Person den Rest ihres Lebens verbringen.

(4) *Patienten, die man nicht akzeptieren sollte*, werden in zwei Arten eingeteilt. Hinsichtlich (a) des Bestehens von Mitteln und Möglichkeiten, eine Behandlung zu verabreichen, oder (b) nicht.

(a) Falls der Patient Feindseligkeiten gegenüber dem König, spirituellen Meistern oder lebenden Wesen im allgemeinen hegt, es ihm an Dankbarkeit gegenüber den vorhergehenden Anstrengungen des Arztes fehlt, er den Arzt geringschätzt, er keine Zeit für die Behandlung hat, er kein ernsthafter Mensch ist, er Instruktionen nicht befolgen kann, seine Lebensspanne erschöpft ist, er von Sorgen überwältigt ist, er die Heiligen Doktrinen Buddhas, des Herrn, zerstört oder falls andere ihm einen schlechten Ruf zuschreiben, dann wird hierfür bestimmt, daß der Arzt, selbst wenn die Mittel und Möglichkeiten einer Behandlung gegeben wären, es ablehnen sollte, ihn zu akzeptieren, denn die obengenannten Faktoren werden sich auf den Arzt nachteilig auswirken.

(b) Hinsichtlich des Typus von Patienten, der wegen der Voraussehbarkeit fehlender Behandlungsmöglichkeiten nicht akzeptiert werden sollte: Falls keine Hoffnung mehr besteht, falls er die Zeichen des Todes an sich trägt oder falls er von einer der neun tödlichen Krankheiten betroffen ist, sollte der Arzt ihn nicht akzeptieren.

Dies war das sechsundzwanzigste Kapitel über die vier diagnostischen Kriterien, einen Patienten zu akzeptieren oder abzulehnen, aus dem QUINTESSENZ-TANTRA, der Geheimen Mündlichen Überlieferung der Acht Zweige der Wissenschaft des Heilens.

# 27 Prinzipien der Therapeutika

Dann fragte der Weise Ji-lä-kje: O Meister, Weiser Rig-pä Jesche, wie kann man die Prinzipien der Therapeutika erlernen? Möge der Heiler, König der Ärzte, bitte erläutern.

Auf dieses hin sagte der Meister: O Großer Weiser, höre! Um die Krankheit behandeln zu können, wenn sie erst einmal diagnostiziert ist, werde ich die Prinzipien der Therapeutika erläutern. Diese werden zweifach unterteilt: (1) therapeutische Verfahren und (2) Heilmaßnahmen. Zuerst werde ich die therapeutischen Verfahren präsentieren. Obwohl es in der Tat unzählige Heilmaßnahmen gibt, so wäre es, als ob man Pfeile in die Dunkelheit schösse, würde man sie ohne therapeutische Techniken anwenden.

## Therapeutische Verfahren

Diese Unterteilung gliedert sich in drei Unterpunkte: (a) allgemeine, (b) individuelle und (c) spezifische therapeutische Verfahren.

### *Allgemeine therapeutische Verfahren*

Erstere wird in drei Teilen dargelegt: (1) das Heilverfahren, (2) das Heilmittel, welches hilft, und (3) Ausmaß und Länge der Behandlung.

(1) *Das Heilverfahren.* Als erstes sollte jede Art von Wind-Krankheit etc. an ihrer eigenen Lokalisation und während der Jahreszeit ihrer Anhäufung eliminiert werden. Wenn dies nicht

geschehen ist, bedingt diese, während des Monsuns, als die Wind-Krankheit entstanden und stark angewachsen ist, die Störung anderer humoraler Krankheiten. Man sollte dann z. B. durch Vermischungen, Zäpfchen oder durch beruhigende Mittel behandeln, welche die anderen Humores nicht stören. Falls jedoch andere humorale Krankheiten geschaffen werden, dann sollte die am stärksten hervortretende Krankheit zuerst behandelt werden, gefolgt von Behandlungen der anderen, sekundären, humoralen Ungleichgewichte.

(2) *Es gibt zwei Arten von Heilmitteln, welche helfen:* (a) beruhigende Arzneien und (b) Ausleitung. In der Jahreszeit der Anhäufung von Wind sollte man die Krankheit beruhigen, wohingegen man, sollte sie erst einmal aufgekommen sein (z. B. während des Monsuns), durch die Mittel der Ausleitung behandeln sollte.

Während der Zeit der Beruhigung (z. B. des Windes) sollte man hinsichtlich der Ernährungs- und Verhaltensweisen Vorsicht walten lassen, um die anderen Körperenergien nicht zu stören. Sollten jedoch die entsprechenden Umstände und Bedingungen außerhalb der entsprechenden Jahreszeit vorhanden sein, so wird die Anhäufung und das Erscheinen der humoralen Krankheiten zu diesen Zeiten auftreten. Da es schwierig ist, eine humorale Erkrankung zu behandeln, wenn ihre Jahreszeit bereits vergangen ist, sollte man sofort durch die Mittel der Medikation behandeln. Die Arznei sollte über vierundzwanzig Stunden hinweg entsprechend der Mahlzeiten und, der Krankheit entsprechend, in unterschiedlicher Art und Weise verabreicht werden (z. B. wenn das humorale Ungleichgewicht auf seinem Höhepunkt ist). Zudem wird gesagt, daß es zehn Methoden der Verabreichung gibt. Die Medikation sollte verabreicht werden, wenn: (1) der Magen leer ist (früh am Morgen), (2) unmittelbar vor dem Essen, (3) in der Mitte der Mahlzeit, (4) unmittelbar nach dem Essen, (5) jeweils zwischen den Bissen, (6) unmittelbar der Verdauung folgend, (7) zu keiner spezifischen Zeit, also in kleinen, sich regelmäßig wiederholenden, dem Bedarf entsprechenden

Dosierungen; z. B. im Falle von Asthma. (8) Mit Nahrung vermischt, wie im Falle von Anorexie, (9) kurz vor und kurz nach dem Essen, wie im Falle von Schluckauf, oder (10) abends vor der Nachtruhe, wenn das Abendessen bereits verdaut ist (z. B. bei Krankheiten, die oberhalb des Halsbereichs auftreten). Arzneien zu Zeiten, die nicht mit dem humoralen Ungleichgewicht zusammenhängen und nur dann, wenn die Verdauung bereits geschehen ist, einzunehmen, ist ein törichtes System. Es wird dann schwierig sein, zum Kern der Krankheit vorzustoßen. Die Verabreichung der Medikation zu den angemessenen Zeiten entspricht folglich der Fähigkeit, zwischen weißen und schwarzen Kieselsteinen unterscheiden zu können.

(3) *Ausmaß der Behandlung.* Wenn, auf jedwede Art von Erkrankung hin, eine Behandlung angewendet wird und als Reaktion viel Sputum oder Mucus zusammen mit einer Schwere des Körpers, Appetitlosigkeit bis hin zur Anorexie, eine Verdauungsstörung, ein Austrocknen des Flusses der körperlichen Bestandteile oder der Auscheidungen oder eine Fäulnis bzw. Zersetzung der Ausscheidungen, eine unregelmäßige Auscheidung von Stuhl oder Urin, allgemeine Schwäche und Sprachschwierigkeiten bzw. eine Schwäche zu reden auftreten, so sind dies Anzeichen dafür, daß die Krankheit entweder gar nicht kuriert wurde oder daß sie noch nicht genügend gesammelt ist, um durch Behandlung beseitigt werden zu können. Immer wenn eine Krankheit beruhigt wurde, treten die umgekehrten Anzeichen der gerade eben genannten auf.

Bis die Krankheit beruhigt ist, sollte man mit der Behandlung unermüdlich und entschieden fortfahren. Sobald die Krankheit beruhigt ist, sollten keine unnötigen Behandlungen mehr verabreicht werden.

*Individuelle therapeutische Verfahren*

Individuelle therapeutische Verfahren werden dreifach gegliedert: (1) jedwede mit Verdauungsstörungen einhergehende Erkrankung, (2) ein Ungleichgewicht einer einzelnen Körperenergie, (3) andersweitig gelagerte Erkrankungen (z. B. bi- oder tri-humorale Krankheiten).

(1) *Mit Verdauungsstörungen einhergehende Erkrankungen.* Im ersten Falle werden aufgrund der Schwäche der Verdauungshitze die Nahrung sowie die Getränke und die Nährstoffe nicht verdaut. Dann wird diese Verdauungsstörung mit einem humoralen Ungleichgewicht von z. B. Wind und den Gegenständen der Schädigung (z. B. mit den sieben körperlichen Bestandteilen und den drei Ausscheidungen) zusammen vermischt. Man sollte deshalb Arzneien verabreichen, welche die Krankheit zur Reifung bringen oder Arzneien, welche die Verdauungshitze vermehren und hiermit die Krankheit reduzieren. Wenn die Zeichen, daß dies erreicht wurde, auftreten, sollte man die Erkrankung über die ihr am nächsten gelegene Lokalisation ausleiten, beispielsweise durch Erbrechen, wenn sie im oberen Teil des Körpers lokalisiert ist, bzw. durch Abführen, wenn sie im unteren Teil des Körpers lokalisiert ist.

Falls Erbrechen oder eine reinigende Entleerung des Stuhles von selbst auftritt, sollte man diese Prozesse durch Medikation nicht blockieren. Man sollte die Ausleitung nicht verabreichen, bis die Krankheit reif ist, da dies sonst die unausgeglichene Körperenergie (bzw. die unausgeglichenen Körperenergien) dazu veranlassen würde, sich mit den körperlichen Bestandteilen zu vermischen und sie hierdurch zu verunreinigen. Dies ist, als ob man die auf der Oberfläche schwimmende Flüssigkeit vom Getreidebier abstreicht, bevor dieses fermentiert ist und hierdurch das Getreide zerstört!

(2) *Unausgeglichenheit einer einzelnen Körperenergie.* Hinsichtlich einer nicht mit einer Verdauungsstörung einhergehenden Un-

ausgeglichenheit einer einzelnen Körperenergie ist der Grund für alle entstehenden Krankheiten das anfängliche Auftreten eines Wind-Ungleichgewichts. Dieses wurde durch unpassende Ernährungs- und Verhaltensfaktoren verursacht, und in der Folge erscheinen andere Erkrankungen. Sollten während der Jahreszeit, in der das Ungleichgewicht einer einzelnen Körperenergie natürlicherweise auftreten würde, die Ernährungs- und Verhaltensweisen nicht in geeigneter Weise eingehalten werden, dann wird sich die Krankheit an ihrer eigenen, natürlichen Lokalisation ansammeln. Dort wird sie eine lange Zeit bestehen bleiben, ohne die Kraft zu gewinnen, sich zu manifestieren. Es ist wie in einem Konflikt zwischen Gegnern: Der Schwächere wird nicht eher zurückschlagen, bevor er die Unterstützung durch andere gefunden hat. In ähnlicher Art und Weise wird die Krankheit erst dann aus ihrer Lokalisation hervortreten, wenn beschleunigende, also katalysierende Umstände angetroffen werden und die Krankheit an Kraft und Stärke gewonnen hat. Bevor andere Erkrankungen ausbrechen, wird eine Wind-Krankheit auftreten. Hierdurch werden die anderen Humores gestört. Wenn die geeigneten Nahrungsmittel und Verhaltensweisen die Wind-Krankheit reduziert haben, wird hierdurch die verdauende Galle ihre Kraft vermehren. Wenn dann die verdauende Galle die vorher ungereifte Erkrankung zur Reifung gebracht hat, wird die letztgenannte dann vom Wind zerstreut. Diesem Wind sollte Einhalt geboten werden, so daß sich die Krankheit im Inneren des Körpers sammeln kann. Dies ist dem Regen ähnlich, der beim Nachlassen des Winds auftritt.

Als nächstes sollte man die Krankheit durch reinigende Entleerung bzw. durch Erbrechen über den nächstgelegenen Passageweg ausleiten. Falls eine Person nicht in der Lage dazu ist, die Krankheit aus den Gliedmaßen und den äußeren Lokalisationen, wohin sie verstreut wurde, ins Innere des Körpers zu sammeln, so sollte man äußerlich an den Öffnungen der Venen einen Aderlaß vornehmen und die Venen außerdem von innen her reinigen.

(3) *Anderweitig gelagerte Erkrankungen.* Unter einer anderweitig gelagerten Erkrankung versteht man eine humorale Krankheit, die von einer sekundären Krankheit begleitet wird. Zum Beispiel: Verläßt Galle durch die Kraft des Windes ihre natürliche Lokalisation und dringt in eine andere Lokalisation (z. B. des Windes) ein, dann kehrt in der Folge die Galle von dort an ihre frühere Lokalisation zurück, um den sich dort aufhaltenden Wind zu schädigen und zu stören. Sobald die Kraft des Windes sich verringert, sollte man die Galle-Erkrankung an ihrer eigenen, früheren Lokalisation behandeln. Sollte der Wind jedoch an Stärke zunehmen, dann wird durch die Behandlung der sekundären Krankheit die zuerst eingetretene, sich an ihrem eigenen natürlichen Sitz aufhaltende Galle-Erkrankung, ohne einer eigenen Behandlung zu bedürfen, kuriert werden. Dies ist ähnlich wie bei einem Meister, der sich auf einen Diener oder Komplizen verläßt, um einen Einbruch zu begehen. Wenn man den Hauptverschwörer überwältigt hat, ist es einfach, sich gegenüber dem Komplizen durchzusetzen.

*Spezifische therapeutische Verfahren*

Die spezifischen therapeutischen Verfahren haben neun Aspekte:

(1) Falls man keinen Erfolg hat, das Wesen der Krankheit zu erkennen, und man Zweifel hegt, sollte man die nichtfestgestellte Krankheit in der Art, wie eine Katze auf eine Maus lauert, versuchsweise behandeln. Falls man eine Wind-Krankheit vermutet, sollte man eine Wind-Arznei in kleinen Dosierungen verabreichen und die Behandlung verändern, wenn der Zustand des Patienten nicht darauf reagiert.

(2) Falls man die Krankheit identifiziert sowie sich ihres Wesens versichert hat und man hierdurch zu der Überzeugung der Richtigkeit der Diagnose gelangt ist, dann sollte man die Krankheit in einer direkten Art und Weise behandeln. Dies kann mit dem Hissen einer Flagge auf einem Berggipfel verglichen werden.

(3) Falls die Behandlungsmethoden die Krankheit nicht treffen sollten, dann sollte man ihrem Passageweg folgen und sie so wie ein wildes Pferd, das auf ein Rennen hin trainiert wird, behandeln. Entsprechend der Ursache, warum eine Medikation ihre Funktion nicht erfüllt, sollte man die Elemente der Erkrankung entweder zur Reifung bringen, sie sammeln oder sie verstreuen.

(4) Wenn man untersucht hat, warum die vorhergehende Behandlung der Krankheit des Patienten nicht passend, übermäßig oder falsch war, sollte man in der Art und Weise behandeln, wie ein Eisvogel einen Fisch fängt. Beispielsweise in einer präzisen und direkten Art und Weise, nachdem man sich versichert hat, welcher der drei obengenannten Fehler die vorhergehende Behandlung beeinflußt hat.

(5) Im Falle einer ernsthaften Erkrankung sollte man Ernährungs- und Verhaltensfaktoren sowie Medikation und zusätzliche Therapien anwenden. Man verabreicht also kraftvolle Behandlungsmethoden in der Art und Weise einer Person, die als erster angreift, um ihren Feind auszuschalten, wenn sie ihn in einer engen Sackgasse antrifft.

(6) Falls es sich um eine mildere Erkrankung handelt, sollte man Verhaltens- und Ernährungsfaktoren, Medikation und zusätzliche Therapien in einer stufenweisen Form, eines nach dem anderen, anwenden, also in der Art einer Person, die eine Treppe Schritt für Schritt nach oben steigt, behandeln.

(7) Im Falle einer von einem einzelnen der Humores ausgelösten Erkrankung sollte man mit Vermischungen behandeln, die den anderen Humores nicht schaden, geradeso wie ein Held in direkter und unverkennbarer Art und Weise seinen Widersacher bezwingt.

(8) Im Falle von Krankheiten, bei denen ein zweifaches oder

dreifaches humorales Ungleichgewicht beteiligt ist, sollte man in einer ausgewogenen und ausgeglichenen Art, z. B. in der Weise eines zwischen Widersachern vermittelnden Schlichters, behandeln.

(9) In all diesen Fällen sollten gegenüber den Gegenständen der Schädigung zehn Faktoren angewendet werden, und die Behandlung sollte der Schwere der Krankheit entsprechen. In der gleichen Art und Weise wie das Gepäck, welches auf ein Dzo geladen wird, nicht mit dem Gepäck, das auf ein Schaf geladen wird, verwechselt werden sollte, sind bei einer milderen Krankheit milde Arzneimittel und bei einer schweren Erkrankung starke bzw. kraftvolle Medikationen zu verabreichen.

So ward es gesagt.

Dies beschließt das siebenundzwanzigste Kapitel, die allgemeinen Therapeutika erläuternd, aus dem QUINTESSENZ-TANTRA, der Geheimen Mündlichen Überlieferung der Acht Zweige der Wissenschaft des Heilens.

# 28 Spezifische therapeutische Verfahren

Dann fragte der Weise Ji-lä-kje: O Meister, Weiser Rig-pä Jesche-la, in der Kurzform über die spezifischen therapeutischen Verfahren wurden diese als mit neun Aspekten ausgestattet gelehrt. Wie nun lautet die detaillierte und ausführliche Darlegung? So ward es gesagt.

Der Meister erwiderte: O Großer Weiser, höre! Im Hinblick auf die detaillierte Darlegung der therapeutischen Verfahren sollte man (1) im ersten Beispiel, *falls man sich im Zweifel befindet*, wenn man die Symptome einer Krankheit analysiert, z. B. (a) im Falle einer Wind-Krankheit die Suppe aus den Fußknöcheln eines Schafs zur Überprüfung verordnen, (b) im Falle einer Galle-Krankheit sollte man eine Abkochung aus Tarant zur Überprüfung anwenden, und (c) bei einer Schleim-Krankheit sollte man die Abkochung aus den dreifachen Steinsalzen verwenden. (d) Als Versuch bei Infektionen und parasitischen Erkrankungen sowie bei Erkrankungen des Magens und des Dickdarms sollte man die Garuda-Fünf-Vermischung verwenden. (e) Als Probe bei gestörten Blut-Krankheiten und bei durch Wind verursachtem Schmerz (Neuralgien) wird die vierfache Iris-germanica-Vermischung angewendet. (f) Im Falle einer durch vermischte Gifte verursachten Krankheit sollte man zur Überprüfung eine sammelnde Vermischung, z. B. die dreizehnfache Sammler-Vermischung, anwenden. (g) Bei gemischt heißen und kalten Krankheiten sollte man sich zu Überprüfungszwecken auf seine Erfahrung verlassen, z. B. auf die einem vertrauten Ernährungs- und Verhaltensfaktoren. (h) Um die Ratsamkeit der Verwendung eines Laxativums zu überprüfen, sollte man die Na-sel-trog-(sna.sel.khrog; «leichtes Rumpeln»-)

Abkochung anwenden. (i) Als Probe, um zu bestätigen, ob es angebracht ist, Moxibustion anzuwenden, sollte man einen heißen Öl-Umschlag auflegen, und (j) als einen ähnlichen Versuch für den Aderlaß sollte man entweder einen kalten Stein verwenden oder mit kühlem Wasser besprengen. (k) Um auf Eiter hin zu überprüfen, sollte man mit dem Hohlen-Feuer-Löffel punktieren. Im Falle anderer Erkrankungen, bei denen man einen Verdacht oder Zweifel hegt, kann man zur Überprüfung kleine Mengen der angebrachten Heil-Vermischung verabreichen. Da es von äußerster Wichtigkeit ist, die Krankheit zu behandeln, sollte man in allen Fällen gemischter Erkrankungen und in Fällen von Nachahmungen von zweifachen humoralen Erkrankungen die Krankheit durch die Verabreichung eines jedweden als angebracht erscheinenden Heilmittels abgleichen. Man sollte eher umsichtig als zu deutlich vorgehen, aber trotzdem bemüht sein, sich des Wesens der Erkrankung zu versichern. In solchen Zeiten sollte man eher in verhüllten Worten sprechen, als klare Erklärungen abzugeben.

(2) *Wenn man sich des Wesens der Krankheit versichert hat und hiervon überzeugt ist,* kann man darlegen, durch welche Ursachen und Bedingungen die Krankheit hervorgerufen wurde und welches Wesen und welche Lokalisation die Krankheit in ihren letztendlichen Stadien annehmen wird. Der Arzt kann dann bestätigen, wie die Krankheit behandelt werden sollte und wieviel Zeit eine wirksame Heilungsmaßnahme erfordern wird. Falls eine Heilung jedoch nicht möglich ist, sollte man den Zeitpunkt des Todes enthüllen, falls sich dieser in unmittelbarer Zukunft befinden sollte. Diese, allen Personen die Fakten bekanntmachende Art der Rede ist wie eine Flagge, die auf dem Berggipfel weht.

(3) *Falls das Heilmittel die Krankheit nicht trifft*, wird es für das Heilmittel schwierig werden, den Pfad z. B. der Heilung der Krankheit zu betreten. An Wirkkräften kühle Arzneien, die als Heilmittel bei ungereiftem Fieber gegeben werden, werden ihre

eigenen Komplizen (z. B. Wind und Schleim) angreifen und durch die Vermehrung der Komplizen das Fieber ansteigen lassen. Deswegen sollten diese Komplizen, Schleim und Wind, durch eine Abkochung aus Iris germanica Nr. 4 etc. voneinander getrennt werden. Erkranktes Blut, das sich mit reinem, konstitutionellem Blut vermischt, kann mit einer Mischung aus Wasser und Milch verglichen werden. Um einen Aderlaß durchführen zu können, sollte man deshalb das verunreinigte Blut durch eine Gabe der «Abkochung-aus-den-drei-Myrobalan-Früchten» separieren. Werden diese nicht in jener Art und Weise voneinander getrennt, so wird hieraus Schaden für die körperlichen Bestandteile resultieren. Zum Beispiel sollte man im Falle von verstreutem, braunem Schleim und bei Fieber infolge von Vergiftung die Krankheit in der Art und Weise sammeln, als ob man sie auslöschen wollte. Falls die Krankheit nicht gesammelt wird, werden die Heilmaßnahmen die Krankheit noch einmal verteilen, anstatt sie zu heilen.

Im Falle eines versteckten Fiebers sollte man zuerst die kalte und abdeckende Schicht an Schleim bzw. Wind durch Maßnahmen einer an Wirkkräften warmen Medikation beseitigen, da das Fieber ansonsten wegen der kalten Faktoren nicht in einer günstigen Art und Weise auf eine kühle Medikation ansprechen wird.

In allen Fällen von Verdauungsstörungen sollte man die Krankheit entweder zur Reifung bringen oder Arzneimittel verabreichen, die Hitze hervorrufen. Sobald man die Anzeichen wahrnimmt, daß die Spitze der Krankheit überwunden ist, sollte man diese durch den ihr am nächsten gelegenen Pfad ausleiten, d. h. in der jeweils angemessenen Weise durch z. B. reinigende Entleerung bzw. durch Erbrechen.

Eine vorbereitende Reinigung entwurzelt alle Erkrankungen. Sollte man jedoch nicht in der Lage sein, die Krankheit auf diese Art und Weise zu entwurzeln, dann ist dies mit Wasser zu vergleichen, das auf Eis fällt. Genauso wie in diesem Fall das Eis nicht schmilzt, wird auch die Krankheit nicht aufgelöst werden.

(4) *Wie ein Eisvogel.* Falls ein Patient in letzter Zeit von einem anderen Arzt behandelt wurde und seine Erkrankung auf diese Behandlung hin aufgrund unpassender oder übermäßiger Stärke der Medikation bzw. infolge der falschen Medikation nicht angesprochen hat, dann sollte man sorgfältig untersuchen, warum eine Genesung nicht eingetreten ist. Falls die Krankheit aufgrund einer unpassenden Behandlung nicht beruhigt wurde, sollte man ein stärkeres Heilmittel verordnen. Im Falle einer falschen Behandlung, welche die Krankheit noch stärker anwachsen ließ, sollte man die Vermischung wechseln, und falls sich wegen der übermäßig starken Behandlung eine sekundäre Erkrankung gebildet hat, sollte man diese mit der entsprechenden Medikation auflösen.

(5) *Dem Feind in einer engen Sackgasse begegnen.* (a) Im Falle von mit hohem Fieber einhergehenden Erkrankungen sollte man die «Vier Wasser»[1] anwenden. Kampfer und Aderlaß an der «Kleiner-Punkt»-Vene sind die entsprechenden «Wasser» der Medikation bzw. der zusätzlichen Therapie. Fasten ist das diätetische «Wasser», und sich an einem kühlen Ort aufzuhalten, ist die Behandlung mit den Mitteln der Verhaltensweisen. (b) Im Falle einer starken Erkrankung durch kühle Wirkkräfte sollte man «die vier Feuer entzünden»: Das Feuer der Medikation ist eine Vermischung aller Arten von Hitze-auslösenden Bestandteilen, wohingegen das Feuer der zusätzlichen Therapie die Moxibustion ist. An Wirkkräften warmes und nahrhaftes Essen ist das diätetische Feuer, wohingegen sich an einem warmen Ort aufzuhalten und warme Kleidung zu tragen das Feuer der Verhaltensweisen darstellt. Wendet man die Behandlung nicht in dieser Art und Weise an, so wird sich die Krankheit vermehren und eine Gefahr für das Leben des Patienten darstellen.

(6) *Sprosse um Sprosse eine Leiter hinauf.* Bei milden Erkrankungen sollte man als erstes in einer vorsichtigen Weise auf Verhaltensweisen zurückgreifen. Falls die Krankheit hierdurch nicht

gelindert wird, sollte man herausfinden, welche Nahrungsmittel günstig bzw. schädlich sind und diese dann entsprechend verordnen. Falls diese Maßnahmen den Zustand nicht lindern, sollte man überprüfen, ob eine an Wirkkräften kühle oder eine an Wirkkräften warme Medikation förderlich ist, und dann dementsprechend behandeln.

Sollten alle drei der genannten Methoden versagen, die Krankheit auszulöschen, dann sollte man sie durch die Maßnahmen der zusätzlichen Therapie von ihrer Lokalisation vertreiben.

(7) *Wie der Held, der den Feind überwältigt.* Im Falle aller auf einen einzelnen der Humores (also entweder auf Wind, Galle oder Schleim) zurückzuführenden Erkrankungen sollte man diese in einer Weise lindern, daß hieraus keine sekundäre Krankheit entsteht. Falls man dies nicht versteht, kann sich eines der zwölf Ungleichgewichte aufgrund einer Reaktion einstellen. Falls eine falsche Behandlung darin fehlschlägt, die eigentliche Krankheit zu lindern, dann wird hierdurch eine sekundäre Krankheit gebildet werden. Zum Beispiel: Verläßt man sich bei einer Wind-Krankheit auf bittere und scharf schmeckende Ernährung und Arzneimittel, so wird der Wind hiervon nicht gelindert, und ein Reaktions-Ungleichgewicht von Schleim bzw. Galle wird sich entsprechend des bitteren bzw. des scharfen Geschmacks ergeben. Falls man sich bei einer Galle-Krankheit auf salzige und scharf schmeckende Ernährung und Arzneien verläßt, wird die Galle-Krankheit hiervon nicht gelindert werden, und es werden sich sowohl ein Schleim- als auch ein Wind-Ungleichgewicht aufgrund einer Reaktion entsprechend der zwei Geschmacksrichtungen bilden. Verordnet man bitter und salzig schmeckende Nahrung und Arzneimittel bei einer Schleim-Krankheit, so wird die Linderung von Schleim fehlschlagen, und entsprechend der Geschmacksrichtungen werden Reaktions-Ungleichgewichte von sowohl Wind als auch von Galle hervorgerufen. Durch Kombination solch ungesunder Bedingungen werden dreifach-humorale Ungleichgewichte aufgrund von Reaktion entstehen,

wohingegen eine Krankheit durch übermäßig starke Ernährung und Arzneimittel zwar gelindert wird, aber nicht, ohne daß ein sekundärer Zustand entsteht. Zum Beispiel: Außerordentlich süße und salzige Arzneien etc. werden Wind mildern und ein dementsprechendes Ungleichgewicht von Schleim bzw. Galle hervorrufen. Zudem wird scharf schmeckende und saure Arznei etc. Schleim lindern, aber dementsprechend Wind und Galle vermehren. Süße und bittere Vermischungen etc. lindern Galle und verursachen dann dementsprechende Ungleichgewichte von Schleim und Wind.

(8) *Bei zwei- und dreifach-humoralen Erkrankungen* sollte man eine ausgeglichene Arznei, die sowohl warme und kühle Wirkkräfte in ihrer Kombination enthält, verordnen. Zum Beispiel haben Myrobalan und mineralisches Exsudat im allgemeinen einen ausgeglichenen Heileffekt auf humorale Kombinationserkrankungen. In solchen Fällen sollten die individuell empfohlenen, ergänzenden Inhaltsstoffe der Lokalisation und dem fundamentalen humoralen etc. Wesen der Krankheit entsprechend hinzugefügt werden. Die empfohlenen Zusatzstoffe im entsprechenden Fall sind: Muskat soll bei Herz-Zuständen gegeben werden, Bambus-Konkrement für die Lungen, Safran für die Leber, Nelken für den «Lebens-Kanal» (Lebens-Meridian), kleinerer Kardamom für die Nieren, größerer Kardamom für die Milz und Granatapfel und Piper longum für den Magen. In Fällen einer sekundären Galle-Erkrankung sollte man Chiretta und Balsambirne beifügen. Muskat, Herzförmiger Mondsame und eine Suppe aus den drei Arten von Knochen sollte bei Wind-Krankheiten hinzugefügt werden. Iris germanica, Koriander und Chaenomeles tibetica bei Schleim. Adhatoda vasica und Picrorhiza kurroa bei Blut-Krankheiten. Harz des Sal-Baumes, Cassia tora und Cannabis indica bei Erkrankungen der Lymphe und Moschus und Harz des Indischen Baellium bei Infektionen und von Geistern verursachten Erkrankungen.

Diese Zusatzstoffe sind in der erforderlichen Art und Weise

der Krankheit und ihrer Symptome entsprechend zu vermischen. Sollten diese Bedingungen bzw. Zustände in einer kombinierten Anzahl vorhanden sein, so sind alle für diese Kombination geeigneten, zusätzlichen Inhaltsstoffe zu verabreichen. In Fällen von zweifachen bzw. dreifachen Kombinations-Erkrankungen sind entsprechend eines entweder gleichmäßigen Ungleichgewichts der Humores bzw. dem Vorherrschen eines oder mehrerer Körperenergien die geeigneten zusätzlichen Inhaltsstoffe, den jeweils vorherrschenden Humores entsprechend, zu den Heilmitteln hinzuzufügen. Entweder sollte man in einer alternierenden Art und Weise das vormalig größere humorale Ungleichgewicht und dann in der Folge ein kleineres Ungleichgewicht behandeln oder die Krankheit auf einmal mit dem ihr direkt entgegenstehenden Heilmittel beseitigen. Zum Beispiel sollte Galle-Fieber in der Tagesmitte und um Mitternacht eliminiert werden – beispielsweise durch die Anwendung von an Wirkkräften kühler Medikation und ebensolchen Ernährungsfaktoren zu diesen Zeiten des Fiebers. Bei der Morgendämmerung und als allererstes am Morgen sollte man die Verdauungshitze aufrechterhalten und jedwedes kalte Schleim-Ungleichgewicht mit an Wirkkräften warmer Medikation und ebensolchen Ernährungsfaktoren behandeln. Abends und bei der Abenddämmerung sollte man sich um den Wind kümmern; z. B. durch die sofortige Beantwortung auch nur des leichtesten Wind-Ungleichgewichts mit an Wirkkräften warmer, nahrhafter Medikation und ebensolchen Ernährungsfaktoren.

Sollte sich einer der Humores übermäßig vermehren, so wird dies die verbleibenden zwei Humores in einer Weise feindlich stimmen wie ein Sohn, der sich durch die Gewalt seiner weit größeren Macht und aufgrund seines Reichtums über seine zwei Brüder hinwegsetzt. Falls jedoch eine der Körperenergien abnimmt, sollte dieser in einer Weise aufrechterhalten werden wie eine schlechte Ehefrau, die nur durch Vernachlässigung hierzu geworden ist. Deswegen solle man eine Vermehrung bzw. eine Abnahme eines jedweden der Humores ausschalten und diese in einen ausgeglichenen Zustand zurückführen. Die körperlichen Bestandteile sind wie die Produktionsmaterialien und sollten nicht verschwendet werden. Da der Magen einem Feld gleicht, sollte man die Verdauungshitze aufrechterhalten. Versteht eine Person diese Prinzipien, so wird sie ein Heiler-Arzt werden.

(9) *Die Ladung eines Dzo nicht auf ein Schaf packen* oder umgekehrt. Durch die Möglichkeiten der zehn Faktoren der Gegenstände der Schädigung, also der sieben körperlichen Bestandteile und der drei Ausscheidungen, sowie durch die Faktoren der Umwelt, der Jahreszeit und Tageszeit, des humoralen Wesens der Person, ihres Lebensalters, der natürlichen Elemente der jeweiligen Krankheit, der Verdauungshitze, ihrer Stärke und Gewohnheiten sollte man auch schon die geringsten Symptome genauestens beobachten. Sollten all diese ihrem Wesen nach gleichartig sein, so ist eine dementsprechend geeignete, starke Heil-Medikation zu verordnen. Falls dies nicht der Fall ist, sollte man eine angemessene, moderatere Dosierung verabreichen.

So ward es gesagt.

Dies beschließt das achtundzwanzigste Kapitel, die spezifischen therapeutischen Verfahren erläuternd, aus dem QUINTESSENZ-TANTRA, der Geheimen Mündlichen Überlieferung der Acht Zweige der Wissenschaft des Heilens.

# 29 Zwei therapeutische Medien

Dann sprach der Weise Rig-pä Je-sche die folgenden Worte: O Großer Weiser, höre! Obwohl es unzählige, vom Arzt angewendete therapeutische Verfahren gibt, werden diese zu zweien zusammengefaßt: (1) gewöhnliche und (2) spezifische Maßnahmen (Kapitel 30). Hinsichtlich der gewöhnlichen Mittel gibt es (a) zwei Gegenstände der Heilung und demzufolge (b) zwei therapeutische Methoden.

*Zwei Gegenstände der Heilung*

Jene, die an Stärke und Robustheit gewinnen müssen, sollten an Gewicht zunehmen, während Personen, die übergewichtig sind, ihr Gewicht durch Fasten reduzieren sollten.

*An Gewicht zunehmen* ist mit fünf Faktoren verbunden: der Gegenstand (der Patient), die Methode, die Vorteile, die Fehler der übermäßigen Anwendung und die therapeutischen Mittel, die im letzteren Falle eingesetzt werden. Hinsichtlich des Gegenstandes sollte im Falle von Personen, die ernsthaft von einem Wind-Ungleichgewicht oder einer Schwäche bzw. einem Mangel der körperlichen Bestandteile betroffen sind, oder bei frisch Verheirateten, die erschöpft sind, sowie bei Personen, die an einem Blutverlust infolge der Geburt eines Kindes oder an perforierten Lungen leiden, sowie bei Personen im Alter, Personen mit Schlafdefizit, Trauer bzw. Kummer, bei Askese, Erschöpfung infolge von Anstrengung oder im Sommer, unweigerlich die Behandlung durch Gewichtszunahme angewendet werden. Dies sollte durch eine nahrhafte Ernährungsweise mit Hammelfleisch, rohem Rohrzucker, weißem Zucker, Butter, Milch, Yoghurt, Getreidebier etc. geschehen. Hinsichtlich der Medikation sollte man ein der Krankheit entsprechendes medizinisches Öl verordnen. Es sollten die zusätzlichen Therapien an Zäpfchen, Bäder und Massage angewendet werden. Eine Gewichtszunahme sollte zudem durch die Maßnahmen der Verhaltensweisen wie etwa Schlaf und Entspannung sowie durch die Freude des Geistes erzielt werden. Durch diese Maßnahmen wird man an Stärke gewinnen, und die Robustheit wird zunehmen. Sämtliche Krankheiten werden hierdurch aufgelöst. Dies entspricht dem Beispiel einer Person, die Mißbrauch betreibt und, indem sie durch ihren Mißbrauch Wirkungen hervorruft, die Macht gewinnen würde. Eine übermäßige Anwendung der obengenannten Verfahren erzeugt Fettleibigkeit und später wunde Stellen, tumorhaftes Wachstum, geistige Stumpfheit, Polyurie, Mucus im Rachen und vermehrt Schleim. In diesen Fällen werden sich diätetische Faktoren sowie Medikationen, die Schleim und Fett reduzieren, als vorteilhaft erweisen; z. B. wird das Harz des Indischen Baellium (schwarzer Sal-Baum), mineralisches Exsudat und ein Konzentrat der Rinde von Berberitze mit Honig vermischt alle Arten von Fettleibigkeit beseitigen. Als eine alternative Möglichkeit beseitigt eine Vermischung der drei Myrobalan-Früchte mit Honig oder Wildem Ingwer, Pottasche, Embelia, Myrobalan embelica und ungeröstetem Gerstenmehl mit Honig Fettleibigkeit. Es ist besser, dünn zu sein als fett. Die Gewichtszunahme sollte in moderater Form erfolgen.

Das *Fasten* wird fünffach unterteilt: (a) Das Objekt, z. B. die Person, die an Gewicht verlieren will, (b) die Maßnahmen, mit denen das Gewicht reduziert wird, (c) die Vorteile, (d) die Fehler einer übermäßigen Anwendung und (e) die therapeutischen Maßnahmen, letzteres zu heilen.

Hinsichtlich des zu behandelnden Objekts: In Fällen von Verdauungsstörungen einer Person, die gewohnheitsmäßig ölige Nahrung zu sich nimmt, von «Steifer-Oberschenkel»-Wind-Krankheit, infektiösem Fieber, übermäßigem Wasserlassen, innerlichen Ulcerationen, Gicht, Rheumatismus, Erkrankungen der Milch, Krankheiten des Kehlkopfes, cerebralen Erkrankungen, Krankheiten des Herzens, fiebrigen Durchfällen, Erbrechen, Topor (lethargische Form der Bewußtseinsstörung; sog. «Todesschlaf»), Appetitmangel, Verstopfung, Urinverhaltung, Fettleibigkeit, Erkrankungen der Lymphe und bei ernsthaften Symptomkomplexen von Schleim-Galle-Kombinationen. Falls es sich bei dem Patienten um einen kräftigen Erwachsenen handelt, sollte die Behandlung durch Fasten während dreier Tage im Winter erfolgen. Es gibt zweierlei Arten von Medikationen in diesen Fällen: (1) Beruhigung und (2) Ausleitung.

*Beruhigung* erfordert den Ausgleich der unausgeglichenen Elemente von Wind, Galle und Schleim durch eine Behandlung, die Ernährungs- und Verhaltensfaktoren, Medikation und zusätzliche Therapie umfaßt. Falls der Patient schwach ist, sollte er sich während dreier Tage aller Nahrung und Getränke enthalten und danach kleine Mengen an leichter, gut verdaulicher Nahrung zu sich nehmen. Falls der Patient von mittlerer Robustheit und Stärke ist, sollte er fasten. Man sollte ihm Abkochungen, Pulver etc. und die passenden Formen an Vermischungen verschreiben, die Hitze hervorrufen und den Schleim zur Reifung bringen. Im Falle einer starken Person sollte die Behandlung sowohl durch die obengenannten Maßnahmen als auch durch anstrengende körperliche Übungen, sowohl tagsüber als auch nachts, und durch zusätzliche Therapien wie etwa schweißtreibende Mittel, Moxibustion, Umschläge, Wickel und Aderlaß erfolgen.

*Ausleitung* wird durch das Heranbilden und anschließendes Heraustreiben der Krankheit vollzogen. Falls die Krankheit sich in der vor-verdaulichen Phase (z. B. im Magen) befindet, sollte die Ausleitung durch die Maßnahme eines Brechmittels erfolgen, wohingegen man die Krankheit, sollte sie sich in der nachverdaulichen Phase befinden, durch die Maßnahme eines Abführmittels heraustreiben sollte. Falls die Krankheit verteilt ist, sollte man ein Purgativum verordnen. Im Falle einer Krankheit der Kanäle wird ein Reinigungsmittel für die Kanäle verabreicht.

Sowohl die Beruhigung als auch die Ausleitung reduzieren die körperliche Stärke, aber die Vorteile hiervon sind: Klarheit der Sinnesorgane, körperliche Leichtigkeit, ein gesunder Appetit, Energie bei allen Aktivitäten, Hunger und Durst zur richtigen Zeit sowie ein sanfter Fluß des Stuhls und der Darmgase.

Die übermäßige Anwendung hiervon konsumiert die körperlichen Bestandteile und produziert Auszehrung, Schwindel (Gleichgewichtsstörungen), Schlaflosigkeit, stumpfe Hautfarbe, Heiserkeit, sensorische Schwäche, Durst, Appetitlosigkeit bis hin zur Anorexie, Schmerzen in der Wadenmuskulatur, in den Oberschenkeln, im Steißbein, in den Rippen, des Herzens und im Gehirn, Attacken von ansteckendem Fieber, Übelkeit sowie Wind-Krankheiten. In diesen Fällen werden sich alle Formen der Medien von Gewichtszunahme als förderlich erweisen. Im besonderen sollte man das Fleisch von fleischfressenden Tieren essen, Zäpfchen anwenden und schlafen, nachdem man sich satt gegessen hat. Hierdurch wird man in der Manier eines Schweins an Gewicht zunehmen. Wenn man dann an Gewicht zugenommen hat, gibt es nichts Lebensspendenderes als Fleisch. In Kürze: Man sollte nichts unternehmen, um die Robustheit und Stärke einer Person, die gerade an Gewicht zugenommen hat, durch die obengenannten Maßnahmen zu schwächen. Sollte jedoch eine Ausleitungs-Therapie notwendig erscheinen, dann sollte nur ein mildes Laxativum angewendet werden. Falls es sich um einen zwanghaft obligatorischen Gewichtsverlust handeln sollte, ist die Therapie der Gewichtszunahme zu vermeiden. Im Falle einer Zunahme von Wind und einer Abnahme einer der anderen Körperenergien sollte man die Therapie mittels Gewichtszunahme anwenden. Falls Wind abnimmt und Schleim oder Galle zunehmen, sollte der Patient fasten. Der Modus der Behandlung ist derselbe, falls ein körperlicher Bestandteil und die ihm entsprechende Körperenergie abnehmen bzw. zunehmen; außer im Falle von Wind, wo der Modus der Behandlung gleich bleibt; ob nun Wind zunimmt und der körperliche Bestandteil Knochen abnimmt oder umgekehrt.

Dies beschließt das neunundzwanzigste Kapitel, zwei therapeutische Medien darlegend, aus dem QUINTESSENZ-TANTRA, der Geheimen Mündlichen Überlieferung der Acht Zweige der Wissenschaft des Heilens.

# 30 Direkte therapeutische Verfahren

Dann sprach der Weise Rig-pä Je-sche folgendermaßen: O Großer Weiser, höre!

Speziell bei der Behandlung eines individuellen Ungleichgewichts einer der drei Humores gilt: In Verbindung mit Wind-Krankheiten erweist sich Sesamöl als unübertrefflich, falls man es innerlich anwendet. In einer ähnlichen Weise sollte man den Zustand behandeln, nämlich mit schweren, öligen, glatten und an Wirkkräften warmen Ernährungsfaktoren, wie etwa rohem Rohrzucker, Getreidebier, alter Butter, ein Jahr gelagertem Hammelfleisch, dem Fleisch des Murmeltieres, des Pferdes, des Esels sowie Menschenfleisch, Knoblauch und Zwiebel etc. Hinsichtlich der Verhaltensweisen sollte man sich in warmer, lichtgedämpfter Umgebung aufhalten, angenehmen Gesprächen in anziehender Gesellschaft lauschen, schlafen und warme Kleidung tragen. Bezüglich der Medikation sollte man die Suppe aus den drei nahrhaften Knochen (Steißbein, Knöchel und Schulterblatt des Schafes) bereiten und zudem die Suppe aus dem gesamten Kopf eines drei Jahre lang aufbewahrten Schafsbockes verabreichen sowie die Abkochung aus den Vier Essenzen (altes Fleisch, gereiftes Getreidebier, alte Butter und alter Rohrzucker) und die «Asafoetida-drei»-Abkochung. Des weiteren sollten die Pulver aus Muskat und Asafoetida verschrieben werden, und man sollte die medizinische Suppe aus geklärter Butter, Hammel, Knoblauch und Getreidebier sowie die medizinischen Buttersorten aus Muskat, Knoblauch, Eisenhut, Menschenknochen, den drei Myrobalan-Früchten und den fünf Wurzeln zubereiten. In Kürze: Die Behandlung sollte durch die Mittel des süßen, sauren und salzigen Geschmacks sowie öliger und warmer Wirkkräfte erfolgen.

Im besonderen wird ein warmes Zäpfchen aus alter Butter empfohlen.

Als zusätzliche Therapie sollte man mit ein Jahr alter Butter massieren und ölige Umschläge auf Schmerzpunkte applizieren sowie Moxibustion auf dem Scheitel des Kopfes etc. und an den geheimen Wind-Punkten durchführen. Bei Galle-Krankheiten erweist sich frische Butter als unübertrefflich. Man sollte mit frischem Rindfleisch und Fleisch vom Wild, kühlem Wasser, schwarzem Tee, Yoghurt und Buttermilch von Kuh und Ziege, Getreidebrei aus grauem und gelbem Löwenzahn, Getreidebrei aus gebrochenen Körnern, Getreidebrei aus geröstetem Gerstenmehl sowie mit anderer Nahrung, die kühl an Wirkkräften ist, behandeln.

Die empfohlenen Verhaltensweisen umfassen das Aufsuchen von windigen Plätzen und grünen Wiesen, unter schattigen Bäumen zu sitzen, ungestört zu bleiben sowie sich an den Ufern von Flüssen oder anderen kühlen Orten zu entspannen. Zudem sollte man kühle, wohlriechende sowie besänftigende Umschläge anwenden.

Die drei gewöhnlichen Arten von Medikationen sind: Medikationen aus Kräutern, Abkochungen sowie ausgewählte, nicht heimische Arzneien. Der Stärke eines Fiebers entsprechend sollte man Kampfer als stärkstes Mittel und weißes Sandelholz bzw. Tiergalle als mildestes Mittel verabreichen. In Kürze: Man sollte mit süßer, bitterer und zusammenziehend schmeckender sowie an Wirkkräften kühler Medikation behandeln. Im besonderen werden süß schmeckende Abführmittel empfohlen. Als zusätzliche Therapie sollte man schweißtreibende Mittel anwenden, von Wasservorrichtungen Gebrauch machen, aus jedweder hervortretenden Vene Aderlaß vornehmen oder kalte Umschläge verabreichen.

Bei Schleim-Krankheiten erweist sich weißer Honig als unübertrefflich. Zudem sollte die Behandlung durch die Mittel von Hammelfleisch, Fleisch von Fischen, wildem Yak, Luchs und Geier sowie durch altes Getreide, aus Gerstenmehl gefertigten heißen Klößen, gereiftem Getreidebier, durch abgekochtes heißes Wasser, Ingwer-Abkochungen etc. und durch andere warme Ernährungsfaktoren mit leichten und rauhen Wirkkräften, in kleinen Mengen verabreicht, erfolgen.

Bezüglich der Verhaltensweisen sollte man sich an einem Feuer oder in der Sonne wärmen, warme Kleidung tragen, sich an einem trockenen Ort sowohl in geistiger als auch in körperlicher Übung betätigen und während des Nachmittags dem Schlaf entsagen.

Über die Maßnahmen der Medikation sollte man entweder salzig oder scharf schmeckende, konzentrierte Abkochungen verabreichen und Samen des Granatapfels sowie Rhododendron anthopogonoides mit kalzinierten Arzneien vermischen. In Kürze: Man sollte sich auf sauer und scharf schmeckende und an Wirkkräften leichte, rauhe sowie scharfe Arzneien verlassen. Im besonderen werden an Wirkkräften scharfe und rauhe Brechmittel empfohlen.

Als zusätzliche Therapie sollte man Umschläge aus erhitztem Salz, erhitzten Erdklumpen oder aus Tierfellen anwenden. Bei außerordentlich ernsthaften Schleim-Erkrankungen sollte man Moxibustion oder die chirurgische «Löffel-Therapie» durchführen.

Um zusammenzufassen: Wind-Krankheiten sollten durch Zäpfchen und nahrhafte Faktoren behandelt werden, und Galle-Krankheiten sollten durch reinigende Entleerung und an Wirkkräften kühlen Faktoren behandelt werden. Bei kombinierten Wind-Galle-Krankheiten sollte man sich auf kühle sowie nahrhafte Faktoren verlassen, während bei kombinierten Schleim-Galle-Krankheiten die Behandlung durch die Maßnahmen von kühlen und an Wirkkräften leichten Faktoren erfolgen sollten. Kombinierte Wind- und Schleim-Krankheiten sind mit warmen, nahrhaften Faktoren zu behandeln, während bei dreifach kombinierten humoralen Erkrankungen die Behandlung durch Maßnahmen mit kühlen, nahrhaften sowie leichten Faktoren erfolgen sollte.

Am allerwichtigsten ist es, alle Hitze-Krankheiten durch kühle Faktoren zu behandeln, während alle grundsätzlich kalten Krankheiten wie Schleim-Krankheiten behandelt werden. Im Falle einer kombinierten Wind-Hitze-Krankheit sollte man durch Maßnahmen mit Faktoren von öliger Wirkkraft behandeln, während die Behandlung bei einer kalten Wind-Krankheit durch die Maßnahmen von an Wirkkräften warmen Faktoren behandelt werden sollte.

So ward es gesagt.

Dies beschließt das dreißigste Kapitel, die direkten therapeutischen Verfahren darlegend, aus dem QUINTESSENZ-TANTRA, der Geheimen Mündlichen Überlieferung der Acht Zweige der Wissenschaft des Heilens.

# 31 Der Heiler-Arzt

Der Weise Ji-lä-kje sprach: O Lehrer, Weiser Rig-pä Je-sche, wie kann man die Unterteilung über den praktizierenden Arzt erlernen? Bitte erläutere dies, o Heiler, König der Ärzte.

Als er dies gesprochen hatte, erwiderte der Lehrer: O Großer Weiser Ji-lä-kje, die Darlegung der Unterteilung über den praktizierenden Arzt, den die Funktion des Heilens ausübenden Heilers, wird in sechsfacher Weise eingeteilt: (1) die Grundvoraussetzungen eines Arztes, (2) sein Wesen, (3) seine Berufung, (4) Klassifizierungen, (5) seine Funktion und (6) die Resultate.

## Die Grundvoraussetzungen

Bezüglich der Grundvoraussetzungen sollte der Arzt (a) intelligent, (b) altruistisch, (c) seinem Ehrenworte treu, (d) bei der Ausübung kenntnisreich, (e) sorgfältig und fleißig sowie (f) in gesellschaftlichen Dingen bewandert sein.

*Intelligenz*

Hinsichtlich der Intelligenz sollte man sich als erstes durch die Möglichkeiten eines großen Intellekts und eines ausgeglichenen und bedächtigen Verhaltens in seinem Inneren all die ausführlichen Zusammenfassungen der Therapeutika vor Augen halten und sie verstehen und hierdurch ohne jede Furcht sein, in jedweder Ausübung fehlzuschlagen. Durch die Kraft solch intuitiver Achtsamkeit wird sich eine analytische oder eine außersinnliche Wahrnehmung einstellen. Von dieser wird gesagt, sie stelle die überragendste der obenstehenden Bedingungen dar.

*Altruismus*

Altruismus erfordert, einen altruistischen Geist der Erleuchtung zu besitzen, welcher in dreifacher Weise eingeteilt wird: (i) Vorbereitung, (ii) Ausführung und (iii) Schlußfolgerung.

Bezüglich (i): Man sollte erkennen, daß die drei Bereiche in ihrer Natur leidhaft sind, und den Wunsch hegen, den fühlenden Wesen zu nutzen; man sollte einen tiefen Glauben in die Drei Juwelen besitzen. Und anstatt der Vorstellung verhaftet zu sein, die einen wären gut und liebenswert und die anderen schlecht und hassenswert, sollte man versuchen, durch die Anwendung von Gleichmut in den vier grenzenlosen Geisteshaltungen von Mitgefühl, Liebe, Freude und Ausgeglichenheit zu verweilen.

(ii) Erstrebt man das hohe Ziel, die höchste Erleuchtung zum Wohle aller fühlenden Wesen zu erlangen, wird der unübertreffliche altruistische Geist der Erleuchtung entwickelt werden. Man sollte sich dieser Praxis vollkommen widmen.

(iii) Schließlich sollte man, um dies zu verwirklichen, die Anwendung der Therapeutika sorgfältig überprüfen und die Patienten ohne Vorurteile behandeln. Durch ein solches Verhalten wird es einfacher sein, die Patienten zu behandeln, und viele von ihnen werden gesunden und zu Freunden werden.

*Sich an sein Ehrenwort halten*

Sich an sein Ehrenwort zu halten, so wird gesagt, untergliedert sich dreifach: (i) sechs Faktoren, die im Gedächtnis behalten werden sollten, (ii) zwei Faktoren, die behütet werden sollten, und (iii) drei Faktoren, die man verstehen sollte.

*Die sechs Faktoren, die man im Gedächtnis behalten sollte*, sind: der Lehrer, seine Lehren, die medizinischen Abhandlungen, die Mitstudenten, der Patient sowie das Blut und der Eiter des letzteren.

Den Lehrer sollte man als den Buddha betrachten, seine Lehren als die Rede eines rishi («Aufrechten»), die medizinischen Abhandlungen als die Linie der Mündlichen Übertragung, seine Mitstudenten als Freunde und Verwandte, die Patienten als die eigenen Kinder und ihr Blut und ihren Eiter als den eigenen

Haushund bzw. das eigene Hausschwein. Dies sind die sechs Ehrenworte, die bewahrt werden müssen.

*Zwei Faktoren, die behütet werden müssen:* Als zweites sollte man die Vorstellung beibehalten, der Träger des medizinischen Wissens sei ein eidgebundener Beschützer und seine medizinischen Instrumente seien seine Gerätschaften.

*Drei Faktoren, die verstanden werden müssen.* Als drittes sind die Arzneien als dreifach zu verstehen: als kostbare Edelsteine, als Nektar und als Opfergabe. Man sollte die Arznei als wunscherfüllendes Juwel erkennen, das die Bedürfnisse und Wünsche erfüllt. Zudem sollte sie als Nektar wahrgenommen werden, der Krankheiten vertreibt, und als wesentlichste Opfergabe eines Vidhyadhara (Halter des Wissens).

Als erstes sollten diese wertvollen Arzneien ausgesucht und dann aufbewahrt werden.

Als zweites sollten sie in sorgfältiger Weise vermischt und als Nektar geweiht werden. Der Arzt sollte sich selbst als den «König des Aquamarinen Lichts» denken und die Arzneibehälter als die mit Nektar gefüllte Bettelschale. Zudem sollte man sich vorstellen, daß sich Rishis im eigenen Gefolge befinden und glückverheißende Gesänge anstimmen.

«O Transzendenter Eroberer, Heiler-König der Ärzte, o Medizin-Guru-Buddha, der die Leiden der drei Geistesgifte vertreibt, dessen Indigo-Gestalt Aquamarines Licht ausstrahlt und dessen Ausstrahlungskörper mit den größeren und den kleineren Zeichen ausgestattet ist. In Deiner rechten Hand hältst Du eine Myrobalan chebulia, das Gegenmittel zu den Leiden jener, die durch die Krankheiten von Wind, Galle und Schleim Qualen erleiden.

Ich verneige mich vor dem, der das Aquamarine Licht ausstrahlt, und der in seiner linken Hand eine mit Nektar gefüllte Bettelschale hält. Er hat die achtzehn außerordentlichen Wissenschaften gemeistert und die kraftvolle Fertigkeit der Essenz-Extraktion erlangt, welche die Meisterschaft über das Leben selbst mit sich bringt. Ich verneige mich vor dem Rishi Vidhyadhara

(Weiser Halter des Wissens), dem Höchsten Wesen, der die kollektiven Unausgeglichenheiten der körperlichen Energien ausgeglichen hat und der mit Hellsichtigkeit und Mitgefühl ausgestattet ist. Für die Götter ist diese Arznei wie Nektar, für die Schlangen-Geister wie ein krönendes Juwel und für die Weisen wie die Essenz-Extraktions-Pillen. Möge diese Arznei den Patienten immer zur Verfügung stehen. Möge sie die vierhundertvier lebensbedrohenden Erkrankungen von Wind, Galle und Schleim besiegen und zudem die eintausendachtzig Arten schädlicher Beeinflussungen und Einmischungen, die dreihundertsechzig immanenten Geister etc. sowie mentale Hindernisse.»

*om namo bhagavate beshajye guru vaidurya*
*prabha rajaya tathagataya arhate sammyaksam*
*buddhaya tadyatha om beshajye beshajye maha*
*beshajye rajaya samungate svaha*

In «Der heilende Buddha» von Raoul Birnbaum findet sich folgende Übersetzung dieses Mantras.

> «Ich verehre den Tathagata, den Arhat, den Vollkommen Erleuchteten, den erhabenen Meister des Heilens, den König im Lapislazuli-Glanz: Ehre sei dem Heilen, dem Heilen, dem höchsten Heilen.»

Nach der siebenmaligen Rezitation dieses Mantras sollte man die Arznei als in Nektar transformiert betrachten. Wenn man sie gekostet hat, sollte man sich vorstellen, daß sich durch die entstandenen machtvollen Fähigkeiten und Erlangungen die eigenen Leiden und Nöte sowie Geister aufgelöst haben und der Patient durch die Einnahme der Arznei sogar vor dem Tod bewahrt wird.

Durch das Behüten und Bewahren dieser Ehrenworte werden Segnungen auf einen herniederkommen. Zudem werden Vielverheißendes und Verdienste hieraus folgen.

*Das Wissen während des Praktizierens*

Beim Praktizieren kenntnisreich zu sein wird dreifach unterteilt: körperlich, verbal und geistig.

Der Arzt sollte bei der Bereitung der Heilmittel und der Anwendung zusätzlicher Therapien geschickt mit seinen Händen umzugehen wissen. Es sollte angenehm klingende Worte gebrauchen und in einer Weise sprechen, als ob er dem Patienten Freude bereiten könne. Hinsichtlich des Geistes hat der Arzt aufgrund seines glänzenden Intellekts ein klares und unbezweifelbares Verständnis. Eine Person, die diese drei obengenannten Aspekte versteht, ist in den Aspekten des Praktizierens ein Meister, der alle anderen überragt.

*Fleiß und Sorgfalt*

Fleiß und Sorgfalt werden sowohl in Beziehung zu sich selbst als auch in bezug auf andere angewendet.

*Fleißig und sorgfältig zu sein in bezug auf sich selbst* ist in vierfacher Weise eingeteilt: (a) man sollte die grundsätzliche Basis, um Arzt zu werden, erlernen, (b) man sollte den wesentlichen Bedingungen (z. B. dem Lehrer) Vertrauen entgegenbringen, (c) Fleiß und Sorgfalt in Hinblick auf die Mitstudierenden und (d) die Erlangung von unübertrefflicher Vertrautheit.

(a) Bezüglich der grundsätzlichen Basis: Man sollte Lesen und Schreiben bis zur Vollkommenheit erlernen, da es offensichtlich ist, daß man nur Gelehrter wird, wenn man dies meistern kann.

(b) Sich auf seinen Lehrer als die wesentlichste Bedingung zu verlassen wird dreifach unterteilt: (i) seine Qualitäten, (ii) der Modus des Vertrauens und (iii) der Nutzen und Gewinn eines solchen Vertrauens.

(i) Man sollte einem Lehrer vertrauen, der außerordentlich gelehrt sowie mit den unterschiedlichsten mündlichen Unterweisungen ausgestattet ist und der gütig sowie schlicht und mitfühlend ist. Er sollte zudem der Verehrung und Bewunderung wert sein.

(ii) Der Modus des Vertrauens: Man sollte sich seinem Lehrer anvertrauen, ohne Zweifel über ihn zu hegen; seine Aufgaben verrichten, ohne falsch zu sein; alle Tätigkeiten in Übereinstimmung mit seinem Willen durchführen; und sich immer seiner Güte bewußt sein.

(iii) Die Vorteile eines solches Verhaltens sind: Man erwirbt sich sehr schnell Verständnis und Bildung.

(c) Fleiß und Sorgfalt im Hinblick auf seine Mitstudierenden: Man sollte ihnen Fragen über die medizinischen Abhandlungen stellen, danach über deren Bedeutung nachdenken sowie sich diese merken, und man sollte es vermeiden, faul zu sein, da dies das Haupthindernis und den Hauptfeind darstellt.

(d) Die Erlangung von unübertrefflicher Vertrautheit: Man sollte alle Aspekte der medizinischen Praxis sehen, hören und aufnehmen, sich diese merken, eine vertraute Kenntnis all dieser Aspekte besitzen und alle Zweifel auflösen.

*Fleißig und sorgfältig zu sein im Hinblick auf andere* bezieht sich auf den Patienten, den man ohne Einschränkung beharrlich und unerschütterlich bis zu seiner Genesung oder bis zu dem Zeitpunkt, an dem eine Genesung nicht mehr möglich ist, behandeln sollte. Gleich einer Person, die auf einer schmalen Mauer entlanggeht und vom Tode bedroht ist, wenn sie auch nur einen Tropfen geschmolzener Butter aus einem Gefäß verschüttet, sollte der Arzt gewissenhafte und rechtzeitige Anstrengungen unternehmen, den Patienten durch die Mittel der Medikation oder der zusätzlichen Therapie zu behandeln.

*Gesellschaftliche Umstände*

In gesellschaftlichen Dingen bewandert zu sein wird in dreifacher Weise eingeteilt: (1) eine Person, die dies beherrscht, (2) eine Person, die in religiösen Angelegenheiten begabt ist, und (3) eine Person, die in beidem vollendet ist.

Im Hinblick auf das Erstgenannte sollte man (a) gelehrt und geschickt sein im Verhaltenskodex, der mit den Standards der Welt übereinstimmt, (b) mit seinem Körper, seiner Rede und seinem Geist alles Notwendige tun, um umgänglich zu sein und um anderen eine Freude zu bereiten und (c) diese, falls notwendig, auch mit zornigen Maßnahmen bezähmen. Durch diese drei Mittel vollendet der Arzt seine Zielsetzungen.

(2) Falls eine in religiösen Angelegenheiten begabte Person von ruhiger Veranlagung sowie freundlich und zufrieden ist, wird sie von Vorteil und Gewinn für andere sein.

(3) Falls eine Person in beiden der obengenannten Voraussetzungen vollendet ist und ihr Mitgefühl gegenüber den Unterprivilegierten aufrechterhält, werden ihre essentiellen Ziele durch die Erhabenen erfüllt werden. Eine Person, die diese sechs Grundvoraussetzungen erfüllt, wird positive Ergebnisse erzielen. Darin besteht kein Zweifel.

## Das Wesen des Arztes

Die gute Kenntnis aller charakteristischen Eigenschaften der drei Humores, der Gegenstände der Schädigung (körperliche Bestandteile und Ausscheidungen) und der heilenden Mittel wird als das Wesen des Arztes betrachtet.

## Die Bezeichnung Män-pa (sman.pa)

Da es Erkrankungen heilt und dem Körper von Vorteil und Gewinn ist, wird er Män (*sman*; Arznei) genannt. Zudem wird er *pa* genannt, weil er mutig ist bei der Anwendung der zusätzlichen Therapien und weil er wandernde Wesen wie ein Vater *(pha)* beschützt. Da er von den Königen wie ein Herr *(Dsche; rje)* behandelt wird, wird der Arzt *lha.rje* – «Herr der Götter» genannt.

## Klassifikationen

Klassifikationen werden dreifach untergliedert: (a) der unübertreffliche, (b) der vortreffliche und (c) der gewöhnliche Arzt.

*Der unübertreffliche Arzt*
Der Medizin-Buddha, der die ursächlichen drei Gifte der Anhaftung, des Hasses und der Unwissenheit und die hieraus resultierenden drei Humores von Wind, Galle und Schleim überwunden hat, wird von niemanden übertroffen.

*Der vortreffliche Arzt*
Der vortreffliche Arzt besitzt Liebe und kann aufgrund seiner Hellsichtigkeit den Geist der anderen erkennen. Er ist aufrecht und wahrhaftig.

*Der gewöhnliche Arzt*
Es gibt vier Arten des gewöhnlichen Arztes:

(1) Derjenige aus ausgezeichneter Übertragungslinie, der beispielsweise von einem religiösen Monarchen dazu ermahnt wird, ein Arzt zu werden, und sein Wissen an seine Nachfolger weitergibt.
(2) Derjenige, der es später erlernt und der kein Arzt des Königs ist, aber bei einem solchen König studiert und dadurch zu einem Arzt wird.
(3) Derjenige, der lediglich durch das Erhalten von praktischen Anleitungen mit der Arbeit eines Arztes vertraut ist. Diese drei Arten des gewöhnlichen Arztes sind Freunde der lebenden Wesen.
(4) Eine Person, die ausschließlich aus Verlangen nach materiellem Gewinn als Arzt auftritt, ist ein Zerstörer des Lebens. Jedoch können Ärzte als von höherer und von niederer Art bekannt sein: Der erstere sollte aus einer edlen Familie stammen, intelligent sein, sich an sein Ehrenwort halten, gelehrt sein in der Bedeutung der medizinischen Texte, ein

gründliches Verständnis der mündlichen Anweisungen besitzen, vertraut sein mit der medizinischen Praxis, sich prinzipiell in den Heiligen Lehren üben und sich dabei anstrengen, und er sollte dem Verlangen entsagt haben. Er sollte außerdem von beherrschtem Wesen sein, geschickt in praktischen Angelegenheiten, eine liebende Art gegenüber lebenden Wesen aufweisen, fleißig und sorgfältig sein, mit einem Äußeren ausgestattet, das sowohl andere als auch ihn selbst in Ehren hält, und fehlerfrei in seinem Wissen der Therapien sein. Von solcher Art ist der höchste Arzt. Er ist der alleinige Beschützer der leidenden Wesen, der Sohn, der die Übertragungslinie der Weisen, der Halter des Wissens, bewahrt. Ich, die Ausstrahlung des Heilers, König der Ärzte, habe dies so verlautbart.

(a) Eine Person, die solche Qualitäten und eine edle Übertragungslinie vermissen läßt und an der man die Irrtümer eines niederen Arztes erkennen kann, ist wie ein Fuchs, der die Herrschaft über das Königreich eines Löwen übernommen hat. Er wird von niemandem geehrt oder respektiert werden.

(b) Ein «Arzt», der unwissend über die Bedeutungen der medizinischen Texte ist, gleicht einem von Geburt an Blinden, dem edle Substanzen gezeigt werden. Es wird ihm unmöglich sein, die unterschiedlichsten Arten von Krankheit zu diagnostizieren, um dann die korrekten Therapien anzuwenden.

(c) Ein Arzt, welcher der Tätigkeit eines Meisters weder zugesehen noch sich damit vertraut gemacht hat, gleicht einer Person, die zum ersten Male eine neue Straße betritt. Er wird von Zweifeln über die Symptome von Krankheit und über die zusätzlichen Therapien geplagt werden.

(d) Ein Arzt, der kein Wissen über die diagnostischen Verfahren hat, gleicht einer Person, die in einem fremden Land ohne

Freunde und Verwandte umherwandert. Er wird auch nicht eine einzige Krankheit erkennen können.

(e) Ein Arzt, dem es an Wissen über Puls- und Urindiagnose mangelt, ist wie ein Spion, der nicht weiß, wie man Depeschen verschicken soll. Er kann nicht einmal bestimmen, ob eine Krankheit heiß oder kalt ist.

(f) Ein Arzt, der nicht vorhersehen kann, welchen Weg die Behandlung nehmen wird, ist wie ein Minister, der sich nicht in einer für ihn geeigneten Art und Weise ausdrücken kann. Er wird in Unehre fallen und einen schlechten Ruf haben.

(g) Ein Arzt, der unwissend über die Behandlungsmethoden ist, gleicht einer Person, die im Dunkeln versucht, ein Ziel zu treffen. Das Heilmittel wird die Krankheit nicht treffen können.

(h) Ein Arzt, der nichts über Ernährungs- und Verhaltensweisen weiß, ist wie ein Herrscher, dessen Land sich gegen ihn gewendet hat. Die Kraft der Krankheit wird sich vermehren, und die körperlichen Bestandteile werden unterdrückt.

(i) Ein Arzt, der unwissend über Vermischungen zur Beruhigung ist, gleicht einem Bauern, der unwissend ist über die Bestellung des Landes. Aufgrund von ungenügender, übermäßiger oder falscher Vermischungen wird sich die Krankheit vermehren.

(j) Ein Arzt, der unwissend über reinigende Entleerung ist, gleicht einer Person, die Wasser auf einen Sandhügel schüttet. Seine Behandlung wird der Krankheit und den körperlichen Bestandteilen gegenüber unpassend sein.

(k) Ein Arzt ohne medizinische Instrumente ist wie ein Held, der seiner Rüstung oder seiner Waffen beraubt ist. Er wird unfähig sein, den Krankheitsfeind und die entsprechenden Begleitfaktoren zu überwältigen.

(l) Jeder Arzt, der unwissend über den Aderlaß und die Moxibustion ist, gleicht einem Einbrecher, dem es an Informationen mangelt. Er wird sich bezüglich der Krankheit und der zusätzlichen Therapie irren.

Aufgrund ihrer unweigerlich falschen Vorstellungen werden solch schlechte Ärzte eine falsche Behandlung vornehmen. Als Dämonen in Gestalt von Ärzten halten sie die Schlinge des Herrn des Todes und sind die Brechstange, welche die Behausung des Lebens zerstört. Man sollte keinerlei Beziehungen zu solchen Ärzten unterhalten, die den Untergang der Angehörigen bedeuten.

## Die Aufgabe

Die Aufgabe eines Arztes wird in zweifacher Weise eingeteilt: gewöhnliche und besondere Aufgaben.

*Gewöhnliche Aufgaben*
Die gewöhnliche Aufgabe eines Arztes wird hinsichtlich der Funktionen (i) des Körpers, (ii) der Rede und (iii) des Geistes in drei Arten unterteilt:

*Körper:* Körperlich trägt er die notwendigen medizinischen Bestandteile und Instrumente zusammen und ist um das Wohlergehen des Patienten bestrebt.

*Rede:* Die Aufgabe seiner Rede ist es, den Weg, den die Behandlung des Patienten nehmen wird, vorherzusagen. Durch das Verständnis des Wesens der Krankheit ist er in der Lage, dies in einer Weise, als ob er auf dem Marktplatz ein Muschelhorn blasen würde, auszusprechen. Der Arzt sollte entweder für das Weiterleben des Patienten garantieren oder in diskreter Form die Zeit seines Ablebens verkünden. Findet er das Wesen der Krankheit nicht heraus, so sollte er wie mit der Zunge einer Schlange zweideutige Aussagen machen. Sich somit jedwede Möglichkeit offenhaltend, sollte der Arzt dann zu der Ankündigung Zuflucht nehmen, welche die positivere darstellt.

Auf der anderen Seite sollte, falls sich sowohl der Arzt als auch der Patient über das offensichtliche Wesen der Krankheit einig sind, der erstere dies dem letzteren in einer klaren Weise darstellen. Sobald der Arzt einmal vom Wesen der Krankheit überzeugt ist, sollte er nach außen hin durchaus mit der Meinung des Patienten übereinstimmen, während er aber in Übereinstimmung mit dem, was er der Krankheit bezüglich als gesichert erkennt, die Verschreibung vornimmt. Sollten die Wege verschiedener Möglichkeiten offen sein, kann sich der Arzt sicher zu der Festung der gesicherten Ankündigungen, die er gemacht hat, zurückziehen.

(a) Im ersten Falle: Sollte der Arzt den Zustand in der Weise erkennen, wie ihn der Patient vermutet, dann sollte er in Übereinstimmung mit dem Patienten klar zum Ausdruck bringen, daß die Krankheit in der Tat so ist.

(b) Im zweiten Falle könnte der Patient annehmen, daß sein Problem durch eine Vergiftung verursacht ist, aber der Arzt diagnostiziert in einer anderen Weise. Da es möglich ist, daß der Patient den Arzt als unerfahrenen anprangern könnte, da letzterer nicht mit der Meinung des Patienten übereinstimmt, sollte der Arzt Übereinstimmung anzeigen. Nachdem er die Symptomenkomplexe sorgfältig untersucht hat, behandelt er die Krankheit dann aber in einer Weise, wie diese wirklich ist.

(c) Drittens: Ob der Patient weiterlebt, ob ihn der Tod bedroht, ob die Gefahr groß oder klein ist, all dies wird durch die vier Bedingungen des «Glücks», des Karma, der Kraft und der Verdienste sowohl des Arztes als auch des Patienten beeinflußt. Da er sowohl sterben als auch überleben könnte, kann der Arzt keine Vorhersagen mit absoluter Klarheit machen. Obwohl die Gefahr groß sein mag, kann der Arzt immer noch angeben, daß eine Heilung möglich ist. Auch wenn nur wenig Gefahr herrscht, sollte man die Notwendigkeit der besonderen Fürsorge hervorheben, die man für den Patienten aufbringt. Überdies sollte man mit Sitten und Gebräuchen und den allgemein akzeptierten Standards dieser Welt übereinstimmen.

*Geist:* Hinsichtlich der geistigen Aufgabe sollte der Arzt ohne Irrtum, in einer sorgfältigen Weise und mit viel Überlegung untersuchen.

Die besondere Aufgabe wird dreifach gegliedert: (a) Sichtweise, (b) Vertrautheit und (c) Verhaltensweisen.

Bezüglich der *Sichtweise*: Der Arzt sollte die Sichtweise des Mittleren Weges hinsichtlich aller Phänomene verwirklicht haben, und durch die Mittel dieser höchsten Sichtweise, der perfekten Sichtweise des Mittleren Weges, sollte er die Extreme von Minderwertigkeit, Überheblichkeit, Übermäßigkeit und von Irrtum aufgegeben haben.

Hinsichtlich der *Vertrautheit* sollte man sich an die «Vier Unermeßlichkeiten» halten. Man darf sich auf keinen Fall an einer der folgenden vier «falschen Abzweigungen» verirren:

(i) Undankbare Patienten zu verwöhnen und es sich dadurch zu leisten, den anderen Patienten weniger Aufmerksamkeit zu widmen.
(ii) Für jene, die Haß gegenüber der Heiligen Lehre oder gegenüber lebenden Wesen hegen, sein Mitgefühl zu übertreiben.
(iii) Freude zu empfinden, wenn Patienten anderer Ärzte dahinscheiden.
(iv) Gleichgültigkeit zu empfinden, ob die Patienten leben oder sterben.

Von den zwei Arten der *Verhaltensweisen*, also dem Annehmen und dem Aufgeben, sollte man das Aufgeben aller Untugenden üben. Im besonderen sollte man sich aller täuschenden Verhaltensweisen, wie Unsinn zu reden, sich «aufzuspielen» und aller schädlichen und negativen Taten, enthalten.

Hinsichtlich der Verhaltensweisen, die angenommen werden sollten: Man sollte sich in Großzügigkeit, Ethik, Geduld und Energie sowie in Konzentration und Weisheit üben.

## Die Ergebnisse

Die Ergebnisse davon, als Arzt zu wirken, sind zeitlich und letztendlich.

*Zeitliche Ergebnisse*

Zeitlich, d. h. in diesem Leben, wird man glücklich sein und Einfluß, Wohlstand, Freude und Glückseligkeit besitzen. Dies wird durch die Medizin erreicht, und man sollte seine Qualitäten anderen gegenüber offenbaren. Destruktive Menschen sollten in einer liebevollen Art und Weise wie die eigenen Angehörigen behandelt werden. Sie sollten untersucht, sorgfältig geprüft und in Übereinstimmung mit ihren Verhaltensweisen behandelt werden. Kraft dieser Handlungsweise wird man Verdienste und einen guten Ruf erwerben, und alle Nahrung und Besitztümer, die man sich erwünscht, werden in Erscheinung treten.

Zu jenen Zeiten sollte man bescheiden und genügsam sein, und was man gelernt hat anwenden. Wenn man es benötigt, sollte man Nahrung, Geld oder Mittel wie z. B. Getreide annehmen; anderenfalls wird der Patient dem Arzt zu einem späteren Zeitpunkt, wenn er die Güte, die ihm durch den Arzt erwiesen wurde, vergessen hat, nichts mehr anbieten, um diese zu erwidern.

*Letztendliche Ergebnisse*

Hinsichtlich der letztendlichen Ergebnisse: Ein Arzt, der dem Betrug und dem Verlangen entsagt und sich dem Heilen verpflichtet hat, wird zum unübertrefflichen Zustand des Buddha-Seins voranschreiten.

Dies wurde durch den Heiler, den König der Ärzte, so verlautbart. Als er in dieser Weise gesprochen hatte, ging der Weise Rig-pä Je-sche wieder in die Scheitelerhebung des Königs der Medizin ein.

Dies beschließt das einunddreißigste Kapitel über den Heiler-Arzt aus dem QUINTESSENZ-TANTRA, der Geheimen Mündlichen Überlieferung der Acht Zweige der Wissenschaft des Heilens.

Das Erklärungs-Tantra aus dem QUINTESSENZ-TANTRA, der Geheimen Mündlichen Überlieferung der Acht Zweige der Wissenschaft des Heilens, ist hiermit beendet.

# Dank

Mein zutiefst empfundener und herzlichster Dank gebührt dem verstorbenen Dr. Kunga Phuntsok für seine Inspiration, seine grenzenlose Güte und seine Hilfe, vor allem während der Monate, die ich 1987 mit ihm in Lhasa, Tibet, verbrachte. Während der gesamten sechsundachtzig Jahre seines Lebens verkörperte er in hervorragendster Weise die Lehren des Medizin-Buddhas. Meinen tiefsten und herzlichsten Dank schulde ich außerdem Dr. Yeshe Donden, meinem Lehrer während achtzehn Jahren, der mich mit der Güte des Medizin-Buddhas ausgebildet hat und meine unzähligen Fragen beantwortete. Er befähigte mich hierdurch, viele Punkte der Medizin-Tantras zu klären. Dr. Pema Dorje, meinem ersten Lehrer, der mich während sieben Jahren fast täglich lehrte, spreche ich hiermit meine Dankbarkeit für seine unerschöpfliche Güte und Geduld, die er mir bei der Beantwortung der vielen Fragen bezüglich der Bedeutung der Tantras entgegenbrachte, aus. Meinen wärmsten Dank möchte ich auch meinen Freunden und Mentoren Dr. Toding Rinpoche, Dr. Pasang Yonten und Dr. Tsewang Tamdin dafür aussprechen, mit mir während vieler Stunden die Bedeutung der Tantras und der diesbezüglichen Kommentare in ihren Einzelheiten analysiert und besprochen zu haben. Meinen außerordentlichen Dank schulde ich zudem Professor Jyotir Mitra, dem Leiter der Abteilung für Grundlegende Prinzipien an der Ayurvedischen Fakultät der Benares Hindu Universität, Uttar Pradesh, für seine eifrige und enthusiastische Befürwortung der hier vorliegenden Arbeit sowie Dr. V. K. Joshi von der Dravyaguna-Abteilung derselben Universität für seine Hilfe bei der Identifizierung der Materia Medica im Sanskrit. Mein Dank gilt außerdem Herrn Pen Ghao

Jao, dem Dozenten für Botanik an der Universität Lhasa, und Herrn Yung Sai Cheong von der Chinesischen Universität Hongkong für ihre Hilfe bei der Identifikation der Materia Medica des Erklärungs-Tantras.

Ein überragender tibetischer Arzt sprach vor kurzem bei einer Versammlung ausländischer Studenten die folgende Anregung aus: «Die Aufgabe, den Schatz der tibetischen Medizin zu heben und zum Vorschein zu bringen, kann nicht durch einen Menschen alleine bewältigt werden. Es bedarf der ‹Vorarbeit› von vielen Menschen.»

Ich hoffe, daß das Interesse, welches durch die Veröffentlichung dieser Arbeit entsteht, dazu führen wird, daß dieser «Schatz» von der ganzen Menschheit geteilt werden kann. Dies ist mein innigstes Wunschgebet.

24. Dezember 1988

Dr. Barry Clark
Dhargye Buddhistisches Zentrum
22 Royal Terrace
Dunedin
New Zealand

Dr. Berry Clark leitet in regelmäßigen Abständen Seminare im deutschsprachigen Raum. Für weitere Informationen wenden Sie sich bitte an:

Praxis für Naturheilkunde
Thomas Dunkenberger
Hunnenstraße 37
86343 Königsbrunn

# Anmerkungen

## *Das Wurzel-Tantra*

*Kapitel 1*

1 Die Deva-Jüngerschaft hörte «Die Heilende Therapie-Vase»; die Rishis hörten «Charaka Astanga»; die Nicht-Buddhisten hörten das «Tantra der Schwarzen Mahadeva»; die Buddhisten hörten «Den Kreis der Herren der Drei Familien».

2 Dies bezieht sich speziell auf den Weisen Ji-lä-kje (yid.las.skyes).

*Kapitel 2*

1 Entzündete Schwellungen durch Mikroben, die von Geburt an im Blut vorhanden sind und die mit Wind, Galle und Schleim reagieren. Dies beinhaltet Schwellungen der Arme, der Beine und des Rachenbereichs.

2 Zwanzig Typen, die speziell durch Schleim verursacht werden; beinhaltet Diabetes. Zum Beispiel: Die übermäßige Anhäufung süßer Substanzen im Körper läßt Parasiten vermehren. Letzere sollten mit Embelia behandelt werden.

3 Rote, juckende, entzündete Wundstellen aus entwickeltem Blut, Galle und Flüssigkeit.

4 Bei welchem Blut oder «Abfall»-Flüssigkeit, z. B. Lymphe, Tumore in den Gängen der Organe bilden; es treten auch Eiterungen auf.

5 Bei welcher Blut und Lymphe absteigen und hierdurch Schwellungen in den Beinen verursachen.

6 Nagas sind Schlangen-Geister.

7 Diese sind speziell für heiße Krankheiten; z. B. eine getrocknete Abkochung, die im Magen eines Schafs aufbewahrt wird.

8 Zum Beispiel schlägt man Gold, Silber, Kupfer und Eisen so dünn wie die Flügel einer Biene und legt sie in einem versiegelten Gefäß in ein Feuer aus Kuhdung.

*Kapitel 5*

1 Die beste Sorte ist die eines Helden, der in einer Schlacht gestorben ist; aber das Fleisch einer jedweden gewalttätigen Person würde genügen.

## *Das Erklärungs-Tantra*

*Kapitel 3*

1 Ein transparenter blauer und weißer Edelstein.

*Kapitel 4*

1 Alle hier angegebenen Maßeinheiten beziehen sich auf die individuellen Abmessungen der jeweiligen Person und nicht darauf, wie der Arzt mißt.

*Kapitel 6*

1 Heutzutage muß man diese Schätzung nach unten hin korrigieren.

*Kapitel 7*

1 Tschug-ma (lchug.ma) ist eine Pflanze mit großen, sauer schmeckenden Blättern und einem Stengel, der dem der Rübe gleicht.

*Kapitel 16*

1 Beim Dzo handelt es sich um ein mit einer Kuh gekreuztes Yak.
2 Sanskrit: chilli
3 Sanskrit: krakalasah
4 Die Unterteilungen (c) und (d) werden hier als eine Unterteilung gezählt.
5 Chenopodium album
6 Eine Abart von Chenopodium, die in Mon vorkommt.

*Kapitel 20*

1 Sanskrit: bimavat
2 Sanskrit: vinvya
3 Eine Vogelart
4 Turkestan
5 Schlangen-Geister
6 Ein gezackter Stein, der in Stücke zerbricht, die Speerspitzen gleichen.
7,8 Ein großer tibetischer Gelehrter und Arzt der Vergangenheit.
9 Wörtlich: «Himmelsgänger»; eine Art der altruistischen, weiblichen Himmelswesen.
10 Nyctalopie: eine Art Erblindung (Nachtblindheit).
11 Der große Patriarch der tibetischen Medizin, Ju-thog-Jön-ten Gön-po (gyu.thog.yon.-ten.mgon.po).
12 Unterteilung 6, «Darlegung der Wirkkräfte der Pflanzen», erscheint im Originaltext nicht als separate Abteilung; es besteht außerdem über die Jahrhunderte hinweg keine Übereinstimmung unter den Gelehrten und Kommentatoren, welche Substanzen in dieser Sektion enthalten sein sollten.
13 Tschig-thub-kar-po (chig.thub.dkar.po): ein Oberbegriff, der sich auf alle Pflanzen mit der einzigartigen Wirkkraft, Krankheiten zu heilen, ohne hierzu mit anderen Substanzen vermischt werden zu müssen, bezieht.
14 Tschu-ser-log-pa (chu.ser.lhog.pa): tuberkulöse Lymphknoten, die in die Haut ausscheiden.
15 Es gibt fünfundzwanzig verschiedene Arten von Dar-ja-kän (dar.ya.kan).
16 Sur-ja (sur.ya): metastasierender Krebs
17 Tibetisch: hbyung.po; wird «tschung-po» ausgesprochen.

*Kapitel 21*

1 Tsi-tag (tsi.stag) ist gleichbedeutend mit Tschu-ma-tsi (chu.ma.rtsi).

*Kapitel 26*

1 Dieser Absatz beschreibt die Eigenschaften des idealen Patienten, der auch am einfachsten zu behandeln wäre.

*Kapitel 28*

1 «Die Vier Wasser»: eine Benennung im übertragenen Sinne, die sich auf die kühle Wirkkraft, die allen vier Heilfaktoren gemeinsam ist, bezieht.

# Allgemeiner Index

# Index der tibetischen Namen

(nach den Hauptbuchstaben des tibetischen Alphabets geordnet)

Zu Haust Peterin

10. III. 2001